AME 科研时间系列医学图书 022

无管胸腔镜手术

主编：何建行

[意]欧金尼奥·蓬佩奥

陈晋兴

中南大学出版社
www.csupress.com.cn

AME
Publishing Company

www.amegroups.com

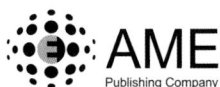

图书在版编目（CIP）数据

无管胸腔镜手术/何建行，[意]欧金尼奥·蓬佩奥，陈晋兴主编. —长沙：中南大学出版社，2017.8

ISBN 978 - 7 - 5487 - 2761 - 3

Ⅰ.①无…　Ⅱ.①何…　②欧…　③陈…　Ⅲ.①胸腔镜检—胸腔外科手术　Ⅳ.①R655

中国版本图书馆CIP数据核字(2017)第077258号

AME 科研时间系列医学图书 022

无管胸腔镜手术

WU GUAN XIONG QIANG JING SHOU SHU

何建行　[意]欧金尼奥·蓬佩奥　陈晋兴　主编

□丛书策划　郑　杰　汪道远　李　媚

□整理编辑　袁　舒　潘美欣

□责任编辑　李　娴

□责任校对　石曼婷

□责任印制　易红卫　谢础圆

□版式设计　林子钰　胡晓艳

□出版发行　中南大学出版社

社址：长沙市麓山南路　　　　　　邮编：410083

发行科电话：0731-88876770　　　传真：0731-88710482

□策　划　方　AME Publishing Company 易研出版公司

地址：香港沙田石门京瑞广场一期，16 楼 C

网址：www.amegroups.com

□印　　装　天意有福科技股份有限公司

□开　　本　889×1194　1/16　□印张 12.75　□字数 419 千字　□插页 18

□版　　次　2017 年 8 月第 1 版　□2017 年 8 月第 1 次印刷

□书　　号　ISBN 978 - 7 - 5487 - 2761 - 3

□定　　价　285.00 元

EDITORS

Jianxing He, MD, PhD, FACS
Department of Cardiothoracic Surgery, the First Affiliated Hospital of Guangzhou Medical University; Guangzhou Institute of Respiratory Disease & China State Key Laboratory of Respiratory Disease; National Clinical Research Center for Respiratory Disease, Guangzhou 510120, China

Eugenio Pompeo, MD, PhD, FETCS
Section of Thoracic Surgery Department of Biomedicine and Prevention Tor Vergata University and Department of Thoracic Surgery Policlinico Tor Vergata University Rome, Italy

Jin-Shing Chen, MD, PhD
Division of Thoracic Surgery, Department of Surgery; Department of Traumatology, Taiwan University Hospital and Taiwan University College of Medicine, Taipei 10002, Taiwan, China

ASSOCIATE EDITORS

Diego Gonzalez-Rivas
Department of Thoracic Surgery, Coruña University Hospital, Coruña, Spain

Jun Liu, MD
Department of Cardiothoracic Surgery, The First Affiliated Hospital of Guangzhou Medical University, Guangzhou 510120, China

Ming-Hui Hung, MD
Department of Anesthesiology; Graduate Institute of Clinical Medicine, Taiwan University Hospital and Taiwan University College of Medicine, Taipei 10002, Taiwan, China

Yin Li, MD, PhD
Department of Thoracic Surgery, The Affiliated Cancer Hospital of Zhengzhou University, Henan Cancer Hospital, Henan 450008, China

AUTHORS

Andrej Akopov
Department of Thoracic Surgery, Institute of Surgery, Pavlov First State Medical University, Saint-Petersburg, Russia

Benno Baschwitz
Thoracic Surgery Service, University General Hospital of Alicante, Spain

Sergio Bolufer
Thoracic Surgery Department, Hospital General Universitario de Alicante, Alicante, Spain

Maria Castillo
Department of Anesthesiology, Icahn School of Medicine, Mount Sinai Medical Center, New York, NY 10029, USA

Jin-Shing Chen
Division of Thoracic Surgery, Department of Surgery; Department of Traumatology, Taiwan University Hospital and Taiwan University College of Medicine, Taipei 10002, Taiwan, China

Ke-Cheng Chen
Division of Thoracic Surgery, Department of Surgery, Taiwan University Hospital and Taiwan University College of Medicine, Taipei, Taiwan; Department of Surgery, Taiwan University Hospital Yun-Lin Branch, Yun-Lin County, Taiwan, China

Hanzhang Chen
Department of Cardiothoracic Surgery, The First Affiliated Hospital of Guangzhou Medical University, Guangzhou 510120, China

Ying Chen
Department of Thoracic Surgery, the First Affiliated Hospital of Guangzhou Medical College, Guangzhou, China; Guangzhou Research Institute of Respiratory Disease, Guangzhou, China; China State Key Laboratory of Respiratory Disease, Guangzhou, China

Ya-Jung Cheng
Department of Anesthesiology, Taiwan University Hospital and Taiwan University College of Medicine, Taipei 10002, Taiwan, China

Miguel Congregado
Department of General Thoracic Surgery, Virgen Macarena University Hospital, Seville, Spain

Juan Manuel Corcoles
Thoracic Surgery Service, Vinalopo Hospital, C/Tonico Sansano Mora 14, 03293 Elche, Alicante, Spain

Solange E. Cox
inai Hospital of Baltimore, Baltimore, MD 21215-5216, USA

Benedetto Cristino, MD
Section of Thoracic Surgery Department of Biomedicine and Prevention Tor Vergata University and Department of Thoracic Surgery Policlinico Tor Vergata University Rome, Italy

Fei Cui
Department of Cardiothoracic Surgery, the First Affiliated Hospital of Guangzhou Medical University, Guangzhou 510120, China; Guangzhou Institute of Respiratory Disease & China State Key Laboratory of Respiratory Disease, Guangzhou 510120, China; National Clinical Research Center for Respiratory Disease, Guangzhou 510120, China

Mario Dauri
Department of Clinical Sciences and Translational Medicine, University of Rome Tor Vergata—Chair of Anesthesia and Intensive care, Rome, Italy

Piero David
Department of Clinical Sciences and Translational Medicine, University of Rome Tor Vergata—Chair of Anesthesia and Intensive care, Rome, Italy

Igor Deynega
Department of Thoracic Surgery, City Hospital №1, Saint-Petersburg, Russia

Qinglong Dong
Department of Anesthesiology, First Affiliated Hospital of Guangzhou Medical University, Guangzhou 510120, China

Vladimir Egorov
Department of Thoracic Surgery, City Hospital №1, Saint-Petersburg, Russia

Eleonora Fabbi
Department of Anesthesia and Intensive Care Medicine, Policlinico Tor Vergata University, Rome, Italy

Matthew A. Facktor
Geisinger Health System, Danville, PA, USA

María Galiana-Ivars
Anesthesiology and Surgical Critical Care Department, Hospital General Universitario de Alicante, Alicante, Spain

Carlos Gálvez
Thoracic Surgery Service, University General Hospital of Alicante, C/Pintor Baeza 12, 03010, Alicante, Spain

Shengjin Ge
Department of Anesthesia, Zhongshan Hospital, Fudan University, Shanghai 200032, China

Tomasz Grodzki
Department of Thoracic Surgery and Transplantation, Pomeranian Medical University, Szczecin, Poland

Zhihua Guo
Department of Cardiothoracic Surgery, The First Affiliated Hospital of Guangzhou Medical University, Guangzhou 510120, China; Guangzhou Institute of Respiratory Disease & China State Key Laboratory of Respiratory Disease, Guangzhou 510120, China

Xiaotong Guo
Department of Thoracic Surgery, Second Affiliated Hospital of Harbin Medical University, Harbin 15000, China

Jianxing He
Department of Cardiothoracic Surgery, the First Affiliated Hospital of Guangzhou Medical University, Guangzhou 510120, China; Guangzhou Institute of Respiratory Disease & China State Key Laboratory of Respiratory Disease, Guangzhou 510120, China; National Clinical Research Center for Respiratory Disease, Guangzhou 510120, China

Hsao-Hsun Hsu
Division of Thoracic Surgery, Department of Surgery, Taiwan University Hospital and Taiwan University College of Medicine, Taipei 10002, Taiwan, China

Ming-Hui Hung
Department of Anesthesiology; Graduate Institute of Clinical Medicine, Taiwan University Hospital and Taiwan University College of Medicine, Taipei 10002, Taiwan, China

Jinwook Hwang
Department of Thoracic and Cardiovascular Surgery, Korea University Ansan Hospital, Korea University College of Medicine, Ansan, South Korea

Pavel Ionov
Department of Thoracic Surgery, City Hospital №1, Saint-Petersburg, Russia

Mark R. Katlic
Divisions of Thoracic Surgery, Sinai Hospital, Baltimore, MD, USA

Dong Jun Kim
Department of Anesthesiology and Pain Medicine, Korea University Ansan Hospital, Korea University College of Medicine, Ansan, South Korea

Gabor Kiss
Anaesthesia and Surgical Intensive Care, Department of Cardiovascular and Thoracic Surgery, University Hospital of Lille, 2 Avenue Oscar Lambret, F-59000 Lille, France

Shuben Li
The First Clinical College, Southern Medical University, Guangzhou 510515, China; Department of Cardiothoracic Surgery, The First Affiliated Hospital of Guangzhou Medical University, Guangzhou 510120, China

Yin Li
Department of Thoracic Surgery, The Affiliated Cancer Hospital of Zhengzhou University, Henan Cancer Hospital, Henan 450008, China

Lixia Liang
Department of Anesthesiology, The First Affiliated Hospital of Guangzhou Medical University, Guangzhou 510120, China

Francisco Lirio
Thoracic Surgery Service, University General Hospital of Alicante, C/Pintor Baeza 12, 03010, Alicante, Spain

Ying-Ju Liu
Department of Anesthesiology, Taiwan University Hospital Hsin-Chu Branch, Hsin-Chu 30059, Taiwan, China

Jun Liu
Department of Cardiothoracic Surgery, The First Affiliated Hospital of Guangzhou Medical University, Guangzhou 510120, China

Juan Jose Mafe
Thoracic Surgery Service, University General Hospital of Alicante, Spain

Francisco Martínez-Adsuar
Anesthesiology and Surgical Critical Care Department, Hospital General Universitario de Alicante, Alicante, Spain

Jose Navarro-Martinez
Anethesiologist and Surgical Critical Care Service, University General Hospital of Alicante, C/Pintor Baeza 12, 03010, Alicante, Spain

Too Jae Min
Department of Anesthesiology and Pain Medicine, Korea University Ansan Hospital, Korea University College of Medicine, Ansan, South Korea

Tommaso C. Mineo
Thoracic Surgery Division, Research Unit on Non-General Anesthesia in Thoracic Surgery, 00133, Tor Vergata University, Rome, Italy

Ryoichi Nakanishi
Department of Thoracic Surgery, Shin-Kokura Hospital, Federation of National Public Service Personnel Mutual Aid Associations, Japan

Jose Navarro-Martínez
Anesthesiology and Surgical Critical Care Department, Hospital General Universitario de Alicante, Alicante, Spain

Augusto Orlandi
Departments of Anatomic Pathology, Policlinico Tor Vergata University, Rome, Italy

Leonardo Palombi
Departments of Epidemiology and Public Health, Policlinico Tor Vergata University, Rome, Italy

Guilin Peng
Department of Cardiothoracic Surgery, The First Affiliated Hospital of Guangzhou Medical University, Guangzhou 510120, China; Guangzhou Institute of Respiratory Disease & China State Key Laboratory of Respiratory Disease, Guangzhou 510120, China

Kevin Phan
The Collaborative Research (CORE) Group, Macquarie University Hospital, New South Wales, Australia

Eugenio Pompeo
Department of Thoracic Surgery, Policlinico Tor Vergata University, Rome, Italy

Maria Jesus Rivera
Anesthesia Service, University General Hospital of Alicante, Spain

María Jesus Rivera-Cogollos
Anesthesiology and Surgical Critical Care Department, Hospital General Universitario de Alicante, Alicante, Spain

Joaquin Roca
Anesthesia Service, University General Hospital of Alicante, Spain

Jose Manuel Rodriguez-Paniagua
Thoracic Surgery, Alicante, Spain

Paola Rogliani
Departments of Pulmonology, Policlinico Tor Vergata University, Rome, Italy

Wenlong Shao
Department of Cardiothoracic Surgery, The First Affiliated Hospital of Guangzhou Medical University, Guangzhou 510120, China

Jae Seung Shin
Department of Thoracic and Cardiovascular Surgery, Korea University Ansan Hospital, Korea University College of Medicine, Ansan, South Korea

Roberto Sorge
Biostatisticts, Tor Vergata University, Rome, Italy

Haibo Sun
Department of Thoracic Surgery, The Affiliated Cancer Hospital of Zhengzhou University, Henan Cancer Hospital, Henan 450008, China

Ruixiang Zhang
Department of Thoracic Surgery, The Affiliated Cancer Hospital of Zhengzhou University, Henan Cancer Hospital, Henan 450008, China

Federico Tacconi
Thoracic Surgery Division, Research Unit on Non-General Anesthesia in Thoracic Surgery, 00133, Tor Vergata University, Rome, Italy

Yu-Ding Tseng
Department of Surgery, Taiwan University Hospital Yun-Lin Branch, Yun-Lin County, Taiwan, China

Wei Wang
Department of Cardiothoracic Surgery, The First Affiliated Hospital of Guangzhou Medical University, Guangzhou 510120, China; Guangzhou Institute of Respiratory Disease & China State Key Laboratory of Respiratory Disease, Guangzhou 510120, China

Bei Wang
Department of Anesthesia, Zhongshan Hospital, Fudan University, Shanghai 200032, China

Zongfei Wang
Department of Thoracic Surgery, The Affiliated Cancer Hospital of Zhengzhou University, Henan Cancer Hospital, Henan 450008, China

Xin Xu
Department of Cardiothoracic Surgery, The First Affiliated Hospital of Guangzhou Medical University, Guangzhou 510120, China

Jen-Ting Yang
Department of Anesthesiology, Taiwan University Hospital and Taiwan University College of Medicine, Taipei, Taiwan, China

Manabu Yasuda
Department of Thoracic Surgery, Shin-Kokura Hospital, Federation of National Public Service Personnel Mutual Aid Associations, Japan

Weiqiang Yin
Department of Cardiothoracic Surgery, The First Affiliated Hospital of Guangzhou Medical University, Guangzhou 510120, China

Xin Zhang
Department of Cardiothoracic Surgery, The First Affiliated Hospital of Guangzhou Medical University, Guangzhou 510120, China; Guangzhou Institute of Respiratory Disease & China State Key Laboratory of Respiratory Disease, Guangzhou 510120, China

Yan Zheng
Department of Thoracic Surgery, The Affiliated Cancer Hospital of Zhengzhou University, Henan Cancer Hospital, Henan 450008, China

译者(以姓氏笔画为序)：

王炜
广州医科大学附属第一医院胸外科

王晓宇
徐州医学院附属医院胸外科

尹东涛
火箭军总医院胸外科

孔敏
浙江省台州医院胸外科

刘君
广州医科大学附属第一医院胸外科

李俊霖
永州市中心医院胸外、普外科

李鹤成
上海交通大学医学院附属瑞金医院胸外科

何建行
广州医科大学附属第一医院胸外科

佘科霖
湖南省邵阳市中心医院胸外科

冷雪峰
成都大学附属医院胸心外科

沙纪名
安徽医科大学附属第二医院心胸外科

宋伟安
海军总医院胸外科

张翀
浙江大学附属第一医院胸外科

陈莹
广州医科大学附属第一医院胸外科

陈醒狮
上海交通大学医学院附属瑞金医院胸外科

邵文龙
广州医科大学附属第一医院胸外科

范军强
浙江大学医学院附属第二医院胸外科

范博
大连医科大学附属第一医院泌尿外科

帖红涛
重庆医科大学附属第一医院心胸外科

郑帅
首都医科大学附属北京安贞医院心脏外科

赵晋波
第四军医大学唐都医院胸外科

柯宏刚
南通大学附属医院胸外科

殷伟强
广州医科大学附属第一医院胸外科

郭志华
广州医科大学附属第一医院胸外科

郭家龙
湖北医药学院附属太和医院胸外科

常炜
新疆维吾尔自治区胸科医院胸外科

崔飞
广州医科大学附属第一医院胸外科

阎石
毕业于北京大学医学部

彭桂林
广州医科大学附属第一医院胸外科

彭隽晖
广东省佛山市顺德中医院外科

强光亮
中日友好医院胸外科

熊国兵
电子科技大学附属医院四川省人民医院泌尿外科

魏慎海
清华大学第一附属医院胸外科

审校者(以姓氏笔画为序)：

冯明祥
复旦大学附属中山医院胸外科

刘阳
解放军总医院胸外科

刘鸿程
同济大学附属上海市肺科医院胸外科

李鹤成
上海交通大学医学院附属瑞金医院胸外科

杨学宁
广东省人民医院肿瘤外科

张建华
兰州大学第二医院胸外科

梅建东
四川大学华西医院胸外科

丛书介绍

很高兴，由AME出版社、中南大学出版社和丁香园网站联合策划的"AME科研时间系列医学图书"，如期与大家见面！

虽然学了4年零3个月医科，但是，仅仅做了3个月实习医生，就选择弃医了，不务正业，直到现在在做医学学术出版和传播这份工作。2015年，毕业10周年。想当医生的那份情结依旧有那么一点，有时候不经意间会触动到心底深处……

2011年4月，我和丁香园的创始人李天天一起去美国费城出差，参观了一家医学博物馆——马特博物馆(Mütter Museum)。该博物馆隶属于费城医学院，创建于1858年，如今这里已经成为一个展出各种疾病、伤势、畸形案例，以及古代医疗器械和生物学发展的大展厅，展品逾20 000件，其中包括战争中伤者的照片、连体人的遗体、侏儒的骸骨以及人体病变结肠等。此外还有世界上独一无二的收藏，比如一个酷似肥皂的女性尸体、一个长有两个脑袋的儿童的颅骨等。该博物馆号称"The Birth of American Medicine"。走进一个礼堂，博物馆的解说员介绍宾夕法尼亚大学医学院开学典礼都会在这个礼堂举行。当时，我忍不住问了李天天一个问题：如果当初你学医的时候，开学典礼在这样的礼堂召开的话，你会放弃做医生吗？他的回答是：不会。

2013年5月，参加BMJ的一个会议，会议之后，有一个晚宴，BMJ对英国一些优秀的医疗团队颁奖，BMJ的主编和BBC电台的著名节目主持人共同主持这个年度颁奖晚宴。令我惊讶的是，BMJ给每个获奖团队的颁奖词，从未提及该团队过去几年在什么大牛杂志上发表过什么大牛论文，而是关注这些团队在某个领域提高医疗服务质量，减轻病患痛苦，降低医疗费用等方面所作出的贡献。

很多朋友好奇地问我，AME是什么意思？

AME的意思就是，Academic Made Easy, Excellent and Enthusiastic。2014年9月3日，我在朋友圈贴出3张图片，请大家帮忙一起从3个版本的AME宣传彩页中选出一个喜欢的。最后，上海中山医院胸外科的沈亚星医生竟然给出一个AME的"神翻译"：欲穷千里目，快乐搞学术。

AME是一个年轻的公司，拥有自己的梦想。我们的核心价值观第一条是：Patients Come First！ 以"科研(Research)"为主线。于是，2014年4月24日，我们的微信公众号上线，取名为"科研时间"。"爱临床，爱科研，也爱听故事。我是科研时间，这里提供最新科研资讯，一线报道学术活动，分享科研背后的故事。用国际化视野，共同关注临床科研，相约科研时间。"希望我们的AME平台，能够推动医学学术向前进步，哪怕是一小步！

如果说酒品如人品，那么，书品更似人品。希望我们"AME 科研时间系列医学图书"丛书能将临床、科研、人文三者有机结合到一起，像西餐一样，烹调出丰富的味道，搭配出一道精美的佳肴，一一呈现给各位。

汪道远
AME出版社社长

前言（一）

一项手术的效果应有利于患者生活质量的改善，这是从手术本身开始的，而微创手术具有术后恢复快、提高患者生活质量、延长术后生存期等特点。在过去的时间里(至少3个月前)，患者、外科医师、麻醉师很难相信在非气管内插管麻醉下，可完成隆突/气管重建手术，而术后3 h左右患者就可进食水，24 h患者甚至可以出院。这对于微创外科医师来说，看似是梦，但无管胸腔镜外科学却实现了这个梦想。

无管电视胸腔镜手术(video-assisted thoracoscopic surgery，VATS)是指在无胸腔引流管/导尿管情况下，进行非气管内插管麻醉，这样避免了插管过程中的不适感觉和相关并发症，如：肌肉松弛药引发的不良反应、胸导管、尿管异物感、切口部位不适等。外科医生和患者希望看到的是较小的手术创伤、更快的恢复时间和更好的术后生活质量，而无管VATS在患者术后恢复和管理中显示了明显优势。

无管VATS的另一特点是灵活性，它适用于大多数体重指数小于23的患者。特别是在中国，超过50%的患者适用于无管VATS。在某些情况下，进行气管插管的患者，仍然可以无需胸腔引流管或尿管，反之亦可，因此无管VATS的灵活性和适应性视具体病情而定。

需要指出的是，无管VATS并非简单的，而是复杂的程序。事实上，当气管插管影响外科医生操作的手术视野时，应首选无管VATS，在这种情况下，气管吻合术可在15~20 min内完成。在不同情况下，无管VATS应用选择指征不尽相同。

无管VATS逐渐被业内同行所关注，外科医师和麻醉医师在掌握手术指征和配合操作下，未来超过50%的胸科患者可应用该技术，意味着每年至少100万患者术后可由此获益，术后迅速恢复。

Jianxing He

Jianxing He, MD, PhD, FACS,
President, the First Affiliated Hospital of Guangzhou Medical College;
Chief, Department of Cardiothoracic Surgery,
the First Affiliated Hospital of Guangzhou Medical College;
PI, Guangzhou Research Institute of Respiratory Disease & China State Key Laboratory of Respiratory Disease
No. 151, Yanjiang Rd, Guangzhou 510120,
Guangdong Province, PR China.
Email: drjianxing.he@gmail.com

译者：范博
大连医科大学附属第二医院泌尿外科

前言（二）

　　无管胸腔镜手术(VATS)是指手术过程中无需气管插管并维持患者的自主呼吸。其目的在总结通过避免微创手术气管插管麻醉下出现单肺通气中所获得的优势。

　　随着少数优秀医疗中心获得的稀少经验，无管VATS目前正被逐渐推广，越来越多手术采用了无管手术策略，其中主要包括完全清醒麻醉或轻度镇静的手术。

　　其基本观点最初是为追求减少手术损伤治疗以及老年和肺功能差或多种伴随疾病患者的快速恢复。然而，新的有趣的观点已逐渐增多，包括对早期免疫防御产生更少的影响，小气管口径患者获得更容易的治疗管理以及为胸外伤患者建立快速通道，对多器官功能障碍或复杂感染患者进行外科治疗的可能。结果发现，无管VATS的采用已从简单的，如治疗复发性胸腔积液和自发性气胸手术治疗转为范围更广泛的，包括肺减容术，解剖性肺切除术甚至气管切除术及袖状肺叶切除术的手术治疗上(图1)。此外，近期单孔VATS的发展采纳了对包括采用VATS单切口及无管麻醉联合策略的建议，开展了一种新型的微创或简化手术治疗方式。

　　对无管VATS的研究有利于多学科协作小组的建立，包括胸外科医生、麻醉科医生以及其他专家共同来解决许多仍在研究或未被发现的问题。

　　我建议那些想要更新自己知识的各胸外科医生同行以及对无管VATS感兴趣的学员们和其他利益相关者去阅读这本书，因为本书收集了所有近期发表在AME科学期刊的文章，并提供了来自亚洲、欧洲和美国公认的专家在该领域中所取得的最有意义的进展的有用总结。

　　同时我也确信，作为额外的目标，即使是没有无管VATS手术经验的胸外科医生会在激发下开始采用这种非常有前景的外科手术策略。

　　希望您阅读愉快。

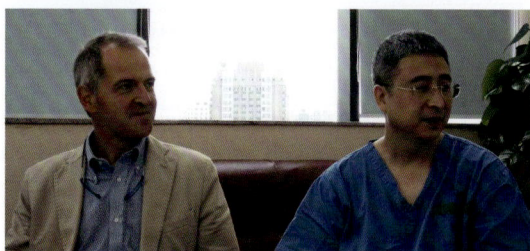

图1　Pompeo教授(左)与何建行教授(右)在广州医科大学附属第一医院对无管VATS进行讨论

Eugenio Pompeo, MD, PhD, FETCS
Section of Thoracic Surgery
Department of Biomedicine and Prevention Tor Vergata University and
Department of Thoracic Surgery Policlinico Tor Vergata University Rome, Italy

译者：彭隽晖
广东省佛山市顺德中医院外科医师

前言（三）

无管胸腔镜外科的时代已经到来！

单肺通气设备的出现(双腔气管插管或支气管封堵器)以及单肺通气技术的应用曾促进了现代胸外科学的快速发展。几十年来，胸外科医师需要在肺完全萎陷的条件下方能进行手术操作，而在微创胸腔镜外科时代尤其如此。为了获得良好的操作环境，气管插管全麻成为胸外科手术的必要条件；我们接受的是这样的手术操作训练，并将其习以为常地应用于日常临床工作。尽管气管插管带来的并发症并不少见，但我们常常简单地认为那是实施手术所理应付出的代价。

而现在，情况已经开始发生改变。越来越多的报道证明：在非气管插管条件下，完全可以安全有效地为患者实施多种胸外科手术，这包括胸膜疾病的外科处置、各种肺叶切除术以及纵隔肿瘤的切除术等。在有效的局部麻醉(联合或不联合镇静)条件下实施诸如无管胸腔镜手术、非气管插管胸腔镜手术或清醒状态下胸腔镜手术时，患者无需再去面对气管插管全麻带来的风险。更重要的是，以患者为中心的临床效果得以提高，有利于促进患者的术后康复。

本书汇集了世界各地实施无管胸腔镜手术的先进经验。通过书中各篇文章的启发，读者们可以对这一新技术的准备、实施、适应证和发展趋势等产生非常清晰的认识。我由衷地感谢我们的作者，他们为本书的精彩成册分享了自己的专业经验，提供了非常丰富和全面的专业知识。在成熟的麻醉技术和胸腔镜器械的辅助下，现在是时候将无管胸腔镜手术技术应用于我们的日常工作中了。

Ming-Hui Hung, MD, MS
Department of Anesthesiology, Taiwan University Hospital, Taipei, Taiwan Province, RP China.

Jin-Shing Chen, MD, PhD
Division of Thoracic Surgery, Department of Surgery, Taiwan University Hospital, Taipei, Taiwan Province, RP China.

译者：宋伟安
海军总医院胸外科

目 录

第四部分　非插管电视胸腔镜手术的复杂性

第一部分

无管胸腔镜手术适应证

第一章　自主呼吸非气管插管麻醉胸腔镜解剖切除——肺癌治疗的新视角

Jun Liu[1,2,3], Fei Cui[1,2,3], Jianxing He[1,2,3]

[1]Department of Cardiothoracic Surgery, the First Affiliated Hospital of Guangzhou Medical University, Guangzhou 510120, China;
[2]Guangzhou Institute of Respiratory Disease & China State Key Laboratory of Respiratory Disease, Guangzhou 510120, China;
[3]National Clinical Research Center for Respiratory Disease, Guangzhou 510120, China
Correspondence to: Jianxing He, MD, PhD, FACS. Department of Cardiothoracic Surgery, the First Affiliated Hospital of Guangzhou Medical University, No. 151, Yanjiang Rd, Guangzhou 510120, China. Email: drjianxing.he@gmail.com.

摘要: 双腔气管插管全身麻醉的肺隔离技术已经成为胸腔镜肺癌手术中不可缺少的一部分。为了避免麻醉过程肌松药的残留作用以及气管插管引发的各系统并发症,非气管插管麻醉用于胸腔镜手术治疗肺癌患者。目前,自主呼吸状态非气管插管麻醉在胸腔镜手术中得到广泛的应用,麻醉更加平稳,中转插管率低;其术式已经涵盖了解剖性肺叶切除、解剖性肺段切除、肺癌根治术等大部分胸腔镜手术方式。在经过选择肺癌患者,自主呼吸非气管插管麻醉胸腔镜手术安全、可行,并具有等同于插管手术的根治性,不同程度降低并发症发生几率,加快患者术后康复。作为一种新的手术选择,非气管插管麻醉解剖式胸腔镜手术具有良好的发展前景,但需要进一步完善系统化的评估体系,亟待建立多中心大样本前瞻性临床研究评估患者术后长期预后。

关键词: 肺癌,非气管插管麻醉,自主呼吸状态,中转插管,解剖式肺叶切除,解剖式肺段切除

View this article at: http://dx.doi.org/10.3978/j.issn.2305-5839.2015.04.18

　　作者介绍: 何建行教授(图1)是广州医科大学附属第一医院院长,胸外科主任,以及广州呼吸疾病研究所外科主任。他有丰富的胸腔镜手术和无管胸腔镜手术的临床经验。图2是他的手术团队的照片。刘君,博士,主任医师,擅长各类胸部微创手术,致力于自主呼吸麻醉胸腔镜手术的相关临床及基础研究。

1　介绍

　　肺癌发病率日益升高,目前早期非小细胞肺癌根治术的标准根治术式仍是肺叶切除术加系统淋巴结

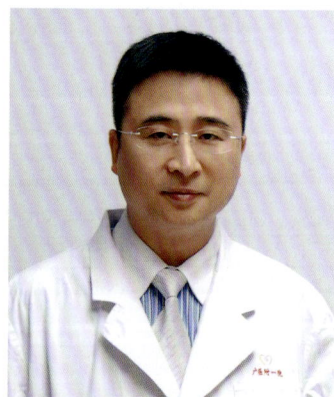

图1　何建行教授

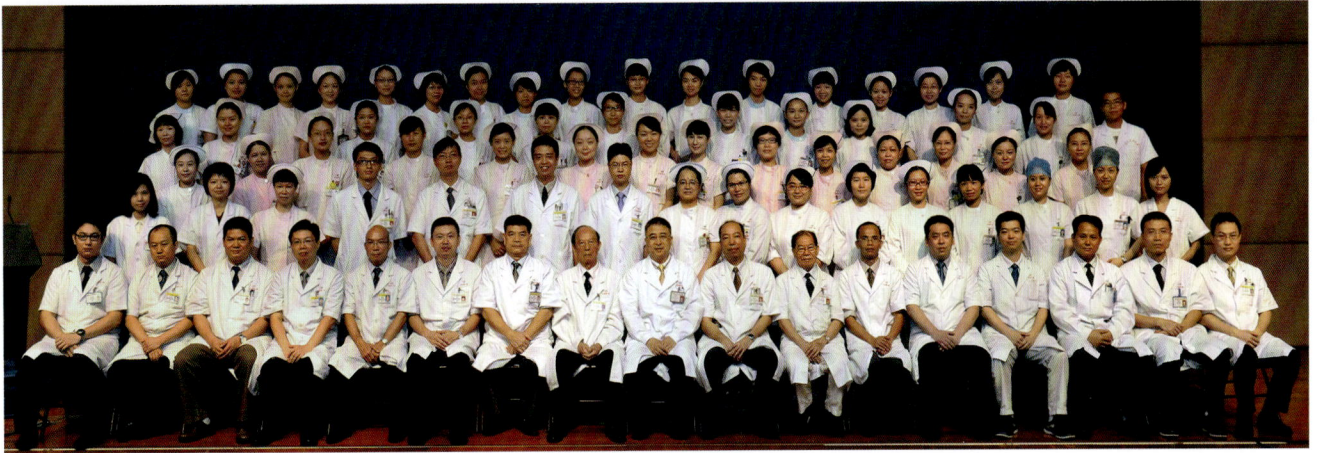

图2　手术团队

清扫。随着1992年世界上第一例胸腔镜下解剖性肺叶切除的成功[1]，在短短的20年期间，电视胸腔镜手术(video-assisted thoracoscopic surgery，VATS)不仅在技术上日臻成熟并得到广泛应用，其根治性、可行性及安全性也进一步得到承认。美国国立综合癌症网络(national comprehensive cancer network，NCCN)指南于2006版首次将VATS收录，到最新2014版指南进一步更新为"如患者无解剖学和手术方面的禁忌证，只要不违反肿瘤治疗标准和胸部手术切除原则，强烈推荐对早期非小细胞性肺癌(non-small cell lung cancer，NSCLC)施行VATS或其他微创肺切除术"。可见目前VATS已经成为治疗早期NSCLC的主流术式。

尽管目前胸腔镜肺叶切除、胸腔镜肺段切除等微创技术已经日趋成熟，可以使大部分的手术患者受益，但如何使胸外科从切口的表观微创，发展为包含麻醉微损伤在内的整体微创，已经成为了微创胸外科的主要研究课题之一。

胸腔镜手术的麻醉，除了在术中维持适当的麻醉深度，还要面临如何解决手术的胸腔内负压和肺膨胀的控制问题，自1940年Zavod探索出可以在手术中进行单肺通气的双腔插管，不但保证了术中患者肺通气的需要，良好的肺隔离效果还给手术医师提供了充足、安静的术野[2]。然而，由于麻醉中肌松药的使用，术中气管插管可以引起的各系统并发症[3-4]，以及插管损伤引起的术后咽喉疼痛、咳嗽等术后不适，却给患者带来痛苦，阻碍了术后的快速康复。而自主呼吸非气管插管麻醉技术，则可以很好地避免以上各种不良反应。2004年，Pompeo首次报道了在非气管内插管麻醉自主

呼吸状态下，采用胸段硬膜外阻滞行VATS肺肿物楔形切除术取得成功[5]。非插管麻醉技术有其独特的优势：患者保留自主呼吸，只需接受简单的静脉用药、局部浸润麻醉、肋间神经阻滞或硬膜外进行镇静镇痛，利用人工气胸达到单肺通气的效果，就能满足胸腔镜手术的需要。该技术避免了上述气管插管的不足之处。目前，自主呼吸状态非气管插管麻醉在胸腔镜手术中得到广泛的应用，其术式已经涵盖了肺叶切除、肺段切除、肺癌根治术等大部分胸腔镜手术方式，经验丰富的外科医师甚至具备了在自主呼吸状态下完成支气管成形术等高难度术式的能力[6-13]，并且使用自主呼吸状态下静脉复合麻醉技术，避免肌松药的残留作用，降低各系统并发症发生几率，术后呼吸肌功能恢复更快，术后康复较气管插管手术患者有所加快[11]。

2　麻醉技术及术中管理的进步

2.1　麻醉方式

经过10年的发展与摸索，非插管胸腔镜手术的麻醉已经由单一的胸段硬膜外麻醉，发展为更加多样化的自主呼吸状态复合麻醉。在既往的非插管手术中，手术方式仅仅局限于胸膜活检、肺大泡切除、周围型结节等较简单的胸腔镜手术，而肺叶切除等较复杂的手术一直是非插管麻醉的手术禁区，其原因之一就是由于咳嗽反射——由于术中对于肺门的牵拉，刺激迷走神经造成纵隔的摆动以及膈肌的上抬，严重影响术中操作[14]。有报道称：俄国的Vischnevski曾使用颈部迷走神经阻滞来减少术中由于牵拉肺门造成的咳嗽反射[15]，

但直到2011年陈晋兴及同事报道了使用布比卡因阻滞胸段迷走神经，可在一定时间内大大减少咳嗽反射，这就为胸腔镜手术提供了一个相对安静的术野，便于肺门血管、气管的解剖，使得非气管插管解剖性肺叶切除成为可能，为后期的非插管胸腔镜手术的发展打下了基础[6]。本中心在进一步的临床实践中将非插管麻醉发展为静脉麻醉、硬膜外麻醉、局部麻醉、肋间神经阻滞、术中迷走神经阻滞、胸膜表面浸润麻醉等多种麻醉方式的个体化的组合与搭配，根据患者的情况与术式进行评估与选择，既保证患者的术中稳定，又利于其术后康复。

2.2 术中气管插管

麻醉医师对于低氧血症、高碳酸血症的"承受能力"及应付复杂情况的"应变能力"，是非插管麻醉的关键；术中更改麻醉方式，具备侧卧位下气管插管的能力，是对麻醉师能力的基本要求。如术中出现上述突发状况，经过处理不能缓解，应需要在患者侧卧体位下用纤维支气管镜引导下插单腔管，并用封堵器封堵达到肺隔离的要求。各中心的麻醉中转率的高低，与手术方式、手术医师熟练程度等因素有直接的关系[15]：陈晋兴报道的30例肺叶切除患者中转率达到10%，而在另外一篇包含多种手术方式的285例的报道中转插管率仅为4.9%[16]。本中心较前报道的174例非插管麻醉胸腔镜手术中，7例中转麻醉方式，中转率为4%[11]；而肺癌根治术组中156例患者中，共9例(5.8%)患者在手术中由于各种原因由非插管麻醉转为气管内插管麻醉，中转插管的比例明显高于本中心总体水平[938例非插管胸腔镜手术共21例(2.2%)术中更改麻醉方式，under review]，同时，最后1例术中更改麻醉方式发生在2013年7月24日(第57例自主呼吸状态静脉复合麻醉胸腔镜肺癌根治术)，而在其后至2015年的所有例肺癌根治术中，未出现1例患者需中转气管插管。这是由于：①麻醉师应付低氧血症、高碳酸血症等术中各种复杂情况的能力提高；②由于经验的积累，外科医师操作更加自信，已经克服了原先的部分禁忌证(胸腔广泛粘连、肿瘤直径小于6 cm、病变侵犯支气管等)，不需轻易转换麻醉方式；③手术技巧更加熟练，操作以拨、牵拉等轻柔动作为主，避免提拉、按压等较为粗暴的动作，降低对肺门的刺激，减少纵隔摆动；④适应了自主呼吸下状态下进行手术操作，整个手术过程更加顺畅。

3 肺癌非气管插管胸腔镜手术方式的多样化

3.1 解剖式肺叶切除

对于早期NSCLC患者，肺叶切除加系统淋巴结清扫仍是大部分外科医生的首选。在早期的非气管插管麻醉胸腔镜手术中，由于技术的局限性，对于术中冰冻确诊肺癌的周围型结节，为了保证根治性，外科医生只能选择改变麻醉方式，通过术中气管插管来做肺叶切除手术[5]。随着非气管插管麻醉胸腔镜手术技术的成熟，对于经选择的患者，在自主呼吸状态下行肺叶切除加系统淋巴结清扫也不再是外科手术的禁区[6,11]。根据两个中心的数据，非气管插管麻醉胸腔镜肺叶切除术与气管插管胸腔镜肺叶切除术相比较，在手术时间、术中出血等术中指标无明显差异，减少了部分并发症发生的几率，证明了此技术的安全性与可行性；同时在抗生素的使用、术后进食时间、胸管引流量、术后住院时间等术后康复指标则表现出明显优越性。

3.2 解剖式肺段切除

近年来多中心报道了解剖性肺段切除治疗早期NSCLC，与肺叶切除相比预后无统计学差异[17-20]，并最大限度的保护了术后肺功能[21-22]。而且随着对于肺癌认识的深入，肺段切除在某些肺癌患者中的应用得到认可，包括：原位/微浸润腺癌、直径小于2 cm的Ⅰa期浸润性腺癌、同时性(synchronous)或异时性(metachronous)多原发GGO/小结节患者以及无法耐受肺叶切除的NSCLC患者[17,23-24]。从2010年起NCCN明确指出肺段切除术可以用于选择性的NSCLC患者。陈晋兴2013年报道的13例原发性肺癌行非插管麻醉肺段切除术，其中有4例评估患者无法耐受肺叶切除而给予肺段切除，其余皆为<2 cm的早期肺癌[25]；在本中心2014年报道的10例非插管麻醉胸腔镜肺段切除术皆为早期肺腺癌患者[12]。通过肺段切除，患者术后并发症比例低，术后住院时间短，实现术后快速康复；在保证手术根治性的同时，提高这些患者的术后生活质量。

3.3 淋巴结清扫

同时，我们亦比较了评估自主呼吸状态胸腔镜肺癌手术的根治性的一个重要指标——清扫淋巴结的质量，包括清扫的数目与站数。陈晋兴及同事在2011年报道的30例肺癌根治术中，非插管组对比插管组的淋巴结清扫数目为13.8±6.0枚与14.0±6.0枚($P=0.915$)；2013年报道的36例65岁以上肺癌患者术中淋巴结清扫数目非插管组对比插管组为13.1±7.7枚与15.5±8.1枚($P=0.133$)[26]，而在2013年报道的肺癌肺段切除中，淋巴结采样的数目为6.5±5.9枚(0~18)[25]。本中心研究(under review)对比肺叶切除患者中自主呼吸组与插管组淋巴结清扫数目为17.1±9.0 *vs.* 16.5±9.4枚，清扫组数为4.6±1.0 *vs.* 4.5±1.1组，无明显差异；肺段切除患者中两组清扫数目9.5±6.2 *vs.* 6.6±4.7枚，采样组数3.5±1.0 *vs.* 2.7±3.5组，两组亦无统计学差异。这证明自主呼吸状态静脉复合麻醉与气管插管麻醉相比，在淋巴结清扫方面并无差异。

3.4　其他手术方式

本中心亦对一名70岁男性肺癌患者行非气管插管麻醉右下肺袖状切除术，手术用时165 min，出血约120 mL；患者术后4 h进食，术后3 d拔除胸管，术后6 d出院；病理为鳞状细胞癌，支气管残端阴性，6站18枚纵隔淋巴结皆阴性[13]。这亦是世界上首次报道非气管插管麻醉肺叶袖状切除术，突破了既往的手术界限，也标志着自主呼吸非气管插管麻醉胸腔镜手术走向成熟。

4　结束语

任何一种新生事物，随着它的诞生，都会受到不断的质疑和挑战，同时，先驱者才会有动力给以完善，从而使之更加具有生命力。对于经过选择的肺癌患者，自主呼吸状态非气管插管麻醉解剖式胸腔镜手术的可行性、安全性以及根治性已经得到证实，相对气管插管麻醉，具有加快术后康复等优点，该技术具有良好的发展前景，具有一定的经济价值与社会价值。随着越来越多的中心开始尝试非气管插管麻醉胸腔镜手术，麻醉技术与手术技巧不断提高，手术适应证进一步扩展，更多肺癌患者可以从中受益。但我们也应该看到，建立一个完整、系统的评估体系与操作规范，是对手术安全的保障；同时对于其长期预后的评价，尚需建立多中心大样本前瞻性临床实验来验证。

声明

本文作者宣称无任何利益冲突。

参考文献

[1] Landreneau RJ, Mack MJ, Hazelrigg SR, et al. Video-assisted thoracic surgery: basic technical concepts and intercostal approach strategies. Ann Thorac Surg, 1992, 54: 800-807.

[2] Zavod WA. Bronchospirography 1. Description of the catheter and the technique of intubation. J Thorac Surg, 1940, 10: 27-31.

[3] Whitehead T, Slutsky AS. The pulmonary physician in critical care * 7: ventilator induced lung injury. Thorax, 2002, 57: 635-642.

[4] Gal TJ. Bronchial hyperresponsiveness and anesthesia: physiologic and therapeutic perspectives. Anesth Analg, 1994, 78: 559-573.

[5] Pompeo E, Mineo D, Rogliani P, et al. Feasibility and results of awake thoracoscopic resection of solitary pulmonary nodules. Ann Thorac Surg, 2004, 78: 1761-1768.

[6] Chen JS, Cheng YJ, Hung MH, et al. Nonintubated thoracoscopic lobectomy for lung cancer. Ann Surg, 2011, 254: 1038-1043.

[7] Tsunezuka Y, Oda M, Matsumoto I, et al. Extended thymectomy in patients with myasthenia gravis with high thoracic epidural anesthesia alone. World J Surg, 2004, 28: 962-965: discussion 965-966.

[8] Sugimoto S, Date H, Sugimoto R, et al. Thoracoscopic operation with local and epidural anesthesia in the treatment of pneumothorax after lung transplantation. J Thorac Cardiovasc Surg, 2005, 130: 1219-1220.

[9] Pompeo E, Tacconi F, Mineo D, et al. The role of awake video-assisted thoracoscopic surgery in spontaneous pneumothorax. J Thorac Cardiovasc Surg, 2007, 133: 786-790.

[10] Pompeo E, Tacconi F, Frasca L, et al. Awake thoracoscopic bullaplasty. Eur J Cardiothorac Surg, 2011, 39: 1012-1017.

[11] Liu J, Cui F, Li S, et al. Nonintubated video-assisted thoracoscopic surgery under epidural anesthesia compared with conventional anesthetic option: a randomized control study. Surg Innov, 2015, 22: 123-130.

[12] Guo Z, Shao W, Yin W, et al. Analysis of feasibility and safety of complete video-assisted thoracoscopic resection of anatomic pulmonary segments under non-intubated anesthesia. J Thorac Dis, 2014, 6: 37-44.

[13] Shao W, Phan K, Guo X, et al. Non-intubated complete thoracoscopic bronchial sleeve resection for central lung cancer. J Thorac Dis, 2014, 6: 1485-1488.

[14] Mineo TC. Epidural anesthesia in awake thoracic surgery. Eur J Cardiothorac Surg, 2007, 32: 13-19.

[15] Vischnevski AA. Local anesthesia in thoracic surgery: lungs, heart and esophagus. Minerva Anestesiol, 1954, 20: 432-435.

[16] Chen KC, Cheng YJ, Hung MH, et al. Nonintubated thoracoscopic lung resection: a 3-year experience with 285 cases in a single institution. J Thorac Dis, 2012, 4: 347-351.

[17] Yang CF, D'Amico TA. Thoracoscopic segmentectomy for lung cancer. Ann Thorac Surg, 2012, 94: 668-681.

[18] Yamashita S, Tokuishi K, Anami K, et al. Thoracoscopic segmentectomy for T1 classification of non-small cell lung cancer: a single center experience. Eur J Cardiothorac Surg, 2012, 42: 83-88.

[19] Schuchert MJ, Pettiford BL, Keeley S, et al. Anatomic segmentectomy in the treatment of stage I non-small cell lung cancer. Ann Thorac Surg, 2007, 84: 926-932, discussion 932-933.

[20] Zhong C, Fang W, Mao T, et al. Comparison of thoracoscopic segmentectomy and thoracoscopic lobectomy for small-sized stage IA lung cancer. Ann Thorac Surg, 2012, 94: 362-367.

[21] Harada H, Okada M, Sakamoto T, et al. Functional advantage after radical segmentectomy versus lobectomy for lung cancer. Ann Thorac Surg, 2005, 80: 2041-2045.

[22] Yoshimoto K, Nomori H, Mori T, et al. Quantification of the impact of segmentectomy on pulmonary function by perfusion single-photon-emission computed tomography and multidetector computed tomography. J Thorac Cardiovasc Surg, 2009, 137: 1200-1205.

[23] De Leyn P, Moons J, Vansteenkiste J, et al. Survival after resection of synchronous bilateral lung cancer. Eur J Cardiothorac Surg, 2008, 34: 1215-1222.

[24] Trousse D, Barlesi F, Loundou A, et al. Synchronous multiple primary lung cancer: an increasing clinical occurrence requiring multidisciplinary management. J Thorac Cardiovasc Surg, 2007, 133: 1193-1200.

[25] Hung MH, Hsu HH, Chen KC, et al. Nonintubated thoracoscopic anatomical segmentectomy for lung tumors. Ann Thorac Surg, 2013, 96: 1209-1215.

[26] Wu CY, Chen JS, Lin YS, et al. Feasibility and safety of nonintubated thoracoscopic lobectomy for geriatric lung cancer patients. Ann Thorac Surg, 2013, 95: 405-411.

译者：刘君，广州医科大学附属第一医院胸外科
　　　崔飞，广州医科大学附属第一医院胸外科
　　　何建行，广州医科大学附属第一医院胸外科

Cite this article as: Liu J, Cui F, He J. Non-intubated video-assisted thoracoscopic surgery anatomical resections: a new perspective for treatment of lung cancer. Ann Transl Med 2015;3(8):102. doi: 10.3978/j.issn.2305-5839.2015.04.18

第二章 段切除后肺叶切除并淋巴结清扫术治疗叶中央肺癌一例

Wenlong Shao[1,2,3], Wei Wang[1,2,3], Weiqiang Yin[1,2,3], Zhihua Guo[1,2,3], Guilin Peng[1,2,3], Ying Chen[1,2,3], Jianxing He[1,2,3]

[1]Department of Thoracic Surgery, the First Affiliated Hospital of Guangzhou Medical College, Guangzhou, China; [2]Guangzhou Research Institute of Respiratory Disease, Guangzhou, China; [3]China State Key Laboratory of Respiratory Disease, Guangzhou, China
Correspondence to: Jianxing He, MD, PhD, FACS. Department of Cardiothoracic Surgery, the First Affiliated Hospital of Guangzhou Medical University, No. 151, Yanjiang Rd, Guangzhou 510120, Guangdong Province, PR China. Email: drjianxing.he@gmail.com.

View this article at: http://www.thecjcr.org/article/view/1383/1960

1 前言

肺癌是发病率第一的肿瘤,在美国因肺癌引起死亡的人数接近于乳腺癌、前列腺癌、结肠癌和胰腺癌之和[1]。约40%的肺癌患者在诊断时为Ⅳ期,30%患者为Ⅲ期[2]。早期采用胸部X-ray片和痰脱落细胞学进行体检的研究结果表明,虽能发现一些稍小的肿瘤,但并未降低总体死亡率[3]。随后兴起的低剂量螺旋CT扫描技术用于肺癌普查的结果显示,低剂量CT筛查肺癌能降低肺癌的死亡率[4-5]。

随着胸部CT用于肺癌普查的普及,越来越多的肺部小肿物被发现,在此类小肿物中有40%~60%是原发性肺癌或肺部转移癌,因此行手术治疗是必要的治疗方法。此类小肿物进行手术治疗时,术前常用的病理诊断方法有CT引导穿刺活检术,但对于小肺癌,肺穿刺活检的可靠性并不完全可信。因此常先行局部切除冰冻病理检查,待病理结果确定后再决定是否行肺叶切除及纵隔淋巴结清扫术[6]。

我们收治了一例肿物位于左肺下叶中央的肺部小结节患者,术前患者要求先明确病理诊断为肺癌后才同意行肺叶切除并纵隔淋巴清扫手术。

2 病例报告

患者,男,60岁,因"体检发现左下肺肿物1周"为主诉入院。入院后行血常规、肝肾功能、心肺能、肺功能检查,未发现各器官功能的异常。全身PET/CT检查显示右下肺肿物位于下叶中部(图1),大小约2.3 cm×3 cm,密度不均,SUV最大值为3.4。向患者交待病情及手术治疗的必要性,患者同意手术,并同意先行肺段切除明确病理后,再决定行肺癌根治术的手术方式。于2012年11月7日在硬膜外阻滞非气管插管麻醉下行手术治疗。手术中先行解剖右下肺基底段动脉、静脉及段支气管,分别离断后用强生自动切割缝合器将右下叶基底段解剖性切除术(图2A),标本送冰冻病理检查结果示浸润性腺癌(图2B)。然后将右下肺背段动脉、静脉分离出来并离断,将左下肺叶支气管根部离断,切除左下肺叶。切开纵隔胸膜,清扫上纵隔、隆突下、下肺韧带旁淋巴结后,结束手术。手术时间为95 min,术中出血量为100 mL,术后胸管放置时间为48 h,患者术中清扫淋巴结11枚,其中第10组淋巴结可见癌转移(2/5)。患者术后恢复顺利,于术后第5 d出院。

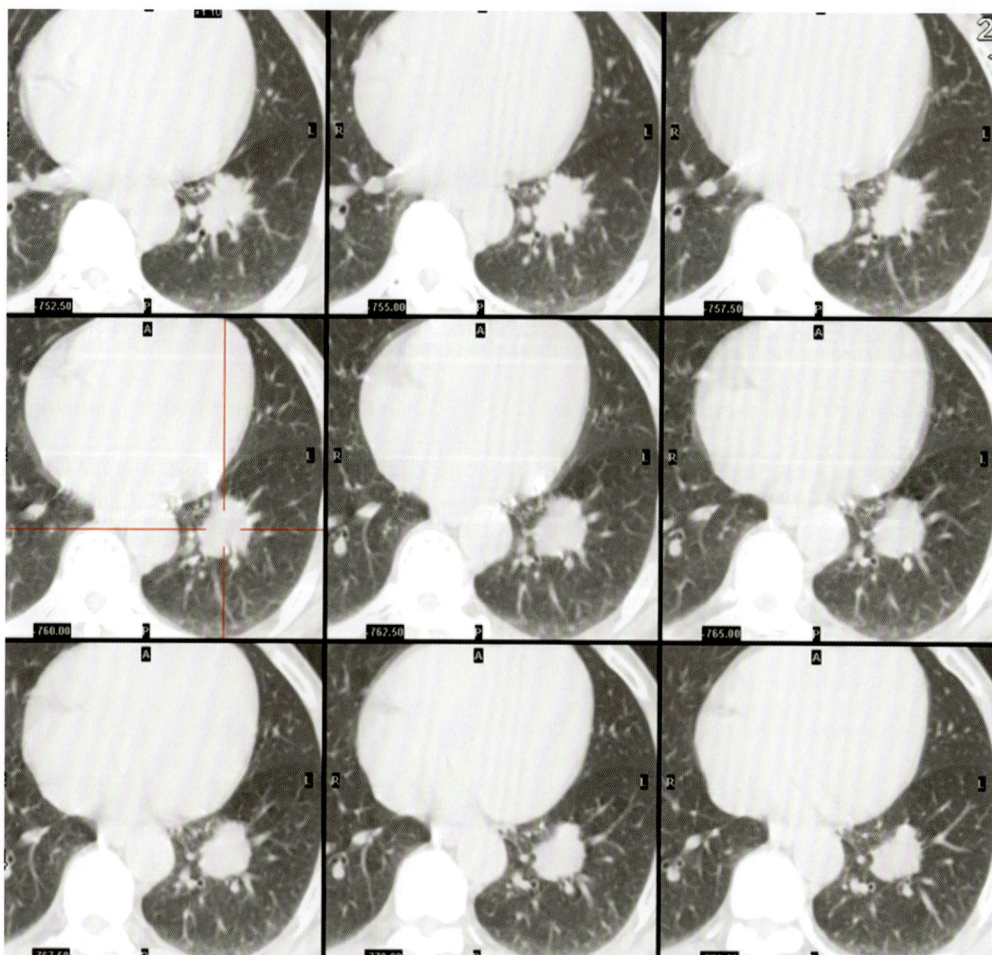

图1 患者PET/CT示肿物位于左下肺中部

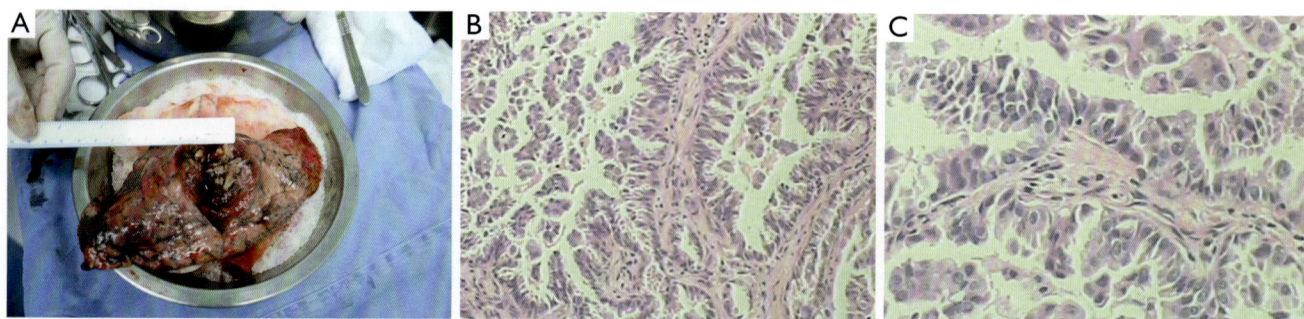

图2 (A)术中解剖性切除的左下肺基底段及位于中间部的肿物;(B,C)肺肿物病理显示为腺癌

3 讨论

随着胸部CT用于体检的数量增多,越来越多的肺部小结节被发现[4,5]。文献报道低剂量CT发现的肺部小结节约占0.2%,而在这类肺部结节患者中肺癌的比例为40%~60%[7]。还有人报道,将体检发现的肺部小肿物进行手术切除病理检验,其原发性肺癌和肺部转移癌占53.6%[6],而且肺癌患者的预后与肿物的大小直接相关[8-9]。但行术前支气管镜检查、经皮肺穿刺活检及

PET检查的结果并不能完全明确诊断。因此进行及时的手术治疗是此类患者的必要选择。

对于肺部小肿物的患者进行手术时，术前对肿物的标记利于术中定位和切除肿物进行病理活检[10-12]。目前常用的术前定位方法有经皮穿刺环形金属圈的放置，经皮穿刺亚甲蓝注射，经支气管超定位等[13-15]。但这些方法都有一定的并发症发生率和较高的失败率。还有人将含有放射性的99Tc-标记的人血白蛋白注射到肿物局部，术中用放射探测器测量放射性最大的部位进行切除，仍有药物外漏和定位失败的并发症，同时，由于放射性元素的衰变较快，对注射时间的要求也较高[6]。而且像本例患者的病变位于肺叶深部时，无法完成定位要求。

对于体检发现肺部小结节患者行胸腔镜下肿物切除是较好的方法[7,16]，我科从1994年开始行胸腔镜手术，经过多年的经验积累，可以将胸腔镜手术用于大多数胸部疾病的手术治疗。并将胸腔镜辅助小切口手术用于较复杂的袖式肺切除手术中，并通过完全胸腔镜手术与辅助小切口的胸腔镜手术治疗中费用比进行了研究，发现胸腔镜辅助小切口的手术方式在实现创伤小的同时可明显降低手术费用，适合于经济较落后地区的推广应用[17-19]。此患者的肿物位于左下肺叶中间部分，行肺部楔形切除较困难。由于术前病理不明，如果为良性病变而行肺叶切术又不能完全符合最大限度保留正常肺组织的肺手术原则，因此先行肺段切除手术，并根据病理结果再决定进一步的手术方式，是较理想的选择。

声明

本文作者宣称无任何利益冲突。

参考文献

[1] Jemal A, Siegel R, Xu J, et al. Cancer statistics, 2010. CA Cancer J Clin, 2010, 60: 277-300.

[2] Ellis PM, Vandermeer R. Delays in the diagnosis of lung cancer. J Thorac Dis, 2011, 3: 183-188.

[3] Wong MP. Circulating tumor cells as lung cancer biomarkers. J Thorac Dis, 2012, 4: 631-634.

[4] Bach PB, Mirkin JN, Oliver TK, et al. Benefits and harms of CT screening for lung cancer: a systematic review. JAMA, 2012, 307: 2418-2429.

[5] National Lung Screening Trial Research Team, Aberle DR, Adams AM, et al. Reduced lung-cancer mortality with low-dose computed tomographic screening. N Engl J Med, 2011, 365: 395-409.

[6] Ambrogi MC, Melfi F, Zirafa C, et al. Radio-guided thoracoscopic surgery (RGTS) of small pulmonary nodules. Surg Endosc, 2012, 26: 914-919.

[7] Henzler T, Shi J, Hashim Jafarov, et al. Functional CT imaging techniques for the assessment of angiogenesis in lung cancer. Transl Lung Cancer Res, 2012, 1: 78-83.

[8] Birim O, Kappetein AP, Takkenberg JJ, et al. Survival after pathological stage IA nonsmall cell lung cancer: tumor size matters. Ann Thorac Surg, 2005, 79: 1137-41.

[9] Port JL, Kent MS, Korst RJ, et al. Tumor size predicts survival within stage IA non-small cell lung cancer. Chest, 2003, 124: 1828-1833.

[10] Kothary N, Lock L, Sze DY, et al. Computed tomography-guided percutaneous needle biopsy of pulmonary nodules: impact of nodule size on diagnostic accuracy. Clin Lung Cancer, 2009, 10: 360-363.

[11] Rivera MP, Mehta AC, American College of Chest Physicians. Initial diagnosis of lung cancer: ACCP evidence-based clinical practice guidelines (2nd edition). Chest, 2007, 132: 131S-148S.

[12] Kozower BD, Meyers BF, Reed CE, et al. Does positron emission tomography prevent nontherapeutic pulmonary resections for clinical stage IA lung cancer? Ann Thorac Surg, 2008, 85: 1166-1169; discussion 1169-1170.

[13] Santambrogio R, Montorsi M, Bianchi P, et al. Intraoperative ultrasound during thoracoscopic procedures for solitary pulmonary nodules. Ann Thorac Surg, 1999, 68: 218-222.

[14] Mack MJ, Gordon MJ, Postma TW, et al. Percutaneous localization of pulmonary nodules for thoracoscopic lung resection. Ann Thorac Surg, 1992, 53: 1123-1124.

[15] Wicky S, Mayor B, Cuttat JF, et al. CT-guided localizations of pulmonary nodules with methylene blue injections for thoracoscopic resections. Chest, 1994, 106: 1326-1328.

[16] Cao C, Manganas C, Ang SC, et al. A meta-analysis of unmatched and matched patients comparing video-assisted

thoracoscopic lobectomy and conventional open lobectomy. Ann Cardiothorac Surg, 2012, 1: 16-23.

[17] Richards JM, Dunning J, Oparka J, et al. Video-assisted thoracoscopic lobectomy: The Edinburgh posterior approach. Ann Cardiothorac Surg, 2012, 1: 61-69.

[18] Hansen HJ, Petersen RH. Video-assisted thoracoscopic lobectomy using a standardized three-port anterior approach - The Copenhagen experience. Ann Cardiothorac Surg, 2012, 1: 70-76.

[19] Hennon MW, Demmy TL. Video-assisted thoracoscopic surgery (VATS) for locally advanced lung cancer. Ann Cardiothorac Surg, 2012, 1: 37-42.

Cite this article as: Shao WL, Wang W, Yin WQ, Guo ZH, Peng GL, Chen Y, He JX. Nonintubated thoracoscopic lobectomy plus lymph node dissection following segmentectomy for central type pulmonary masses. Chin J Cancer Res 2013;25(1):124-127. doi: 10.3978/j.issn.1000-9604.2013.01.04

译者： 邵文龙，广州医科大学附属第一医院胸外科
      王炜，广州医科大学附属第一医院胸外科
      殷伟强，广州医科大学附属第一医院胸外科
      郭志华，广州医科大学附属第一医院胸外科
      彭桂林，广州医科大学附属第一医院胸外科
      陈莹，广州医科大学附属第一医院胸外科
      何建行，广州医科大学附属第一医院胸外科

第三章　非插管胸腔镜手术在不确定肺结节诊疗中的应用

Ming-Hui Hung[1,2*], Ying-Ju Liu[3*], Hsao-Hsun Hsu[4], Ya-Jung Cheng[1], Jin-Shing Chen[4,5]

[1]Department of Anesthesiology, [2]Graduate Institute of Clinical Medicine, Taiwan University Hospital and Taiwan University College of Medicine, Taipei 10002, Taiwan, China; [3]Department of Anesthesiology, Taiwan University Hospital Hsin-Chu Branch, Hsin-Chu 30059, Taiwan, China; [4]Division of Thoracic Surgery, Department of Surgery, [5]Department of Traumatology, Taiwan University Hospital and Taiwan University College of Medicine, Taipei 10002, Taiwan, China
*These authors contributed equally to this work.
Correspondence to: Jin-Shing Chen, MD, PhD. Department of Surgery, Taiwan University Hospital, Chung-Shan South Road, Taipei 10002, Taiwan, China. Email: chenjs@ntu.edu.tw.

摘要：随着高分辨计算机断层扫描广泛应用于癌症的筛查，不确定肺结节检出率日益增高。早期手术有明确诊断及治疗的目的。微创技术和麻醉不断发展，非气管内插管胸腔镜(非插管VATS)成为了一种安全可行的周围型肺结节切除方式，包括针孔胸腔镜、单孔胸腔镜等。即使在全身麻醉气管内插管高风险患者群中，非插管VATS也是相对安全的。总之，对于不确定肺结节而言，非插管VATS正逐步成为一种有效的诊断和治疗方式。

关键词：胸腔镜/VATS；肺结节；麻醉；气管插管；微创手术

View this article at: http://dx.doi.org/10.3978/j.issn.2305-5839.2015.04.20

作者介绍：陈教授(中右)和郑教授(中左)自2009年起在台湾大学医院领导无插管胸腔镜手术计划，核心团队成员有徐医生(左)和洪医生(右)(图1)。

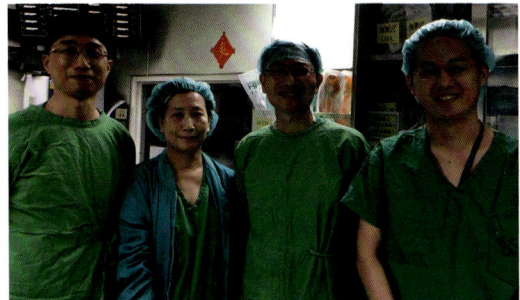

图1　从左到右：徐医生，郑教授，陈教授，洪医生

1　前言

肺结节是指直径小于3 cm，包绕于肺实质中的类圆形病灶[1]。胸片检查肺结节检出率为0.1%~0.2%[2]。20世纪90年代以来，螺旋计算机断层扫描(computed tomography，CT)和多排螺旋CT逐步推广应用于肺癌筛查，肺结节甚至是直径为1~2 mm的微小结节检出率日益提高[3]。

良恶性判断是肺部孤立性结节管理的关键问题。

早期诊断和治疗是改善恶性肿瘤预后，提高治愈率的重要手段，良性病灶则应避免不必要的重复影像学检查及手术带来的风险。临床上采用多种检查方法对不确定肺结节进行评估，如纤维支气管镜，痰细胞学检查，经支气管内活检，CT引导下经皮细针穿刺活检，高分辨CT和正电子发射断层扫描(positron emission tomographic, PET)等[3-5]。然而，对于不确定的肺部结节，目前只有手术能够同时达到诊断和治疗的目的。

在不确定肺结节的管理过程中，特别是对于肺部小结节而言，手术仍然没有得到肯定。手术与否主要是由肺部结节恶性的可能性大小决定，即由结节大小，随访过程中结节增长速率，影像学特征及相关风险(如年龄，吸烟，肺癌家族史等)共同决定[3]。近年来，胸外科微创技术和麻醉的进步影响了肺部结节诊疗过程中的风险评估，进而改变了其管理中的决策[6-16]。这篇文章，对目前非插管胸腔镜手术(非插管VATS)在不确定肺结节管理中的应用情况进行回顾。

2 非插管VATS的合理性

近20年来，VATS作为一种安全、有效的手术方式，广泛应用于多种胸部疾病的诊疗[17]。通常全身麻醉气管内插管，通过双腔气管导管或支气管封堵进行单肺通气被认为是开展胸腔镜肺切除手术的前提条件[17-18]。然而全身麻醉，气管内插管单肺通气也会带来很多的不良反应，如插管相关的气道损伤，麻醉后遗神经肌肉麻痹，肺不张，呼吸机相关性肺损伤，动脉氧饱和度下降，心功能损伤和术后恶心呕吐等[19-21]。非气管内插管可以避免全身麻醉气管内插管带来的风险，术后患者恢复更快更平稳，能较早地恢复日常活动，减少住院时间[6]。此外，对于心肺功能受损的患者，非插管VATS也是一种相对安全的手术方式[22-23]。

3 非插管VATS的可行性

在以往研究报道中，局部麻醉非插管VATS手术主要用于需接受胸部手术治疗而又不能耐受全身麻醉气管内插管的患者[24-28]。Pompeo等在2004年首先对非插管VATS切除肺结节的可行性进行了研究评估[6,8]。30例孤立性肺结节患者接受了非镇静硬膜外麻醉下VATS手术(清醒状态VATS)。与全身麻醉气管内插管相比，清醒状态VATS手术安全可行，患者满意度更高，术后护理需求少(2.5次/d vs. 4次/d)住院时间短(2 d vs. 3 d)。从手术操作角度来看，清醒状态自主呼吸条件下，手术过程中肺塌陷良好，手术操作顺利。两例患者术中冰冻病理证实

为肺癌，中转全身麻醉气管内插管进一步行开胸肺叶切除术[6]。在肺转移瘤的切除中，清醒状态VATS手术也取得了类似结果，部分患者术中出现焦虑或恐慌情绪，予以镇静处理[8]。Lesser等的研究也报道了28例局麻清醒状态VATS激光手术治疗胸膜下结节的结果[9]。同样有3例患者因为确诊为肺癌中转全身麻醉气管内插管进一步行肺叶切除术。

2009年以来，在对周围型肺结节的诊治中，我们一直采用非插管VATS肺楔形切除术[29]。相对于清醒状态VATS，我们更加倾向于加用镇静处理(非清醒状态VATS)。由于肺部结节性质未定，术中往往需行冰冻病理检查以确定病变的良恶性。这一过程往往会导致患者担心焦虑。镇静状态下患者更易配合非插管VATS手术，特别是确诊为原发性肺癌时，肺叶切除及淋巴结清扫手术时间更长，患者不适感较重，镇静更利于患者配合手术操作[30]。手术过程中的气胸状态会导致自主呼吸患者通气不足[10,30]，镇静或阿片类镇痛剂能够减轻开放性气胸引起的气促反应，但过度镇静会抑制呼吸，危及患者安全，应注意避免[30-31]。患者镇静深度根据Ramsay镇静评分判定(目标Ⅲ级：患者处于麻醉镇静状态，对指令有反应)[32]。脑电双频指数监测(目标40~60)对镇静深度的判断更为方便实用，使用这一技术，麻醉医师可以更多地关注患者的呼吸及生命体征监测[16]。

深部肺结节的处理过程中，必然会导致肺实质和肺门的牵拉从而引起咳嗽反射。意外或顽固性咳嗽不仅影响手术操作，还可能引起严重的术中并发症，导致紧急气管插管和中转开胸手术[32]。胸内迷走神经阻滞能有效抑制咳嗽反射，而对心率、呼吸和血压无明显影响[32]。有效的迷走神经阻滞也能减少用于对抗术中气胸及咳嗽反应所致气促症状的阿片类药物用量，降低呼吸抑制的风险[30]。联合使用镇静和迷走神经阻滞，我们不但能够针对肺部结节行肺楔形切除术，而且在冰冻病理检查结果明确为肺癌时，无需进行全身麻醉气管内插管，我们就能够进一步行更广泛的解剖性切除，如肺段或肺叶切除及纵隔淋巴结清扫[13,23,32]。非插管VATS也适用于双侧肺结节行同期双侧肺楔形切除手术[33]。

4 非插管针孔和单孔VATS在不确定肺部结节中的应用

传统胸腔镜需要通过2~3个5或10 mm的切口完成。为了进一步减少术后疼痛及满足美观的需要，3 mm针

状胸腔镜及单孔胸腔镜逐步应用于临床[34]。由于设备强度不够，视野不佳等局限性，针孔VATS临床应用较少。2012年，Tseng等报道了46例非插管针孔VATS治疗周围型肺结节的结果[13]。手术采取三孔法，3 mm镜孔及3 mm、12 mm的两个操作孔。8例延长了切口，其中3例为确诊肺癌需进一步行肺叶切除，3例粘连严重，2例结节难以探及切除困难；2例因粘连严重中转气管内插管，多数患者顺利完成了非插管针孔VATS手术，术后伤口无明显疼痛[13]。结果显示非插管针孔VATS周围型肺结节切除术是一种安全可行的手术方式。

单切口或单孔胸腔镜是目前兴起的一种新的胸部微创手术方式，与传统的多切口胸腔镜手术相比，单孔胸腔镜术后疼痛轻，感觉异常少，住院时间短[35]。但是单孔胸腔镜也存在器械相互干扰及肺部结节触诊受限等问题。Hung等通过非插管单孔VATS手术对32例直径小于2 cm的周围型肺结节患者进行诊断性肺楔形切除，以评估这一方案的可行性和安全性[15]。对直径小于1 cm的磨玻璃影改变，术前通过CT引导染色定位病灶。同时双向缝合牵引肺组织，以方便腔镜直线切割缝合器的操作[36]。研究结果显示，非插管单孔VATS是一种简单易行的周围型肺结节切除方式。仅有一例患者，肺部病灶为一直径11 mm磨玻璃影，由于术前未行CT引导下染色定位，术中定位困难，中转三切口VATS手术进一步治疗。20名患者(59%)确诊为原发性肺癌，由于器械操作空间受限以及纵隔运动剧烈影响纵隔淋巴结清扫等原因，3例中转多切口VATS手术处理，其中1例转为气管内插管，其余病例均在非插管单孔胸腔镜下顺利完成充分切除和纵隔淋巴结清扫。几乎所有患者(97%)对手术后的伤口瘢痕感觉非常满意或满意[15]。

5　非插管VATS在不确定肺结节诊疗中的潜在地位

多年来对非插管VATS手术及麻醉方式的改进，使得单切口加肋间阻滞成为一种创伤最小的处理不确定肺结节的手术方式。一旦术中冰冻病理检查确诊为原发性肺癌，如果需要，可在同一麻醉下中转为多切口VATS进一步行肺段或肺叶切除及纵隔淋巴结清扫术[14-16]。非插管单孔VATS创伤小，简单易行，不确定肺结节患者对这一手术的接受度高，从而增加了潜在的原发性肺癌早期诊断治疗的几率。

6　结论

目前，高分辨CT的普及应用及新的癌症筛查策略的推广使得肺部结节的检出率越来越高，为了达到早期诊断和治疗的目的，需要进行手术进一步处理。随着微创技术和麻醉方式的改进，非插管VATS逐步成为一种安全易行的早期诊断治疗方式。

致谢

资金来源：研究由台湾大学医院(NTUH104-P08 Dr. Chen JS)和台湾肺基金会资助。

声明

本文作者宣称无任何利益冲突。

参考文献

[1] Ost D, Fein AM, Feinsilver SH. Clinical practice. The solitary pulmonary nodule. N Engl J Med, 2003, 348: 2535-2542.

[2] Swensen SJ, Silverstein MD, Edell ES, et al. Solitary pulmonary nodules: clinical prediction model versus physicians. Mayo Clin Proc, 1999, 74: 319-329.

[3] MacMahon H, Austin JH, Gamsu G, et al. Guidelines for management of small pulmonary nodules detected on CT scans: a statement from the Fleischner Society. Radiology, 2005, 237: 395-400.

[4] Swanson SJ, Jaklitsch MT, Mentzer SJ, et al. Management of the solitary pulmonary nodule: role of thoracoscopy in diagnosis and therapy. Chest, 1999, 116: 523S-524S.

[5] Midthun DE, Swensen SJ, Jett JR. Approach to the solitary pulmonary nodule. Mayo Clin Proc, 1993, 68: 378-385.

[6] Pompeo E, Mineo D, Rogliani P, et al. Feasibility and results of awake thoracoscopic resection of solitary pulmonary nodules. Ann Thorac Surg, 2004, 78: 1761-1768.

[7] Mineo TC, Pompeo E, Mineo D, et al. Awake nonresectional lung volume reduction surgery. Ann Surg, 2006, 243: 131-136.

[8] Pompeo E, Mineo TC. Awake pulmonary metastasectomy. J Thorac Cardiovasc Surg, 2007, 133: 960-966.

[9] Lesser TG. Laser application enables awake thoracoscopic resection of pulmonary nodules with minimal access. Surg Endosc, 2012, 26: 1181-1186.

[10] Pompeo E. Awake thoracic surgery--is it worth the trouble? Semin Thorac Cardiovasc Surg, 2012, 24: 106-114.

[11] Pompeo E, Rogliani P, Cristino B, et al. Awake thoracoscopic

biopsy of interstitial lung disease. Ann Thorac Surg, 2013, 95: 445-452.

[12] Galvez C, Bolufer S, Navarro-Martinez J, et al. Awake uniportal video-assisted thoracoscopic metastasectomy after a nasopharyngeal carcinoma. J Thorac Cardiovasc Surg, 2014, 147: e24-e26.

[13] Tseng YD, Cheng YJ, Hung MH, et al. Nonintubated needlescopic video-assisted thoracic surgery for management of peripheral lung nodules. Ann Thorac Surg, 2012, 93: 1049-1054.

[14] Hung MH, Cheng YJ, Hsu HH, et al. Nonintubated uniportal thoracoscopic segmentectomy for lung cancer. J Thorac Cardiovasc Surg, 2014, 148: e234-e235.

[15] Hung MH, Cheng YJ, Chan KC, et al. Nonintubated uniportal thoracoscopic surgery for peripheral lung nodules. Ann Thorac Surg, 2014, 98: 1998-2003.

[16] Hung MH, Hsu HH, Chan KC, et al. Non-intubated thoracoscopic surgery using internal intercostal nerve block, vagal block and targeted sedation. Eur J Cardiothorac Surg, 2014, 46: 620-625.

[17] Brodsky JB, Cohen E. Video-assisted thoracoscopic surgery. Curr Opin Anaesthesiol, 2000, 13: 41-45.

[18] Campos JH. Current techniques for perioperative lung isolation in adults. Anesthesiology, 2002, 97: 1295-1301.

[19] Fitzmaurice BG, Brodsky JB. Airway rupture from double-lumen tubes. J Cardiothorac Vasc Anesth, 1999, 13: 322-329.

[20] Murphy GS, Szokol JW, Avram MJ, et al. Postoperative residual neuromuscular blockade is associated with impaired clinical recovery. Anesth Analg, 2013, 117: 133-141.

[21] Gothard J. Lung injury after thoracic surgery and one-lung ventilation. Curr Opin Anaesthesiol, 2006, 19: 5-10.

[22] Pompeo E, Rogliani P, Tacconi F, et al. Randomized comparison of awake nonresectional versus nonawake resectional lung volume reduction surgery. J Thorac Cardiovasc Surg 2012, 143: 47-54, 54.e1.

[23] Hung MH, Hsu HH, Chen KC, et al. Nonintubated thoracoscopic anatomical segmentectomy for lung tumors. Ann Thorac Surg, 2013, 96: 1209-1215.

[24] Nagashima K, Sakurai K, Sengoku K, et al. Anesthetic management for thoracoscopic bullae resection using epidural anesthesia. Masui, 2001, 50: 56-58.

[25] Mukaida T, Andou A, Date H, et al. Thoracoscopic operation for secondary pneumothorax under local and epidural anesthesia in high-risk patients. Ann Thorac Surg, 1998, 65: 924-926.

[26] Diacon AH, Wyser C, Bolliger CT, et al. Prospective randomized comparison of thoracoscopic talc poudrage under local anesthesia versus bleomycin instillation for pleurodesis in malignant pleural effusions. Am J Respir Crit Care Med, 2000, 162: 1445-1449.

[27] Nezu K, Kushibe K, Tojo T, et al. Thoracoscopic wedge resection of blebs under local anesthesia with sedation for treatment of a spontaneous pneumothorax. Chest, 1997, 111: 230-235.

[28] Kavuru MS, Jain P, Rice T. Local anesthesia with thoracoscopic talc poudrage pleurodesis. Chest, 1996, 110: 1126-1127.

[29] Chen KC, Cheng YJ, Hung MH, et al. Nonintubated thoracoscopic lung resection: a 3-year experience with 285 cases in a single institution. J Thorac Dis, 2012, 4: 347-351.

[30] Yang JT, Hung MH, Chen JS, et al. Anesthetic consideration for nonintubated VATS. J Thorac Dis, 2014, 6: 10-13.

[31] Pompeo E; Awake Thoracic Surgery Research Group. To be awake, or not to be awake, that is the question. J Thorac Cardiovasc Surg, 2012, 144: 281-282; author reply 282.

[32] Chen JS, Cheng YJ, Hung MH, et al. Nonintubated thoracoscopic lobectomy for lung cancer. Ann Surg, 2011, 254: 1038-1043.

[33] Tsai TM, Chen JS. Nonintubated thoracoscopic surgery for pulmonary lesions in both lungs. J Thorac Cardiovasc Surg, 2012, 144: e95-e97.

[34] Chen JS, Hsu HH, Kuo SW, et al. Needlescopic versus conventional video-assisted thoracic surgery for primary spontaneous pneumothorax: a comparative study. Ann Thorac Surg, 2003, 75: 1080-1085.

[35] Rocco G, Martucci N, La Manna C, et al. Ten-year experience on 644 patients undergoing single-port (uniportal) video-assisted thoracoscopic surgery. Ann Thorac Surg, 2013, 96: 434-438.

[36] Lee SK, Son BS, Ahn HY, et al. Single-incision thoracoscopic surgery using an anchoring suture of the lung parenchyma for two-directional traction. Ann Thorac Surg, 2014, 97: e89-e91.

译者：佘科霖，湖南省邵阳市中心医院胸外科

第四章 非插管胸腔镜肺段切除术——左肺上叶三段切除

Ming-Hui Hung[1,2], Hsao-Hsun Hsu[3], Ya-Jung Cheng[1], Jin-Shing Chen[3,4]

[1]Department of Anesthesiology, Taiwan University Hospital and Taiwan University College of Medicine, Taipei, Taiwan, China; [2]Graduate Institute of Clinical Medicine, Taiwan University College of Medicine, Taipei, Taiwan, China; [3]Division of Thoracic Surgery, [4]Division of Experimental Surgery, Department of Surgery, Taiwan University Hospital and Taiwan University College of Medicine, Taipei, Taiwan, China

Correspondence to: Jin-Shing Chen, MD, PhD. Department of Surgery, Taiwan University Hospital and Taiwan University College of Medicine, 7, Chung-Shan South Road, Taipei 10002, Taiwan, China. Email: chenjs@ntu.edu.tw.

View this article at: http://www.annalscts.com/article/view/3452/4463

1 前言

近来随着CT筛查的增强，越来越多地在手术风险高的患者中发现肺部小肿瘤[1]。因此，微创手术方法也越来越被关注，包括处理肺肿瘤的胸腔镜方法、保留肺实质的切除和低侵袭性的麻醉[2]。胸腔镜肺段切除术的作用逐渐被重新评估和认识，不仅作为传统的保留肺实质的妥协性医疗措施用于高危患者，也可以用于肿瘤直径小于2.0 cm的非小细胞肺癌患者[1]。

我们从2009年开始在胸科手术中给不愿或不适合传统气管插管单肺通气的患者进行非插管胸腔镜手术[3]。结合靶控镇静和区域麻醉——硬膜外麻醉或肋间神经阻滞和胸内迷走神经阻滞——非插管胸腔镜手术的结果令人振奋[2-5]。在这个视频里，我们演示了非插管技术如何用于胸腔镜肺段切除和纵隔淋巴结清扫术治疗早期肺癌患者[(视频1)视频观看网址：http://www.annalscts.com/article/view/3452/4463]。

2 临床情况

一位74岁男性曾于2003年在外院接受了胃癌全胃切除术，转入我院治疗偶然发现的左肺上叶结节。

CT引导下肿物穿刺活检显示原发性肺腺癌。术前肺功能检查结果显示患者有轻度阻塞性通气障碍，第一秒用力呼气量占预计值的84.9%。考虑患者年龄和肺功能减退，计划进行保留舌段的左肺上叶切除(左肺上叶三段切除)而非左肺上叶切除，以在术后保留更多的肺实质。

3 手术技术

3.1 准备

在标准的监护下，对患者靶控输入异丙酚进行麻醉诱导，患者通过面罩自主吸氧，镇静深度和呼吸频率分别通过脑电双频指数和呼期末二氧化碳监测。然后将患者右侧卧位。

3.2 显露

使用三孔法进行胸腔镜肺段切除，制造医源性气胸后术侧肺脏逐渐萎陷。

3.3 手术

在胸腔镜引导下，我们先进行肋间神经阻滞，用

0.5%的布比卡因局部浸润壁层胸膜下第3至第8肋间神经的交感神经链旁2 cm处。同样在主肺动脉窗进行迷走神经组织以预防触发咳嗽反射。确定肿瘤位置后，切开受累肺段的发育不全的叶间裂。接着解剖肺门游离并用腔镜缝切器切断尖后段动脉、上肺静脉的上支和上叶支气管的上支，使用标本袋经操作孔取出所切除肺段。然后进行纵隔淋巴结清扫术。

3.4 完成

手术结束时，通过面罩手动膨胀术侧肺检查漏气，在最低的切口留置28F胸腔引流管1根。

4 评论

使用区域麻醉——胸段硬膜外麻醉或肋间神经阻滞——结合胸内迷走神经阻滞和靶控镇静，我们完成51例非插管胸腔镜肺段切除术，包括右肺上叶前段和尖后段切除，左肺上叶舌段和顶区三段切除，两侧下肺的背段切除。

4.1 临床结果

44名患者为原发或转移性恶性肿瘤，7名患者为良性肿瘤。没有患者需中转开胸或肺叶切除。但有1名患者由于纵隔和膈肌的运动活跃转为气管插管单肺通气。平均术后胸管引流时间和平均住院日分别是2.2 d、4.8 d。只有1名患者出现手术并发症，术后漏气超过5 d。没有发生死亡或严重并发症。

4.2 优势

将非插管技术用于肺段切除的原因主要是为了避免全身麻醉和气管插管单肺通气的不良反应。在我们的研究队列中，与插管患者相比，非插管患者术后恶心、呕吐发生率低，可早期恢复经口进食和意识清醒，术后镇痛效果更好[2-4]。对高风险的患者如老年人，这种技术的总并发症发生率低于全麻插管。

4.3 注意事项

尽管在本队列研究中非插管胸腔镜解剖性肺段切除安全可行[2]，仍需要进一步研究以确定不同组患者的疗效和真正获益，如妥协性治疗的患者或早期肺癌患者。对希望使用该技术的读者，我们建议有一个合作和沟通良好的胸外科手术团队，包括胸外科医生和麻醉医生。在初期学习阶段要严格挑选患者。肥胖患者在呼吸时经常需要明显的腹式呼吸运动，在制造医源性气胸后引起膈肌运动活跃，导致肺门解剖操作困难。虽然胸内迷走神经阻断可有效抑制咳嗽反射，手术医生仍然需要记住轻柔的牵拉肺组织和处理肺门。清扫隆突下淋巴结时，可能会刺激对侧主支气管，诱发暂时性的咳嗽。在气胸单肺通气时经过给氧患者氧合通常是满意的，但由于重复吸入二氧化碳可能发生轻中度的高碳酸血症。虽然转为全身麻醉气管插管或开胸手术可能性较低，但也应提前做好非插管方法失败情况下中转的预案。

声明

本文作者宣称无任何利益冲突。

参考文献

[1] Yang CF, D'Amico TA. Thoracoscopic segmentectomy for lung cancer. Ann Thorac Surg, 2012, 94: 668-681.

[2] Hung MH, Hsu HH, Chen KC, et al. Nonintubated thoracoscopic anatomical segmentectomy for lung tumors. Ann Thorac Surg, 2013, 96: 1209-1215.

[3] Chen KC, Cheng YJ, Hung MH, et al. Nonintubated thoracoscopic lung resection: a 3-year experience with 285 cases in a single institution. J Thorac Dis, 2012, 4: 347-351.

[4] Chen JS, Cheng YJ, Hung MH, et al. Nonintubated thoracoscopic lobectomy for lung cancer. Ann Surg, 2011, 254: 1038-1043.

[5] Wu CY, Chen JS, Lin YS, et al. Feasibility and safety of nonintubated thoracoscopic lobectomy for geriatric lung cancer patients. Ann Thorac Surg, 2013, 95: 405-411.

译者：强光亮，中日友好医院胸外科

Cite this article as: Hung MH, Hsu HH, Cheng YJ, Chen JS. Nonintubated thoracoscopic segmentectomy—left upper lobe trisegmentectomy. Ann Cardiothorac Surg 2014;3(2):208-210. doi: 10.3978/j.issn.2225-319X.2014.02.04

第五章　非插管胸腔镜手术作为复发性胸腔积液的首选治疗方式

Solange E. Cox, Mark R. Katlic

Sinai Hospital of Baltimore, Baltimore, MD 21215-5216, USA
Correspondence to: Mark R. Katlic, MD, Chairman. Department of Surgery, Sinai Hospital of Baltimore, Baltimore, MD 21215, USA.
Email: mkatlic@lifebridgehealth.org.

摘要： 本文发现非插管下胸腔镜手术联合滑石粉胸膜固定术是治疗复发性胸腔积液的最佳治疗模式。复发性胸腔积液的本质要求用于治疗的任何确切有效的方法应当具有以下特点：积液的直接可视化、初次引流充分、门诊手术风险低、患者满意度高、较高的胸膜固定率和组织活检诊断率。目前有很多可以用于治疗复发胸腔积液方法，包括胸腔闭式引流术联合化学胸膜固定术、胸腔穿刺术、留置胸膜导管、胸膜切除术以及VATS联合滑石粉胸膜固定术。在这些治疗方法中，局麻和静脉麻醉下VATS引流术的临床结局较好。因此，其成为最佳的治疗方法。

关键词： 复发性胸腔积液；滑石粉胸膜固定；胸腔镜手术

View this article at: http://dx.doi.org/10.3978/j.issn.2305-5839.2015.04.22

作者简介： 图1是来自美国巴尔的摩Sinai医院的两位作者的照片。他们分别是Sinai 医院外科住院医师Solange E. Cox医生(右)和外科主任Mark R. Katlic医生(左)。

1　背景

胸腔积液是各类恶性疾病的常见表现，而且其存在往往预示着预后不良。而且胸腔积液的发病率和死亡率较高。因此，为了有症状的并发症患者更好的生活质量，胸腔积液的处理就显得尤为重要。目前有几种胸腔积液治疗的方法，其中包括胸腔置管联合化学胸膜固定术、胸腔穿刺术、胸腔留置导管、胸膜切除术和电视胸腔镜手术(VATS)引流及化学滑石粉胸膜固定术[1]。治疗方式的选择通常基于医疗稳定性和患者的需要。恶性胸

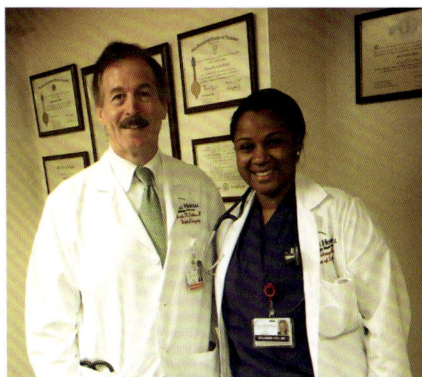

图1　从左到右分别为Mark R. Katlic 医生 Dr. Solange E. Cox.医生

腔积液往往会在初次排水后再次出现，这是治疗过程中应当考虑的一个重要因素。在这种情况下，胸膜固定术可以有效防止复发。理想的情况是，反复性胸腔积液的

最好治疗方法是初始引流完全及充分的胸膜固定，这样可以防止复发并且可以实现组织样本的活检诊断，提高诊断率以便治疗方案的制定[2]。

2 复发性胸腔积液的治疗方法

2.1 VATS下滑石粉胸膜固定

近年来，胸腔镜已经成为治疗复发性胸腔积液的一种更为常用方法。它是一种可替代传统开胸的微创手术，同时可以行胸膜切除术。相比于其他治疗方法的优点包括直视下初始引流充分及直视下行滑石粉胸膜固定术，从而可以保证足够量的滑石粉以及胸膜固定术的效果。此外，此过程是微创并且可以在局部麻醉和静脉镇静下进行，从而可以避免插管相关风险并使患者对该治疗方式的满意率提高[3-7]。这种治疗方法最重要的优点之一是可在直视下获得组织样品用于活组织检查，从而提高活检的诊断效能[8]。这种方法的缺点包括使用手术室和较多的医疗资源，从而增加了医疗成本。这种治疗方法可能还需要短期的住院治疗，但随着局部麻醉和静脉镇静的使用可以使一部分患者在门诊完成该操作。行该方法治疗的患者很多时候也需要放置胸腔引流管持续引流。但是，患者常常可以带胸引管回家，这是门诊进行该治疗的基础。该方法下行胸膜固定率较高，而且是所有治疗方式中最成功的。因而，尽管行传统胸腔置管后患者可以带管回家，但是并不需长期带胸腔引流管。择期患者常常在当天或第二天出院，胸腔引流管接一小引流瓶(Atrium Mini-Express®，Atrium Medical Corporation, Hudson，New Hampshire，USA)或PleurX®导管(CareFusion Corporation，San Diego，CA，USA)。胸腔引流管通常可以在办公室完成拔除。

2.2 胸腔闭式引流术和滑石粉

胸腔闭式引流术是一种创伤较小且成本较低的床旁操作。对不适宜行VATS的患者来说，其是一种耐受性较好的治疗方式。它是一个门诊手术，而且滑石粉可以通过引流管灌入，以实现胸膜固定术[9-10]。尽管应用该方法胸腔引流管易于放置且成本低，但是不能实现对胸膜腔的直视。不能直视化使得通过胸腔引流管介导下行滑石粉化学固定术效果不理想，其胸膜固定成功率比可以实现胸膜腔可视化的VATS下胸膜固定术低[11]。如果

胸腔闭式引流术后胸膜固定效果不理想时，就需要进行一些其他的操作来进行引流。此时，因为额外的操作会增加清醒患者的焦虑水平，因此患者的满意度会降低。而且，由于该额外操作是在局麻下而不是静脉麻醉下进行，所以患者感觉到疼痛较为明显。此外，患者往往需要带胸引管回家。由于该方法行胸膜固定术的成功率较低，因此，经该方法的患者带胸引管的时间可能比经局麻或静脉麻醉下行VATS胸膜固定术的患者长。

2.3 胸腔穿刺术

这是治疗胸腔积液快速有效且成本较低的方法。它是一种微创性且并发症最低的微创门诊手术[12-13]。由于胸腔穿刺术在预防复发方面几乎无作用，因此其在复发胸腔积液治疗中作用并不十分重要。由于胸腔穿刺术中无胸膜固定作用以及胸腔积液会再次积聚，因此，其不是一种用于复发胸腔积液的确切治疗方法[14]。除此之外，由于胸腔穿刺术无法获得组织进行活检，因此其活检的诊断率也较低。

2.4 长期留置胸膜导管

长期留置胸膜PleurX®导管(CareFusion Corporation, San Diego, CA, USA)是一个普遍耐受且较好进行的操作[9-10,15]。其是一种微创、成本低且可以在门诊进行的用于胸腔积液治疗的方法，可以使更多的患者行胸腔积液引流[9,15]。但是，留置胸膜导管与一些并发症相关：管道堵塞、感染风险增加以及置管部分疼痛[14-15]。以上这些并发症都可能会使得患者接受其他的临床操作。除此之外，胸膜导管并不利于任何形式的用于胸膜固定的化学成分的灌注[14,16]。而且此方法无法获得任何组织样本用来进行诊断。最常见的复发性胸腔积液是恶性的，因此，后续依赖于组织活检结果的治疗方案使得此方法对患者并不十分理想。

3 讨论与结论

目前用于治疗和管理复发胸腔积液的方法很多(表1)。治疗的目标包括反复操作次数较少、最高的患者满意度、患者最少的疼痛和焦虑、住院时间最短、成本效益好、最好为门诊手术以及具有较高的组织活检诊断率和胸膜固定率的方法。在本文提及的各种方法中，可以实现以上治疗目标的最理想的方法是局麻或静脉麻

醉下行非插管VATS联合胸膜固定术。VATS联合滑石粉胸膜固定术是目前对患者最好的选择，而且局麻或静脉麻醉可以减少总费用、住院时间以及插管和全麻相关的并发症。局部和静脉麻醉下行VATS术的患者术后平均住院时间为0~1天，而插管患者行相同的操作其术后平均住院时间为6天。不像胸腔穿刺术、留置胸膜导管和胸腔闭式引流，VATS术可以直视胸腔。此外，该方法具有较高的组织活检诊断率。相比于VATS术联合滑石粉胸膜固定术，侵入性治疗方法如胸廓切开术和胸膜切除术的并发症发生率风险和死亡风险较高[17]。由于非插管下VATS联合滑石粉胸膜固定术用于复发性胸腔积液治疗可以带来更多的临床获益，使这种方法脱颖而出，成为目前用于此类患者的最佳治疗方式。有证据表明，这一方法应当成为所有治疗中的标准方式(表2)。

表1　用于治疗复发性胸腔积液方法的优缺点

治疗方法	优点	缺点
VATS联合滑石粉胸膜固定术	微创、门诊可完成； 直视下、迅速而充分引流； 活检诊断率高； 胸膜固定成功率高； 患者满意度增加	花费比其他方式高； 患者需要住院； 后期可能需要胸腔闭式引流
胸腔闭式引流术联合滑石粉胸膜固定术	微创、门诊可完成	引流管相关疼痛； 患者可能需要住院
胸腔穿刺术	微创、门诊可完成	无法行胸膜固定术； 常常需要额外进行其他操作
长期留置胸膜导管	微创、门诊可完成	长期带引流管； 感染风险高； 需要多次引流
胸膜切除术	活检诊断率高； 胸膜固定成功率高	侵入性操作； 患者需要住院

表2　用于治疗复发性胸腔积液方法的比较

治疗方法	平均费用	症状缓解	需要额外操作	胸膜固定成功率	死亡率[a]	发病率	活检诊断率	住院时间
VATS联合滑石粉胸膜固定术[b]	$780	+++	<10%[8]	>90%[8]	<0.5%[8]	2+	+++	0~1[2]
VATS联合滑石粉胸膜固定术[c]	$780	+++	<10%[8]	>90%[8]	<0.5%[8]	2+	+++	6±4[16]
胸腔闭式引流术联合滑石粉胸膜固定术	$355	+++	16%[19]	55-90%[12,18]	0%	1+	-	6[10]
胸腔穿刺术	$84	++	98%[13]	2%[13]	0%	<1	+	-
长期留置胸膜导管	$250	+++	23%[19]	42-58%[14]	0%[16]	1+	-	1~3±2[10,16]
胸膜切除术[17]	$3 500	+++	<1%[18]	99%[18]	10-19%[8]	5+	+++	8~9

++表明中等水平成功率；+++表示较高成功率；[a]，表示发病率评价依据1~5分量表；[b]，表示局麻和静脉麻醉下行VATS；[c]，表示插管下行VATS。

声明

本文作者宣称无任何利益冲突。

参考文献

[1] Bethune N. Pleural poudrage: a new technique for the deliberate production of pleural adhesion as a preliminary to lobectomy. J Thorac Surg, 1935, 4: 251-261.

[2] Katlic MR, Facktor MA. Video-assisted thoracic surgery utilizing local anesthesia and sedation: 384 consecutive cases. Ann Thorac Surg, 2010, 90: 240-245.

[3] Rusch VW, Mountain C. Thoracoscopy under regional anesthesia for the diagnosis and management of pleural disease. Am J Surg, 1987, 154: 274-278.

[4] Pompeo E. Awake thoracic surgery--is it worth the trouble? Semin Thorac Cardiovasc Surg, 2012, 24: 106-114.

[5] Rahman NM, Ali NJ, Brown G, et al. Local anaesthetic thoracoscopy: British Thoracic Society Pleural Disease Guideline 2010. Thorax, 2010, 65 Suppl 2: ii54-ii60.

[6] Migliore M, Giuliano R, Aziz T, et al. Four-step local anesthesia and sedation for thoracoscopic diagnosis and management of pleural diseases. Chest, 2002, 121: 2032-2035.

[7] Danby CA, Adebonojo SA, Moritz DM. Video-assisted talc pleurodesis for malignant pleural effusions utilizing local anesthesia and I.V. sedation. Chest, 1998, 113: 739-742.

[8] Harris RJ, Kavuru MS, Rice TW, et al. The diagnostic and therapeutic utility of thoracoscopy: a review. Chest, 1995, 108: 828-841.

[9] Olden AM, Holloway R. Treatment of malignant pleural effusion: PleuRx catheter or talc pleurodesis? A cost-effectiveness analysis. J Palliat Med, 2010, 13: 59-65.

[10] Putnam JB Jr, Light RW, Rodriguez RM, et al. A randomized comparison of indwelling pleural catheter and doxycycline pleurodesis in the management of malignant pleural effusions. Cancer, 1999, 86: 1992-1999.

[11] Stefani A, Natali P, Casali C, et al. Talc poudrage versus talc slurry in the treatment of malignant pleural effusion. A prospective comparative study. Eur J Cardiothorac Surg, 2006, 30: 827-832.

[12] Muduly D, Deo S, Subi Ts, et al. An Update in the Management of Malignant Pleural Effusion. Indian J Palliat Care, 2011, 17: 98-103.

[13] Thai V, Damant R. Malignant pleural effusions: interventional management #157. J Palliat Med, 2009, 12: 1051-1052.

[14] Haas AR, Sterman DH, Musani AI. Malignant Pleural Effusions*: Management Options With Consideration of Coding, Billing, and a Decision Approach. Chest, 2007, 132: 1036-1041.

[15] Penz ED, Mishra EK, Davies HE, et al. Comparing cost of indwelling pleural catheter vs talc pleurodesis for malignant pleural effusion. Chest, 2014, 146: 991-1000.

[16] Freeman RK, Ascioti AJ, Mahidhara RS. A propensity-matched comparison of pleurodesis or tunneled pleural catheter in patients undergoing diagnostic thoracoscopy for malignancy. Ann Thorac Surg, 2013, 96: 259-263; discussion 263-264.

[17] Fry WA, Khandekar JD. Parietal pleurectomy for malignant pleural effusion. Ann Surg Oncol, 1995, 2: 160-164.

[18] Austin EH, Flye MW. The treatment of recurrent malignant pleural effusion. Ann Thorac Surg, 1979, 28: 190-203.

[19] Davies HE, Mishra EK, Kahan BC, et al. Effect of an indwelling pleural catheter vs chest tube and talc pleurodesis for relieving dyspnea in patients with malignant pleural effusion: the TIME2 randomized controlled trial. JAMA, 2012, 307: 2383-2389.

译者：帖红涛，重庆医科大学附属第一医院心胸外科

Cite this article as: Cox SE, Katlic MR. Non-intubated video-assisted thoracic surgery as the modality of choice for treatment of recurrent pleural effusions. Ann Transl Med 2015;3(8):103. doi: 10.3978/j.issn.2305-5839.2015.04.22

第六章 非插管单孔电视辅助胸腔镜手术治疗原发性自发性气胸

Shuben Li[1,2], Fei Cui[2], Jun Liu[2], Xin Xu[2], Wenlong Shao[2], Weiqiang Yin[2], Hanzhang Chen[2], Jianxing He[2]

[1]The First Clinical College, Southern Medical University, Guangzhou 510515, China; [2]Department of Cardiothoracic Surgery, The First Affiliated Hospital of Guangzhou Medical University, Guangzhou 510120, China
Correspondence to: Professor Jianxing He, MD, PhD, FACS. Department of Cardiothoracic Surgery, The First Affiliated Hospital of Guangzhou Medical University, 151 Yanjiang Road, Guangzhou 510120, China. Email: drjianxing.he@gmail.com.

目的：本研究的目的在于评估非插管单孔电视辅助胸腔镜手术(VATS)在治疗原发性自发性气胸(PSP)的可行性和安全性。

方法：2011年11月至2013年6月期间，收集通过非插管单孔胸腔镜行肺大泡切除术治疗PSP的连续32名患者，均采用非气管插管下硬膜外麻醉和镇静的方式。在腋中线第6肋间做长约2 cm的手术切口。钝性分离胸膜腔并放置一个软质的切口保护套。手术器械通过切口保护套进入胸腔行胸腔镜下肺大泡切除术。收集的数据随访时间均超过10个月。

结果：手术平均时间为49.0 min(33~65 min)。没有并发症发生。术后6 h开始进食。术后引流管留置平均时间和住院平均时间分别为19.3 h和41.6 h。术后30名患者(93.75%)诉轻度疼痛，2名患者(6.25%)中度疼痛。随访期间未发现气胸复发。

结论：初步结果证实非插管单孔胸腔镜手术不仅在技术上可行，而且对于PSP患者治疗方案的选择是一种既安全又微创的术式。本研究首次报道较大样本量的PSP患者接受非插管单孔胸腔镜手术治疗。但仍需进一步研究和新器械的研发来明确这项技术的应用和优势。

关键词：单孔；电视辅助胸腔镜手术(VATS)；自发性气胸

View this article at: http://dx.doi.org/10.3978/j.issn.1000-9604.2015.03.01

1 前言

VATS已经在大量临床实践中证实相比较开放手术更具有临床优势[1]。关于原发性自发性气胸(primary spontaneous pneumothorax，PSP)，很多研究表明VATS相比较开胸手术在疾病复发率和并发症发生率方面更加有效[2]。

在众多微创胸腔手术当中，单孔VATS是最具有代表性的革新之一。为了更进一步减少VATS的创伤，

Rocco及其团队证实单孔VATS治疗PSP是可行的，相比较传统(三孔)VATS来说，患者术后疼痛更轻，感觉异常更少见，术后持续引流更少，并且住院时间和住院费用也更低[3]。

目前，全身麻醉下气管插管单肺通气是胸科手术的标准麻醉方式。但是，气管插管麻醉经常伴有术后咽喉不适感，包括刺激性呛咳，有些患者还有咽喉部疼痛。非插管麻醉可以减少全麻相关并发症；因此，许多学

者开始探索非插管麻醉在普通胸外科手术中的应用[4]。Dong等[5]报道非插管麻醉下胸腔镜楔形切除术是安全可行的，另一组研究人员Chen等[6]报道了285名患者使用非插管全麻下胸腔镜切除术的安全性和可行性。

联合单孔VATS和非插管麻醉在治疗PSP中是一种创伤更小的术式。本次研究首次报道较大样本量PSP患者接受非插管单孔胸腔镜手术进行治疗。

2 资料与方法

2.1 患者

本研究已经过广州医科大学第一附属医院伦理研究委员会的审批。2011年11月至2013年6月期间，PSP患者接受单操作孔和非肋骨牵开方式的VATS手术治疗。手术均经过同一组胸外科医生和麻醉团队完成。对连续手术的32例患者(男性28例，女性4例)相关资料进行分析(表1)。

如果患者CT扫描提示为单侧肺尖部肺大泡，美国麻醉医师协会ASA麻醉分级(American Society of Anesthesiologists，ASA)Ⅰ~Ⅱ级并且体重指数(body mass index，BMI)<25，且术前麻醉评估时没有证据表明气道分泌物过多或提示相关硬膜外麻醉禁忌证的患者适合行此手术治疗。

2.2 手术技术

2.2.1 麻醉管理

建立静脉通道补充液体后，经T6~7椎间隙置入硬

表1 患者临床资料

临床资料	患者数量(n=32)	百分比(%)
平均年龄(年)	27.5 (19-36)	
性别		
男性	28	87.5
女性	4	12.5
吸烟情况		
有吸烟史	2	6.25
无吸烟史	30	93.75
BMI (kg/m²)		
<18	4	12.5
18~25	28	87.5
BMI，体重指数。		

膜外导管，患者改为仰卧位，通过硬膜外导管注入2%利多卡因2 mL。如果5分钟内没有表现出脊髓麻醉，需要分次注射0.375%罗哌卡因12 mL。术前应达到T2到T10平面的麻醉效果。术中注射丙泊酚和瑞芬太尼来镇静和麻醉，将脑电双频指数维持在40到60。手术过程中，给予面罩和鼻咽通气道来辅助通气，吸入氧气浓度(FiO₂)维持在0.33。腰下垫高来进一步增宽肋间隙。为了减少术中牵拉肺组织引起的咳嗽，以及保证稳定的手术环境，需通过胸腔镜引导下将2%利多卡因6 mL喷洒于肺脏表面。肺脏表面使用利多卡因可以取代迷走神经阻滞的必要性。

2.2.2 手术治疗

所有电视辅助胸腔镜手术均使用Stryker 1288 HD 3-Chip Camera/1288 (Stryker，USA)以及一个三晶片高清摄像系统，另外还有我科专门设计的内镜用手术器械。在腋中线第6肋间做长约2 cm手术切口，经切口放一软质切口保护套作为手术操作通道。经此孔道放入一个5 mm的30°胸腔镜镜头和两把腔镜用器械(Roticulator™ and Endo Grasp™，USSC-Tyco Healthcare以及Endo GIA Universal，Johnson & Johnson，USA)。

放置好带关节的器械后，确认肺大泡靶区并使用2~3个蓝色钉仓予以切除。整个过程中，胸腔镜镜头置于手术器械之间，但过程中也有可能需要进行变动。因此，相对最佳的位置是通过病灶靶区的几何构图来决定的。一般情况下切除的病灶组织通过标本袋取出，接着移除切口保护套，在胸腔镜引导下放置18Fr胸管一根至胸顶。如术后无漏气，X线检查提示肺复张良好则拔除胸管。患者观察过夜，第二日清晨办理出院。

3 结果

所有患者通过电话随访并回答了疼痛和满意度评分调查表。在术后随访至少10个月(10~19个月)期间，平均随访时间达到了14.5个月。无一例患者出现气胸复发的征象和症状。

手术平均时间为49.0 min(33~65 min)。术中并未出现需要从单孔中转为三孔VATS或开胸手术的情况。另外，没有严重并发症的发生，术后也不需要阿片类药物镇痛。术后6 h开始进食。胸管平均引流时间为19.3 h(15~26 h)。所有患者经过平均住院时间为41.6 h(26~47 h)

后办理出院。研究数据的变量包括手术时间，术中失血量，术后进食时间，引流量，引流时间，术后住院时间以及疼痛评分(表2)。

4　讨论

现今，VATS手术已经和开胸手术效果等同，并且具有更少的相关并发症。为了进一步减少并发症的发生，传统VATS已经发展到更小的操作孔和器械，或者更少的手术切口。Rocco及其团队首次报道了通过单孔VATS技术楔形切除肺部病变的安全性和有效性[7]。

与传统胸科手术全身麻醉相比，非插管麻醉减少了插管相关并发症，并且可以使患者尽早活动[8]。通过非插管麻醉，术后由于咽喉部不舒适引起的咳嗽明显减少[9]。另外，咳嗽可加重伤口疼痛，反过来又会抑制咳嗽反射，使得术后肺内分泌物较难咳出。此外，非插管内镜切除术可以减少术中麻醉药物使用剂量，这样有利于保护呼吸和消化功能。

非插管部分肺组织切除术后4~6 h，患者开始饮食，而且可以下床活动。由于没有采用全麻和双肺通气，加上减少了术后住院时间，因此治疗PSP方案的天平果断地偏向了单孔VATS。

目前，非插管麻醉加单孔VATS肺大泡切除术是最微创的术式之一，但是关于这个方法只有少数病例报道。根据相关文献[10-15]，既往大多数单孔VATS都是在全麻下完成的。只有一项Rocco等报道的患者是在清醒状态下完成的手术[16]。Rocco等手术中使用的是一个5 mm 0°胸腔镜镜头，一个切割缝合器和一把抓钳，使用

这些器械进行肺尖部单个或多个肺大泡的切除。Gigirey等的一项单独研究指出0°镜头存在视野显示质量的缺点；但是，如果使用30°镜头和切口保护套，那么视野质量并不是问题[17]。另外，任何进出器械的切口通道如果缺乏保护都会导致肋间神经的损伤，而且增加擦拭镜头的次数也会延长手术时间。

Tsai等[18]在非插管VATS术中采用了迷走神经阻滞。然而在本研究中，我们并没有必要采用此种方法，毕竟这会增加损伤邻近血管的风险。取而代之的是我们用2%利多卡因约6 mL喷洒在肺脏表面。用这种方法，我们发现可以很有效地避免咳嗽反射，而不影响心率，呼吸频率或血压。而且我们相信这种新方法比迷走神经阻滞更加安全。

来自8位不同作者报道了关于PSP患者接受肺大泡切除术的情况，包括本项研究在内，将其分为4个不同组(A-D)来对比胸管引流持续时间，术后进食时间，以及术后住院时间(表3)。A组患者接受全麻下传统三孔VATS治疗，其术后引流时间，进食时间和住院时间在四组中也最长。B组患者也接受传统三孔VATS，但是为非插管麻醉。B组的数据与A组相似，除了术后饮食时间明显减少外，其与D组接受非插管麻醉患者的数据相近。C组患者接受全麻下单孔VATS治疗。术后进食时间与A组相似，而胸管持续引流时间与D组相似。C组患者术后住院时间比A组患者也稍有减少。

D组患者接受非插管麻醉下单孔VATS治疗，这其中Rocco等仅报道了1例患者，而且并未使用切口保护套。比较起来，我们报道了32例患者，每一例均使用了软质的切口保护套。D组的平均手术时间较其余几组都具有优势；然而，剩余指标评分加起来要比其余三组低。需要指出的是，D组术后进食时间和住院时间比A组和C组都要少，而且D组胸腔引流时间和术后住院时间相比较A组和B组都更短。

Passlick等[21]的研究指出约三分之一接受微创手术治疗的患者都有慢性疼痛的经历。Sihoe等[22]发现超过一半的患者接受VATS治疗PSP后会抱怨由伤口所带来的明显感觉异常。在我们研究组的32例患者中，每一例都采用软质的切口保护套代替戳卡来保护手术操作通道。我们观察到2例患者(6.25%)出现中等程度胸壁疼痛，相比之前研究报道单孔胸腔镜不使用戳卡出现疼痛率要低(35%)[12]。VATS术中使用切口保护套可能会保护肋间神经免受镜头和器械在切口处转动对其形成压迫，从而减

表2　术中及术后单孔VATS相关指标

临床资料	数值/患者数量[区间]
平均手术时间 (min)	49.0 [33~65]
术中平均失血量 (mL)	20 [10~40]
平均引流量 (mL)	36 [20~80]
平均引流时间 (h)	19.3 [15~26]
术后平均进食时间 (h)	6
术后平均住院时间 (h)	41.6 [26~47]
疼痛评分	
轻度疼痛	30
轻度疼痛	2

VATS，电视辅助胸腔镜手术。

表3　各研究组间肺大泡切除术中与术后相关指标的对比

分组	主要作者	手术方式	麻醉	病例数	手术时间(min)	切口保护	胸腔引流(d)	术后进食时间(h)	术后住院时间(d)
A	Rajwinder Singh Jutley[3]	3孔VATS	双腔气管插管	16	–	No	3.9±2.1	>12	4.1±1.0
A	Shah-Hwa Chou[19]	3孔VATS	双腔气管插管	35	78.0±4.61	No	2	>12	3.5±0.7
B	Eugenio Pompeo[20]	3孔VATS	非气管插管	21	78.0±20.0	No	2	6	2.0±1.0
C	Hee Chul Yang[10]	单孔	双腔气管插管	27	74.6±22.8	Yes	1	>12	2.3±0.7
C	Michele Salati[11]	单孔	双腔气管插管	28	72.3±31.8	No	1	>12	3.8±1.8
C	Orlando Gigirey Castro[17]	单孔	双腔气管插管	13	–	Yes	1	>6	2.15
D	Gaetano Rocco[16]	单孔	非气管插管	1	–	No	1	6	1
D	Present study	单孔	非气管插管	32	49.0±13.8	Yes	1	6	1.7±0.3

VATS，电视辅助胸腔镜手术。

少周围胸壁出现感觉异常的几率。我们选择使用一个小的软质切口保护套来进一步减轻术后疼痛的强度。在本单孔研究组中患者术后慢性疼痛的发生率也比三孔手术组要低[3]。我们相信仅使用单一肋间隙作为手术切口具有其潜在优势的一面，软质切口保护套也是如此。通过减少手术切口数量和在不采用戳卡的情况下使用更小的手术器械，对肋间神经造成损伤的风险就会降低。另外，通过本研究整个操作过程中避免使用阿片类药物，可以明显降低肋间神经的潜在损伤，而且患者术后也不需要任何止痛药物。

我们承认本研究在缺乏对照组上存在局限性。需要更进一步的研究和随访来证实非插管单孔VATS治疗PSP的优势所在。虽然如此，我们的初步研究证实非插管单孔VATS是一项技术可行，而且可能更加安全和微创的PSP治疗方式。

致谢

本研究作者团队对曾广翘教授(呼吸疾病国家重点实验室和国家呼吸疾病临床中心，中国)在文章准备和撰写方面给予的帮助表达诚挚的感谢。

声明

本文作者宣称无任何利益冲突。

参考文献

[1] Lang-Lazdunski L，Chapuis O，Bonnet PM，et al. Videothoracoscopic bleb excision and pleural abrasion for the treatment of primary spontaneous pneumothorax：long-term results. Ann Thorac Surg，2003，75：960-965.

[2] Shaikhrezai K，Thompson AI，Parkin C，et al. Video-assisted thoracoscopic surgery management of spontaneous pneumothorax--long-term results. Eur J Cardiothorac Surg，2011，40：120-123.

[3] Jutley RS，Khalil MW，Rocco G. Uniportal vs standard three-port VATS technique for spontaneous pneumothorax：comparison of post-operative pain and residual paraesthesia. Eur J Cardiothorac Surg，2005，28：43-46.

[4] Chen JS，Cheng YJ，Hung MH，et al. Nonintubated thoracoscopic lobectomy for lung cancer. Ann Surg，2011，254：1038-1043.

[5] Dong Q，Liang L，Li Y，et al. Anesthesia with nontracheal intubation in thoracic surgery. J Thorac Dis，2012，4：126-130.

[6] Chen KC，Cheng YJ，Hung MH，et al. Nonintubated thoracoscopic lung resection：a 3-year experience with 285 cases in a single institution. J Thorac Dis，2012，4：347-351.

[7] Rocco G，Martin-Ucar A，Passera E. Uniportal VATS wedge pulmonary resections. Ann Thorac Surg，2004，77：726-728.

[8] Tseng YD，Cheng YJ，Hung MH，et al. Nonintubated needlescopic video-assisted thoracic surgery for management of peripheral lung nodules. Ann Thorac Surg，2012，93：1049-1054.

[9] Wu CY，Chen JS，Lin YS，et al. Feasibility and safety of

nonintubated thoracoscopic lobectomy for geriatric lung cancer patients. Ann Thorac Surg, 2013, 95: 405-411.

[10] Yang HC, Cho S, Jheon S. Single-incision thoracoscopic surgery for primary spontaneous pneumothorax using the SILS port compared with conventional three-port surgery. Surg Endosc, 2013, 27: 139-145.

[11] Salati M, Brunelli A, Xiumè F, et al. Uniportal video-assisted thoracic surgery for primary spontaneous pneumothorax: clinical and economic analysis in comparison to the traditional approach. Interact Cardiovasc Thorac Surg, 2008, 7: 63-66.

[12] Berlanga LA, Gigirey O. Uniportal video-assisted thoracic surgery for primary spontaneous pneumothorax using a single-incision laparoscopic surgery port: a feasible and safe procedure. Surg Endosc, 2011, 25: 2044-2047.

[13] Gonzalez-Rivas D, Fieira E, Mendez L, et al. Single-port video-assisted thoracoscopic anatomic segmentectomy and right upper lobectomy. Eur J Cardiothorac Surg, 2012, 42: e169-e171.

[14] Rocco G, Martucci N, Setola S, et al. Uniportal video-assisted thoracic resection of a solitary fibrous tumor of the pleura. Ann Thorac Surg, 2012, 94: 661-662.

[15] Rocco G, Romano V, Accardo R, et al. Awake single-access (uniportal) video-assisted thoracoscopic surgery for peripheral pulmonary nodules in a complete ambulatory setting. Ann Thorac Surg, 2010, 89: 1625-1627.

[16] Rocco G, La Rocca A, Martucci N, et al. Awake single-access (uniportal) video-assisted thoracoscopic surgery for spontaneous pneumothorax. J Thorac Cardiovasc Surg, 2011, 142: 944-945.

[17] Gigirey Castro O, Berlanga González L, Sánchez Gómez E. Single port thorascopic surgery using the SILS tool as a novel method in the surgical treatment of pneumothorax. Arch Bronconeumol, 2010, 46: 439-441.

[18] Tsai TM, Chen JS. Nonintubated thoracoscopic surgery for pulmonary lesions in both lungs. J Thorac Cardiovasc Surg, 2012, 144: e95-e97.

[19] Chou SH, Li HP, Lee JY, et al. Is prophylactic treatment of contralateral blebs in patients with primary spontaneous pneumothorax indicated? J Thorac Cardiovasc Surg, 2010, 139: 1241-1245.

[20] Pompeo E, Tacconi F, Mineo D, et al. The role of awake video-assisted thoracoscopic surgery in spontaneous pneumothorax. J Thorac Cardiovasc Surg, 2007, 133: 786-790.

[21] Passlick B, Born C, Sienel W, et al. Incidence of chronic pain after minimal-invasive surgery for spontaneous pneumothorax. Eur J Cardiothorac Surg, 2001, 19: 355-8; discussion 358-359.

[22] Sihoe AD, Au SS, Cheung ML, et al. Incidence of chest wall paresthesia after video-assisted thoracic surgery for primary spontaneous pneumothorax. Eur J Cardiothorac Surg, 2004, 25: 1054-1058.

译者：冷雪峰，成都大学附属医院胸心外科

Cite this article as: Li S, Cui F, Liu J, Xu X, Shao W, Yin W, Chen H, He J. Nonintubated uniportal video-assisted thoracoscopic surgery for primary spontaneous pneumothorax. Chin J Cancer Res 2015;27(2):197-202. doi: 10.3978/j.issn.1000-9604.2015.03.01

第七章　继发性、自发性气胸的无管胸腔镜手术治疗

Carlos Galvez[1], Sergio Bolufer[1], Jose Navarro-Martinez[2], Francisco Lirio[1], Juan Manuel Corcoles[3], Jose Manuel Rodriguez-Paniagua[4]

[1]Thoracic Surgery Service, [2]Anethesiologist and Surgical Critical Care Service, University General Hospital of Alicante, C/Pintor Baeza 12, 03010, Alicante, Spain; [3]Thoracic Surgery Service, Vinalopo Hospital, C/Tonico Sansano Mora 14, 03293 Elche, Alicante, Spain; [4]Thoracic Surgery, Alicante, Spain

Correspondence to: Carlos Galvez, MD. C/Pintor Baeza, 12. 03010, Alicante, Spain. Email: carlos.galvez.cto@gmail.com.

摘要：继发性、自发性气胸(secondary spontaneous pneumothorax, SSP)是一种严重的疾病状态, 常继发于一些潜在性疾病, 主要为慢性阻塞性肺疾病(chronic obstructive pulmonary disease, COPD)。因为此类患者的肺脏损害状态, 其发病率和死亡率均高, 复发率将近50%, 而且每次复发死亡率均成倍增高。对于顽固的或复发的SSP患者, 常规全麻(general anesthesia, GA)和单肺机械通气(mechanical ventilation, MV)下手术是此类患者的金标准治疗, 但是通气相关的损伤和依赖性, 以及术后肺部并发症却相当常见。过去的20年, 一些机构已经报道了在胸段硬膜外麻醉(thoracic epidural anesthesia, TEA)和自主呼吸下局部麻醉进行无管胸腔镜手术(non-intubated video-assisted thoracic surgery, NI-VATS)的成功案例。与GA相比主要的优势是缩短手术时间、手术室停留时间, 住院时间以及术后呼吸道并发症, 因此对于那些被标准处理程序视为禁忌的中-高危患者应该鼓励进一步探讨。也有在一些特殊情况下应用此种方法的满意结果, 如施行过对侧肺切除及肺移植的患者。本综述的目的在于收集、分析及讨论所有可用的数据, 为将来的进一步研究提供线索。

关键词：胸外科；电视辅助；气胸；麻醉；硬膜外；通气；机械

View this article at: http://dx.doi.org/10.3978/j.issn.2305-5839.2015.04.24

作者介绍：图1是我们在阿利坎特大学总医院团队的部分成员, 由胸外科医师(Dr. C. Galvez, Dr. S. Bolufer), 麻醉医师(Dr. J. NavarroMartinez, Dr. MJ. Rivera, Dr. M. Galiana)和护士(Mrs. M. Perez, Mrs. E. Ortuño, Mrs. F. Rey)组成。我们在2013年07月开始施行无管单孔VATS手术, 我们在麻醉护理、主要的手术操作步骤以及快速康复方面不断地改进, 使患者得到极致的微创化治疗。

1 引言

气胸定义为胸膜腔内气体的异常集聚, 在无胸部创伤的情况下我们称之为自发性气胸。与原发自发性气胸(primary spontaneous pneumothorax, PSP) (PSP通常多见于无明显临床表现的肺病的年轻健康男性)不同, 继发性、自发性气胸(secondary spontaneous pneumothorax, SSP)通常与潜在的胸膜或肺疾病有关, 如多数病例存在

26

慢性阻塞性肺疾病(chronic obstructive pulmonary disease，COPD)(图2)、囊性纤维化、间质性肺病(interstitial lung disease，ILD)或其他疾病，会引起严重的临床后果(高发病率和死亡率)，与PSP相比，因为此类患者存在更多病损的肺组织，处理更具严峻性[1]。COPD是SSP的更常见原因，并很可能发展至FEV1值降低和FEV1/用力肺容量比值成比例减低[2]。据报道，全球SSP发病率已达3.8/100 000，男性(6.3/100 000)比女性(2/100 000)更常见，60~65岁为发病高峰。首次发作后再发率随着年龄递增，可达40%~56%，肺泡纤维化及肺气肿是复发的风险因子，并可为致死性的[3]，COPD患者每次发生气胸的死亡率增加3.5倍[4]。所有的SSP患者均应住院治疗，大部分需要胸腔引流，大部分患者也会尽可能地采用

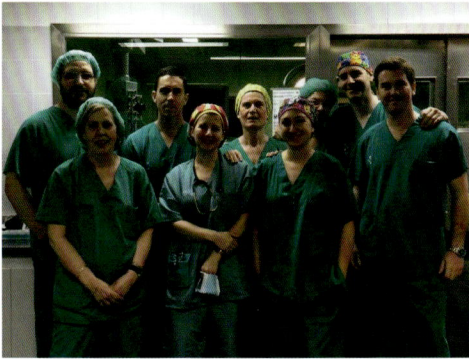

图1　从左到右：(后排) Dr. F. Lirio (胸外科住院医)，Dr. C. Gálvez (外科医师)，Mrs M. Perez (护士)，Dr. M.J. Rivera (麻醉师)，Dr. J. Navarro-Martínez (麻醉师)，Dr. S. Bolufer (外科医师)；(前排) Mrs. Fini Rey (护理助理)，Dr. M. Galiana (麻醉师)，Mrs. Eva Ortuño (护士)

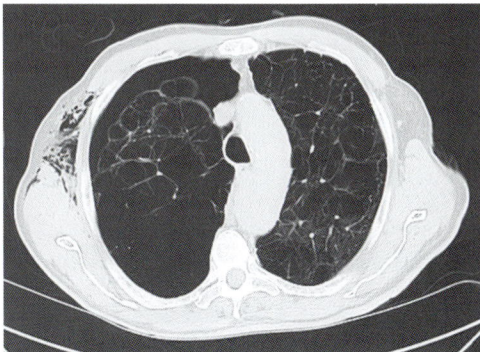

图2　肺气肿合并大量肺大泡病例发生右侧继发自发性气胸的CT平片

保守治疗。然而，对于大部分顽固的气胸或持续存在漏气的病例，手术治疗(电视胸腔镜下肺大泡切除及胸膜成形术)具有良好疗效。通常在常规麻醉和双腔气管导管下的单肺通气下进行[5]。尽管其在多种手术中广泛应用，GA和MV的风险却难以避免，对于体力状态差(performance status，PS)和有心血管疾病者更甚。如心功能受损，血流动力学紊乱，肺气压伤，容积伤，萎陷伤均会增加肺炎的风险。神经肌肉阻滞增加非术侧肺右向左分流所致的肺不张，增加缺氧及呼吸机依赖[6]的风险。这些均是SSP患者不可忽略的风险。

患者在无管而清醒的状态下，避免了GA和通气导致的损伤，在多种外科手术中表现出了令人振奋的结果，如肺楔形与解剖切除，胸腔积液，多汗症，胸腺切除术和肺减容手术(lung-volume reduction surgery，LVRS)[7]。去年，一些机构已经报道了在局麻和区域麻醉下进行各种方法治疗原发病和SSP的研究结果。

本文旨在全面收集各种在局部或/和胸段硬膜外麻醉下进行各种NI-VATS治疗SSP的实践资料，并对结果进行分析。

2　GA和MV对肺功能不全患者的不良影响

GA是当前单肺MV胸腔手术第一线的，黄金标准的麻醉方式。通常使用双腔导管(double-lumen tube，DLT)经口气管插管或支气管阻塞导管(endobronchial blockers，EB)进行。DLTs的内径更少，平台压及尖峰呼吸压分别增长42%和55%，高平台压不可避免的存在肺损伤的风险[8]。肌松弛后的膈肌功能消失及腹腔脏器的上移，术侧肺胸膜腔负压消失及纵隔向对侧肺移位，对侧非术侧肺(侧卧位时有益于气体弥散)的功能残气量减低，均会导致通气/血流比值失平衡。气体被压缩至非术侧肺，手术侧肺的灌流会生理性地增加右向左分流，导致术中发生隐匿性的低氧血症发生。缺氧性肺血管收缩(hypoxic pulmonary vasoconstriction，HPV)的生理机制(非肺通气区域的血管关闭，并将血流重新向通气区域灌流)会阻止这种分流。GA中使用的吸入性麻醉剂会阻断此种机制，同时，其他的静脉制剂如异丙酚以及胸段硬膜外阻滞剂也或多或少会影响HPV。纵隔及腹腔脏器的外源性压迫以及为保护肺通气功能所采用的低潮气量均会导致非术侧肺发生肺不张，引起分流比例增加[9]。缺血再灌注损伤相关的氧中毒和氧化性应急是单肺通气的另一种并发症，使用最可能低的FiO_2，合理

应用PEEP使得充分氧合，避免过度的肺膨胀可以减少这种损伤[10]。除此之外，MV引起的气压伤(气道压力所致的损伤)，容量伤(肺吸气所致的损伤)，萎陷伤(开放-闭合周期)和生物性损伤(促炎介质介导)会增加患病率和死亡率。尽管仍旧缺乏评估GA对此类患者副作用的研究，GA和MV所有的这些副作用应引起SSP和潜在肺疾病患者的高度注意，因为最终将影响此类患者的术后进程。

并没有太多关于SSP患者手术的报道，因为SSP患者其更差的一般状况和隐匿性肺疾病，逻辑上似乎SSP患者有更高的风险出现术后并发症，最近的报道其术后死亡率在15%~27.7%之间[11]。多种因素如持续的漏气，$PaCO_2$升高水平及肺疾病的严重程度均与此类患者术后并发症的增加有关[12]。

因此，尽管作为胸部手术患者麻醉的金标准，即使是对良性疾病，GA和MV对SSP手术的潜在风险应该被充分重视。SSP患者的情况与无明显肺疾病表现的年轻PSP患者不同，所以寻找一种新而更微创及低侵袭性的麻醉方法就显得尤为必要。

3 SSP患者局部麻醉，清醒无插管的潜在优势

首先，与GA相比，在清醒麻醉过程中维持膈肌运动避免了肌松药的使用(视频1)，增加了非术侧肺的顺应性，通过引力的作用达到更好的弥散，减少V/Q比值失衡[14]，因此能减少肺部疾病患者发生低氧血症的风险。

静脉制剂如异丙酚和胸段硬膜外阻滞制剂(布比卡因，罗哌卡因，利多卡因)对HPV机制影响甚微，因此能减少因为右向左分离导致的低氧血症发生风险[15-16]。在处理慢性氧饱和度减低的情况如严重肺气肿或肺纤维化患者时，这会更加安全。

一些Meta分析结果显示，胸段硬膜外麻醉(thoracic epidural anesthesia，TEA)可能会降低非心脏手术术后的心源性疾病患病率和死亡率[17-18]。另有一些Meta分析显示，硬膜外麻醉与GA相比能减少术后发病率和死亡率[19-20]，减低肺部感染约三分之一，与GA相比，总的肺部并发症减少一半[19]。这些效果可能与患者早期活动，咳嗽时正确的疼痛控制和减少阿片类药物的使用[21]以减少分泌物潴留，肺不张和肺部感染有关。当然，避开了口腔气管插管和MV能减少术后并发症，如肺部感染；避免了对支气管和气管黏膜的损伤也减少

了气道炎症和保持支气管树无菌状态。

这些自主呼吸患者可以通过鼻导管供氧，面罩，高流量氧装置或留置在吼上方鼻内多孔导管(图3)供氧保持氧饱和度90%以上。我们应该高度警惕镇静剂的使用，因为镇静剂易引起高碳酸血症，对于慢性高$PaCO_2$的患者更应熟记在心。

允许范围内的碳酸血症在无管患者中非常常见，通常能够良好耐受。通过桡动脉侵袭性检测直接pH，PCO_2和PO_2是非常重要的。对于存在严重的高碳酸血症者，应该准备非侵袭性呼吸装置。应该尽可能地避免镇

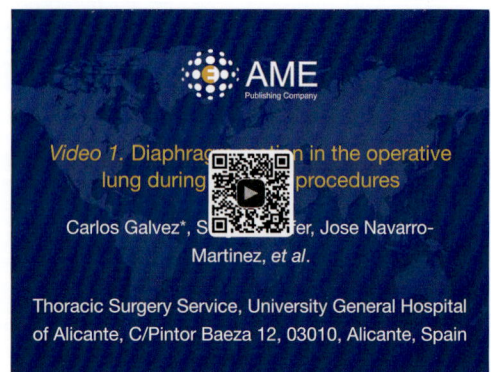

视频1　NI-VATS期间术侧肺的膈肌运动
保持膈肌运动增大了非术侧肺的顺应性，由于重力减少而促使更好的灌注，并减少对通气/血流比值的干扰，减少有肺部疾患患者发生低氧血症的风险[13]。
视频链接：http://www.asvide.com/articles/496

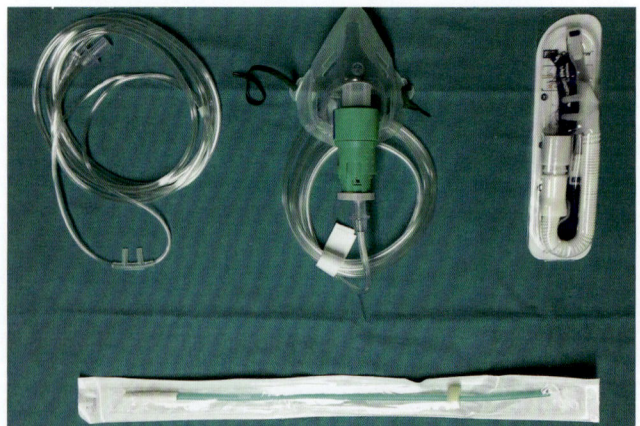

图3　自主呼吸期间的供氧装置：鼻导管，面罩，高流量氧装置和鼻内多孔导管

静剂的使用，让患者与麻醉医生组保持交流，借助呼吸机参数增加或减少通气深度，同时也需要外科医生和麻醉医生的参与。

4 SSP患者在TEA或复合局部麻醉下的NI-VATS

没有太多关于继发性气胸患者在TEA或TEA复合局麻下进行NI-VATS的报道，完全缺乏临床试验，所以证据级别至多达到2级(高偏倚风险的队列或病例/对照研究)或3级(非分析性研究如病例报道和病案系列)。因为临床试验的匮乏，也不能作为强烈推荐的选项，推荐应用不需达到苏格兰校际指南网络的D级(Scottish Intercollegiate Guidelines Network，SIGN)[22]。在将中-重度肺疾病患者随机纳入TEA+局部麻醉和GA两组以评估呼吸并发症的发生率和通气相关风险时，重要的一点是应严肃地考虑到伦理问题[6]。

2012年由Noda等发表了唯一一项回顾性对比研究报道[23]。他们在5年的时间里对持续漏气7 d以上的SSP患者进行了57例VATS手术。总共有42例在标准的GA和经口气管插管麻醉下手术，15例则在TEA和/或局部麻醉下手术。TEA/局麻组患者的选择并无特别限定，但通常是在一些较差的PS和需要更多氧供的患者中应用(分别为P=0.009，P=0.0002)。应用倾向性分析将组间差别最小化，对分组中的每8位患者最显著的特征进行了比较，他们之间并无统计学差异。TEA组的所有操作在T3~6水平插管，使用0.2%的罗哌卡因持续输注，并在2-3通道与1%利多卡因合用。氧供的目标是维持氧饱和度94%以上，但是却未对氧气供应系统加以说明。Roeder圈和内镜钉合器用于处理原发病灶，术中并未进行系统的胸膜固定术。结果显示TEA组的手术室时间明显减少(116.5±5 min vs. 209.1±77.1 min)，在整个研究和倾向性分析中具有显著差异(P<0.0001，P=0.006)。TEA组中有4例存在持续气体渗漏(>7 d)，GA组中则有3例(P=0.05)，但是经过倾向评分分析后并无统计学差异(P=0.60)。术后呼吸道并发症[肺炎和急性呼吸窘迫综合征(acute respiratory distress syndrome，ARDS)]在GA组有10例，在TEA组则无一例(P=0.046)，倾向性分析亦显示存在显著性差异(P=0.02)。住院时间无显著性差异，在GA组有4例院内死亡(2例死于肺炎，2例死于ARDS)，并未达到无统计学差异(P=0.25)。作者进而得出结论：即使在条件更差的患者中，TEA可以减少总手术室时间和术后呼吸道疾患发病率，并猜测是因为避免了气压伤

和误吸的风险使得本组患者受益。此种方法证明是可行的，同时具有可令人接受的术后并发症发生率，但确需要进一步研究。

另有两篇关于硬膜外麻醉下无管手术在SSP患者中应用的病案系列。1998年Mukaida等[24]报道了4例术前进行了22~49 d引流、顽固的SSP病例。所有患者都进行了胸膜腔造影，但是没有细节描述。0.26%布比卡因硬膜外麻醉，经静脉使用镇静剂芬太尼，并在VATS的3个戳孔处局部使用1%利多卡因麻醉，使用面罩供氧。肺破损漏气处使用生物蛋白胶和聚乙醇酸片处理。术中并无血流动力学紊乱，且无术后并发症报道。在16个月的随访中未见复发，故他们认为TEA下的NI-VATS手术对SSP患者是一种安全的手术，应用生物蛋白胶和聚乙醇酸片技术可以控制此类患者的破损病灶。

2014年Kiss和其同事报道了9例因严重呼吸困难需进行胸外科手术(6例开胸和3例VATS)但却不能耐受GA麻醉的观察性回顾性病例报道，其中5例为顽固性气胸患者。登记的不同而潜在的病变包括：2例特发性肺纤维，3例双侧多发肺转移病例，1例严重的COPD，1例炎性肺泡炎，2例进行性肌病。所有患者按美国麻醉医师协会(American Society of Anesthesiologist，ASA 4)分级为高风险级别，其中8例MMRC呼吸困难评分(改良的医学研究委员会，Modified Medical Research Council，MMRC)达4级，这也是依据ASA和呼吸困难评分进行TEA的首次报道。9例中6例术前需要氧疗。在T3~7水平置入TEA导管，注入20 mg/mL利多卡因，7.5 mg/mL罗哌卡因，和/或1%~2%塞洛卡因，无或很少剂量的镇静剂，如异丙酚和瑞芬太尼或只用瑞芬太尼，用于避免通气不足和高碳酸血症。所有患者通过文丘里面罩提供15 L/min的高流量氧保持氧饱和度保持在85%~100%之间，只有一例重度COPD病例流量为2 L/min，整个手术期间氧饱和度维持在85%~97%之间。1例进行性肌病患者术中需要在常规水平符合她自身节律的双相气道正压通气。所有患者接受5 cm H$_2$O的PEEP通气促进肺复张，术后进行非侵袭性通气用于防止无渗漏的部分发生肺不张。手术时间为76 min，总手术室时间为170 min，无需中转GA。手术期间的呼吸道并发症只有1例发生高碳酸血症(潮气末端二氧化碳79 mmHg)，1例手术中发生高碳酸性昏迷(潮气末端二氧化碳52 mmHg)，2例均在保持患者自主呼吸时使用辅助性面罩通气处理。所有患者术后第一天恢复饮食，无TEA相关的并发症发生。1例特发性肺纤维患者出现ARDS，并在术后第25 d死亡。1例患者在接受手术

和术后化疗后2个月死于家中，7例患者在治疗后6个月仍旧存活。所有患者均对TEA麻醉满意。此研究的不足在于未遵循随机及回顾性设计原则，患者样本量小。伦理问题和患者这种少见而严重的呼吸困难作手术后缓解作者均已在文中做描述。他们并没检测PaO₂，但是所有患者的氧饱和度维持在85%~100%之间。TEA的操作也没有作特别说明，所以余留下的问题会需要麻醉医生慎重考虑。

2005年Sugimoto等[25]介绍了他们2例肺移植后自体肺发生气胸病例的处理经验。二级支气管吻合口狭窄后使得自体肺首先通气，使得气胸的风险不可避免，以及潜在疾病的进一步进展(肺气肿，肺纤维化，淋巴管肌瘤病)，或者导致活体肺叶移植术的通气时间延长。他们介绍了一种TEA结合局部麻醉下多孔VATS手术的一种技术，使用生物蛋白胶和聚乙醇酸片控制气体渗漏，并分别在40个月和23个月的随访中均未见复发的优良结果。无管技术在这2例中的潜在优势在于避免了机械通气时经过吻合口狭窄段和段叶的小移植段导致的有害作用。

此外，Noda等报道了1例之前因非小细胞肺癌(non-small cell lung cancer，NSCLC)行左肺切除术，右肺存在肺气肿和肺大泡患者成功处理右侧气胸的案例。在TEA导管注入0.2%罗哌卡因，VATS的2戳孔处结合使用1%利多卡因的局部浸润麻醉，使用内镜钉合器切除大疱，缝合处多聚乙醇酸片和喷洒生物蛋白胶处理。氧供的目标是在手术期间维持氧饱和度95%以上。患者术后4 d出院且无复发，认为这对于对侧肺切除及潜在肺部感染的患者是一种安全治疗气胸的手段。

如果不提及Dr.Pompeo和Mineo卓有价值的成果以及他们在2012年发表的关于清醒胸外科手术研究结果的短篇报道[27-28]，则本文就会显得残缺不全。鉴于他们举世闻名的关于清醒胸外科手术的实践经验，也作为上述提到的关于Noda报道的回应，他们展示了23例SSP的原始数据。在他们的数据中，外科手术时间在35~90 min之间，平均住院时间3 d。随访12~108个月均无复发性气胸的发生。他们还强调严重的COPD患者的平均下降PaO₂导致的氧分比明显降低(正常肺为34比77)，他们认为这与COPD患者存在严重的气体残余有关，再加之PEEP和呼气时间延长，从而抵消术侧肺大气压的作用。他们还证明SSP的清醒胸腔手术可以减少应激性激素(可的松)，炎症介质(IL-6)的释放以及减弱自然杀伤细胞的激活。认为它能维持更多的有益的免疫反应，解释可能减少术后感染的可能。

5　SSP患者在局麻下的NI-VATS

当我们要分析关于SSP患者应用或不用镇静剂的局部麻醉下NI-VATS手术的论文时，我们只找到了一篇对照研究，一篇病案系列，一篇病例报道和一篇短篇报道缺少科学证据是显而易见的，同时也缺少临床试验，所以这些证据级别最多达到2级(高偏倚的队列或病例/对照研究)或3级(非分析性研究如病例报道和病案系列)。不可能以达到SIGN D级的标准进行强烈推荐[22]。

1997年Nezu等[29]发表了最早的关于NI-VATS手术在气胸患者(包括SSP患者在内)中的对比研究。他们报道了34例顽固或复发的气胸病例(原发和继发)在局麻结合镇静剂下的手术。他们将在GA下手术的38例患者作为对照，虽然局麻组的所有患者术前均不存在粘连和影像学可见的大疱，但是对于患者的选择却没有明显的限定。0.5%利多卡因阻滞胸膜和肋间间隙，酒石酸布托啡诺用于局部躯体感觉阻滞，静推地西泮以达到轻度的镇静。3孔法VATS下使用内镜切割器和纤维蛋白胶切除肺大疱，手术成功率达到了94%，有2例因为过度焦虑和严重粘连中转在GA下行开放手术。呼吸和血流动力学参数保持在正常水平，44.6 min的平均手术时间，4.5 d的平均住院时间。出现了3例术后并发症(9.4%)，1例肺不张经保守治疗好转，2例存在持续漏气，1例使用米洛环素胸膜固定术，另一例在术后6 d自行闭合。只有一例患者复发(3.2%)，且需要重新手术。局部麻醉与GA相比，手术时间和恢复顺利患者的住院时间存在统计学差异(44.6±11.6 vs. 63.3±20 min，P<0.01；4.5±1.3 vs. 5.8±1.1 d，P<0.01)。

同年，Tschopp等发表了89例复发或继发性气胸在局麻(1%利多卡因)下行滑石粉胸膜固定术的结果。术前用药包括0.5 mg阿托品，3~10 mg米达唑仑和25~100 mg的哌替啶。他们并没有进行肺实质切除或切除肺大疱，只是使用3~5 mL的滑石粉散布在胸膜表面。据报道，平均引流5 d，平均住院时间为5.2 d。只有很少一部分的术后并发症发生(皮下气肿，心律失常，肺炎和支气管痉挛)。9例患者需要2期手术，其中9例在接受同样的手术后治愈，2例则需要VATS或开胸手术。6例复发(6.4%)，其中3例在接受同种手术后成功恢复，2例自愈，1例需要再次开胸手术。他们发现大疱大于2 cm是复发的风险因子(40%)。他们认为此为治疗复杂性气胸的一种安全、廉价和简单的治疗方式。

1999年，de la Torre Bravos等[31]在他们的短篇报道中

提到了局部应用200 mg甲哌卡因和静推5 mg的米达唑仑治疗2例患者的成功经验。

最后，2012年Yutaka等[32]报道了一例顽固的SSP患者在局麻(1%利多卡因)下VATS治疗的经验，只使用聚乙醇酸片，纤维蛋白胶和自体血控制气体渗漏。手术时间55 min，5 d引流，且无复发。

6　讨论

涉及NI-VATS治疗SSP经验的科学依据方面的综述主要聚焦在3方面：首先，这种微创的麻醉/手术方式对于一般情况差的患者可能带来何种潜在的好处；第二，过去20年中能够收集到的数据有限，且主要为病例研究和一些对照研究；第三，未来研究和探讨的出发点在哪。

首篇聚焦于阐明NI-VATS手术比传统的GA和MV有更多潜在优势的文章。我们当今关于自主呼吸患者外科治疗气胸的病理生理知识证明手术可以使患者的呼吸达到正–反平衡[33]。一方面，保留了膈肌的运动功能，降低了非术侧肺的顺应性，即使在侧卧位时也有利于肺灌注，使通气/灌注比值受到的干预减少，也减少了低氧血症的风险。保持膈肌收缩还能减少非术侧肺发生肺不张的风险。胸段硬膜外导管应用异丙酚和其他制剂(甲哌卡因，罗哌卡因)有利于保持HPV的生理机制，因此可以保障非术侧肺的通气和灌注。避免经口气管插管可以明显减低气压伤、容积伤、萎陷伤和气道操作相关损伤导致的炎症反应发生的风险。

由于COPD患者常存在高气道反应性，避免GA和气管插管能避免气道痉挛的发生，在一些情况下，这对患者可能是致命性的[34-37]。此外，早期的运动和恢复经口进食还能减少肺不张的发生以及减少分泌物潴留，这些都解释了为什么能减少术后呼吸系统并发症[20,23]。另一

方面，具有自主呼吸的患者发生医源性气胸的不良影响是难以避免的。胸膜腔的大气压会导致纵隔压迫非术侧肺，以及重复的呼气运动会将气体排至对侧肺，会引起一定程度的低氧血症和高碳酸血症[38]。通过向患者输送氧可以通过提高在呼气中的氧浓度，进而提高氧的肺泡压而抵消这种作用。高碳酸血症从前被认为是"可允许的"，因为患者通常能够良好耐受，很少能迫使中转GA。所有的这些有益的效用对于存在严重压迫性肺疾病和一般情况差的患者是至关重要的，因为这意味着是否能发展为术后并发症。NI-VATS实践以及其他形式的手术旨在缩短手术时间，当然，主要为手术室时间，因此也可以增加手术室手术的占用比，同时旨在减少住院时间，也即存在经济效用，减少诊疗相关的费用支出[39]。最后，Pompeo等报道PSP在NI-VATS组和GA组下手术发现肺气肿样(ELCs)改变的几率无明显差别(90% vs. 95%；P=0.52)，这与Nezu报道的结论相悖，他认为在自主呼吸期间小的水泡/大疱仍旧扩张，更便于发现。

但是，手术组对SSP患者进行NI-VATS手术的结果究竟是有益的，还是意味着风险呢？表1列举了至今为止主要的结果。收集到的最好证据只来源于Nezu等和Noda等的两个对比研究[23]。Nezu发现与GA组相比，手术时间显著减少(44.6±11.6 min vs. 63.3±20 min，P<0.01)，但是Noda，2012的报道显示TEA/局麻组和GA组对比，却难以得出明显的统计学差异，虽然他们报道TEA组确实存在能减少手术时间的趋势(85.9±35.3 min vs. 111.4±56.1 min)，但是却未达到统计学上的差异(P=0.12)。在稍晚的报道中，无论是整体对比还是趋向性得分配比(P<0.0001和P=0.006)比较中，NI组(116.5±5 min vs. 209.1±77.1 min)总手术时间均有显著的统计学差异。NI-VATS组的术后并发症发生率在两项研究(Noda中为26.6% vs. 30.9%，Nezu

作者[年]	麻醉	患者数	发病率(%)	¶呼吸道并发症(%)	复发率(%)
Nezu[1997][29]	局麻+镇静剂	32	9.4	–	3.2
Tschopp[1997][30]	局麻+镇静剂	93	6.4	5.3	6.4
Mukaida[1998][24]	TEA+局麻+镇静剂	4	0	0	0
Noda[2012][23]	TEA+局麻	15	26.6	0	–
Kiss[2014][6]	TEA±镇静剂	9	11.1	11.1	–

表1　无管技术治疗继发性气胸主要的报道结果

¶，排除呼吸道并发症的长期气体渗漏，胸段胸膜外麻醉。

中为9.3% *vs.* 10.5%)中均未达到统计学差异，但是Noda在亚组分析中却显示能显著减低呼吸道并发症，TEA组在整体对比和趋向性得分对比分析中均显示出优势(分别为$P=0.046$和$P=0.02$)，即使如表1所示的，TEA患者PS更差。最后Nezu发现虽引流时间无明显差异(3.3 ± 0.9 d *vs.* 3.7 ± 1.3 d)，NI-VATS组住院时间却明显缩短(4.5 ± 1.3 d *vs.* 5.8 ± 1.1 d，$P<0.01$)。

Noda提到TEA组条件差的患者有减少住院死亡率的趋势，尽管没有达到统计学意义(GA组中死亡数为0:4)。与SSP在当前的GA下外科手术的复发率(2.8%~9.3%)相比，Nezu分析局麻组的复发率也并没有增加(3.2%)[12,41-42]。全球范围看NI-VATS对于这些患者不仅是安全的，与标准的GA方法相比，还能降低术后并发症，节约手术时间/手术室时间，减少住院时间。这些结果均支持先前提到的理论上的优势，而且对严重的感染患者来说，也并不会增加复发的风险。

Mukaida和Kiss提供的病案系列表明NI-VATS在高风险患者是可行、安全的，且在不间断的随访中未见复发，Kiss的病例中一位重度间质性肺纤维化患者术后出现ARDS也是可以解释的，且术后25 d死亡。这些结果为一些在GA看来是高风险的、被标准的规约认为是禁忌的患者提供了一项实在的选择。

一些发表的病例报告[25,26]也提示胸段硬膜外或/和局部麻醉下NI-VATS对于一些特殊基础情况，被认为是禁忌证的患者(如移植后肺，对侧肺叶切除)，抑或在GA和单肺MV应用下会增加术后并发症的患者，似乎是可行且安全的，但是作为一种未来可能的选择需要进一步阐明。

SSP患者在TEA和/或局部麻醉下的手术处理过程与在GA下标准的手术程序和技法并没有特别之处，也是尽可能地切除肺大泡(图4)，但是在严重粘连的患者为了避免医源性损伤，需要使用纤维蛋白胶/聚乙醇酸片封闭漏口。意外的是，没有一篇报道提及在胸膜腔创造一种预防复发的方法，如胸膜摩擦固定术，化学胸膜固定术与滑石粉胸膜固定术。这些被美国胸科医师学会(American College Chest Physicians)[5]，西班牙呼吸病理(Respiratory Pathology Spanish Society)[3]和英国胸科协会(British Thoracic Society guidelines)[1]分别在2001年，2008年和2010的指南推荐胸膜固定术。当对待此领域未来可能的研究线索时，应该考虑到伦理问题。很明显，出现通气相关合并症的患者在GA病例[43]中危险度

更高，且SSP患者通常为更差的PS和潜在的心肺疾患。SSP患者在TEA/局麻下进行手术与GA的对照研究中并没有提及ASA状态，Kiss的报道证明了作为GA禁忌证的ASA 4级患者在TEA下进行手术是可行和安全的。Noda的报道也认为TEA组中更差的PS和需要氧疗的患者与GA组中相比在发病率和呼吸道并发症上有更好的结果。目前仍然不清楚的是TEA/局麻下的NI-VATS手术对于ASA3~4级患者的发病率和死亡率是否有潜在好处，所以需要进一步的随机的前瞻性的临床试验证明。但是很多此类患者在GA下通常认为是存在禁忌的，即使NI-VATS手术拥有令人振奋的结果，至少在实体医院设立随机临床试验仍旧是充满争议的。

SSP的手术治疗存在一定的差异性，一些机构仅习惯于使用不同的方法处理气体渗漏(主要为肺大泡)，合并肺大泡，并使用内镜钉合器切除，并在大部分病例使用纤维蛋白胶和聚乙醇酸片。另一些机构则做胸膜固定术以制造胸膜融合。最后还有一些机构还会借助不同的机制进行胸膜固定术以治疗气体渗漏，如何选择缺乏严格标准，均取决于外科医生。因为会增加更多变量，这种手术治疗上的差异性也会为研究制造障碍；而且从1997年至2014年，这些研究在时间上也跨域了一个很长的广度，且针对SSP的治疗却改变缓慢。在比较TEA/局麻与GA之间外科和麻醉策略的差异时我们应该做到均一性，以鉴别哪些方面直接与发病率、死亡率和复发率有关。没有无管单孔的VATS治疗气胸的文献报道，尽管我们团队已经对3例PSP患者安全地进行了这一手术，但是仍旧需要更多的实践以评估单孔手术对于这些患者可能的益处。

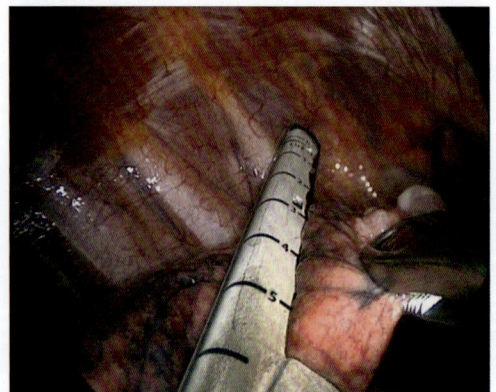

图4　对中度肺气肿患者使用内镜切割器切除上肺的大疱组织

尽管有困难，我们还是应该建立一个多中心性，国际性的数据库以收集在各个中心最终接受了NI-VATS治疗的SSP患者的资料，即包括TEA和/或局麻下手术以及GA下麻醉的患者。虽然不能作为强烈推荐，但是这一数据库能够收集更多受益于NI-VATS的患者资料，有助于鉴定两组间对于死亡率和发病率的风险因子，哪一种麻醉和手术方法更加有益于这些患者。

7　结论

TEA和/或局麻下的NI-VATS对于存在潜在肺部疾病的，顽固或复发的SSP患者是一种可行且安全的选择。与GA相比，近20年的结果旨在缩短手术和手术室时间、住院时间，减少术后死亡率和呼吸道并发症。此外，仍旧缺少一个前瞻性、随机临床试验旨在找到强有力的证据，使得这种外科手术能作为这些患者的一种强烈推荐的选项。

致谢

当医者变成患者，他会经历孤独，痛苦和绝望。
然后他需要信念来保持战斗：隐忍，梦想和活着。
致我非凡的妻子和她所做的一切。
致我亲爱的家人，致我和谐的家。
致我的朋友，感谢他们的支持。感谢生命。

作者及贡献

C Galvez，MD：检索文献，设计综述，论文书写及审校最后的版本出版；S Bolufer，MD:综述的构想和设计，分析和审校论文的内容，校对语言；J Navarro-Martinez，MD，DEAA:综述的构想和设计，分析和审校论文的内容，校对语言；F Lirio，MD：综述的构想和设计，分析和审校论文的内容；JM Corcoles，MD:综述的构想和设计，分析和审校论文的内容；JM Rodriguez-Paniagua，MD：综述的构想和设计，分析和审校论文的内容。

声明

本文作者宣称无任何利益冲突。

参考文献

[1] MacDuff A，Arnold A，Harvey J，et al. Management of spontaneous pneumothorax：British Thoracic Society Pleural Disease Guideline 2010. Thorax 2010，65 Suppl 2：ii18-ii31.

[2] Vanni G，Tacconi F，Mineo TC，et al. Awake thoracoscopic treatment of spontaneous pneumothorax. In：Pompeo E. eds. Awake Thoracic Surgery (Ebook). Sharja：U.A.E.，Bentham Science Publishers，2012：130-140.

[3] Rivas de Andrés JJ，Jiménez López MF，Molins López-Rodó L，et al. Guidelines for the diagnosis and treatment of spontaneous pneumothorax. Arch Bronconeumol，2008，44：437-448.

[4] Parrish S，Browning RF，Turner JF Jr，et al. The role for medical thoracoscopy in pneumothorax. J Thorac Dis，2014，6：S383-S391.

[5] Baumann MH，Strange C，Heffner JE，et al. Management of spontaneous pneumothorax：an American College of Chest Physicians Delphi consensus statement. Chest，2001，119：590-602.

[6] Kiss G，Claret A，Desbordes J，et al. Thoracic epidural anaesthesia for awake thoracic surgery in severely dyspnoeic patients excluded from general anaesthesia. Interact Cardiovasc Thorac Surg，2014，19：816-823.

[7] Pompeo E. State of the art and perspectives in non-intubated thoracic surgery. Ann Transl Med，2014，2：106.

[8] Szegedi LL，Bardoczky GI，Engelman EE，et al. Airway pressure changes during one-lung ventilation. Anesth Analg，1997，84：1034-1037.

[9] Tusman G，Böhm SH，Sipmann FS，et al. Lung recruitment improves the efficiency of ventilation and gas exchange during one-lung ventilation anesthesia. Anesth Analg，2004，98：1604-1609，table of contents.

[10] Williams EA，Quinlan GJ，Goldstraw P，et al. Postoperative lung injury and oxidative damage in patients undergoing pulmonary resection. Eur Respir J，1998，11：1028-1034.

[11] Nakajima J. Surgery for secondary spontaneous pneumothorax. Curr Opin Pulm Med，2010，16：376-380.

[12] Zhang Y，Jiang G，Chen C，et al. Surgical management of secondary spontaneous pneumothorax in elderly patients with chronic obstructive pulmonary disease：retrospective study of 107 cases. Thorac Cardiovasc Surg，2009，57：347-352.

[13] Galvez C，Bolufer S，Navarro-Martinez J，et al. Diaphragm motion in the operative lung during NI-VATS procedures. Asvide

2015，2：041. Available online：http：//www.asvide.com/articles/496

[14] Kao MC，Lan CH，Huang CJ. Anesthesia for awake video-assisted thoracic surgery. Acta Anaesthesiol Taiwan，2012，50：126-130.

[15] Nagendran J，Stewart K，Hoskinson M，et al. An anesthesiologist's guide to hypoxic pulmonary vasoconstriction：implications for managing single-lung anesthesia and atelectasis. Curr Opin Anaesthesiol，2006，19：34-43.

[16] Pruszkowski O，Dalibon N，Moutafis M，et al. Effects of propofol vs sevoflurane on arterial oxygenation during one-lung ventilation. Br J Anaesth，2007，98：539-544.

[17] Beattie WS，Badner NH，Choi P. Epidural analgesia reduces postoperative myocardial infarction：a meta-analysis. Anesth Analg，2001，93：853-858.

[18] Wijeysundera DN，Beattie WS，Austin PC，et al. Epidural anaesthesia and survival after intermediate-to-high risk non-cardiac surgery：a population-based cohort study. Lancet，2008，372：562-569.

[19] Ballantyne JC，Carr DB，deFerranti S，et al. The comparative effects of postoperative analgesic therapies on pulmonary outcome：cumulative meta-analyses of randomized，controlled trials. Anesth Analg，1998，86：598-612.

[20] Rodgers A，Walker N，Schug S，et al. Reduction of postoperative mortality and morbidity with epidural or spinal anaesthesia：results from overview of randomised trials. BMJ，2000，321：1493.

[21] Pöpping DM，Elia N，Marret E，et al. Protective effects of epidural analgesia on pulmonary complications after abdominal and thoracic surgery：a meta-analysis. Arch Surg，2008，143：990-999，discussion 1000.

[22] Baird AG，Lawrence JR. Guidelines：is bigger better? A review of SIGN guidelines. BMJ Open，2014，4：e004278.

[23] Noda M，Okada Y，Maeda S，et al. Is there a benefit of awake thoracoscopic surgery in patients with secondary spontaneous pneumothorax？ J Thorac Cardiovasc Surg，2012，143：613-616.

[24] Mukaida T，Andou A，Date H，et al. Thoracoscopic operation for secondary pneumothorax under local and epidural anesthesia in high-risk patients. Ann Thorac Surg，1998，65：924-926.

[25] Sugimoto S，Date H，Sugimoto R，et al. Thoracoscopic operation with local and epidural anesthesia in the treatment of pneumothorax after lung transplantation. J Thorac Cardiovasc Surg，2005，130：1219-1220.

[26] Noda M，Okada Y，Maeda S，et al. Successful thoracoscopic surgery for intractable pneumothorax after pneumonectomy

under local and epidural anesthesia. J Thorac Cardiovasc Surg，2011，141：1545-1547.

[27] Pompeo E，Awake Thoracic Surgery Research Group. To be awake，or not to be awake，that is the question. J Thorac Cardiovasc Surg，2012，144：281-282，author reply 282.

[28] Mineo TC，Ambrogi V. Awake thoracic surgery for secondary spontaneous pneumothorax：another advancement. J Thorac Cardiovasc Surg，2012，144：1533-1534.

[29] Nezu K，Kushibe K，Tojo T，et al. Thoracoscopic wedge resection of blebs under local anesthesia with sedation for treatment of a spontaneous pneumothorax. Chest，1997，111：230-235.

[30] Tschopp JM，Brutsche M，Frey JG. Treatment of complicated spontaneous pneumothorax by simple talc pleurodesis under thoracoscopy and local anaesthesia. Thorax，1997，52：329-332.

[31] de la Torre Bravos M，Rivas de Andrés JJ. Treatment of pneumothorax with VATS and bullectomy under local anesthesia. Video assisted thoracic surgery. Ann Thorac Surg，1999，68：2383.

[32] Yutaka Y，Katakura H，Kaneda S，et al. Local anaesthetic thoracoscopy for intractable pneumothorax in a high-risk patient. Interact Cardiovasc Thorac Surg，2012，15：330-331.

[33] Pompeo E. Pathophysiology of surgical pneumothorax in the awake patient. In：Pompeo E. eds. Awake thoracic surgery (Ebook). Sharja：U.A.E.，Bentham Science Publishers，2012：9-18.

[34] Boushey HA，Holtzman MJ，Sheller JR，et al. Bronchial hyperreactivity. Am Rev Respir Dis，1980，121：389-413.

[35] Ramsdell JW，Nachtwey FJ，Moser KM. Bronchial hyperreactivity in chronic obstructive bronchitis. Am Rev Respir Dis，1982，126：829-832.

[36] Caplan RA，Posner KL，Ward RJ，et al. Adverse respiratory events in anesthesia：a closed claims analysis. Anesthesiology，1990，72：828-833.

[37] Warner DO，Warner MA，Offord KP，et al. Airway obstruction and perioperative complications in smokers undergoing abdominal surgery. Anesthesiology，1999，90：372-379.

[38] Benumof JL. Chapter 2：distribution of ventilation and perfusion. In：Benumof JL. eds. Anesthesia for thoracic surgery. 2nd edition. Philadelphia：WB Saunders，1995：35-52.

[39] Pompeo E，Mineo TC. Awake operative videothoracoscopic pulmonary resections. Thorac Surg Clin 2008，18：311-20.

[40] Pompeo E，Tacconi F，Mineo D，et al. The role of awake video-assisted thoracoscopic surgery in spontaneous pneumothorax. J Thorac Cardiovasc Surg，2007，133：786-790.

［41］ Isaka M，Asai K，Urabe N. Surgery for secondary spontaneous pneumothorax：risk factors for recurrence and morbidity. Interact Cardiovasc Thorac Surg，2013，17：247-252.

［42］ Shaikhrezai K，Thompson AI，Parkin C，et al. Video-assisted thoracoscopic surgery management of spontaneous pneumothorax--long-term results. Eur J Cardiothorac Surg，2011，40：120-123.

［43］ de Albuquerque Medeiros R，Faresin S，Jardim J. Postoperative lung complications and mortality in patients with mild-to-moderate COPD undergoing elective general surgery. Arch Bronconeumol，2001，37：227-234.

译者：李俊霖，永州市中心医院南院胸外、普外科

Cite this article as: Galvez C, Bolufer S, Navarro-Martinez J, Lirio F, Corcoles JM, Rodriguez-Paniagua JM. Non-intubated video-assisted thoracic surgery management of secondary spontaneous pneumothorax. Ann Transl Med 2015;3(8):104. doi: 10.3978/j.issn.2305-5839.2015.04.24

第八章　自主通气状态下的外科气胸——对氧合、通气的影响

Piero David[1], Eugenio Pompeo[2], Eleonora Fabbi[3], Mario Dauri[1]

[1]Department of Clinical Sciences and Translational Medicine, University of Rome Tor Vergata—Chair of Anesthesia and Intensive care, Rome, Italy; [2]Department of Biomedicine and Prevention, University of Rome Tor Vergata—Chair of Thoracic Surgery, Rome, Italy; [3]Department of Anesthesia and Intensive Care Medicine, Policlinico Tor Vergata University, Rome, Italy
Correspondence to: Piero David, MD. Department of Clinical Sciences and Translational Medicine, University of Rome Tor Vergata—Chair of Anesthesia and Intensive care, Viale Oxford, 81-00133-Rome, Italy. Email: piero.david.md@gmail.com.

摘要: 在自主通气和胸部硬膜外麻醉状态下,不需要全身麻醉和神经肌肉阻滞,外科气胸就可以使微创胸外科手术获得舒适的操作空间。通过医源性肺塌陷获得的单肺通气(one lung ventilation, OLV)与自主呼吸和外科手术所需要侧卧位一起,涉及到患者的病理生理学影响,引起缺氧、高碳酸血症和缺氧性肺血管收缩(hypoxic pulmonary vasoconstriction, HPV)。对这些变化的认识对于安全进行这类手术至关重要。外科气胸现在可以认为是一项安全的技术,可以在清醒的、具有自主呼吸的患者身上实现微创胸外科手术,避免全身麻醉的风险,确保更符合生理的手术过程。

关键词: 气胸;自主通气;单肺通气(one lung ventilation, OLV);侧卧位;清醒胸外科手术;微创外科手术;不插管胸外科手术

View this article at: http://dx.doi.org/10.3978/j.issn.2305-5839.2015.03.53

1 引言

在过去的几十年中,硬膜外和局部麻醉技术的广泛应用,使得在有自主呼吸的清醒患者身上安全地进行微创胸外科手术得以发展[1]。在大多数胸部开放手术中,尤其是在电视胸腔镜手术(video-assisted thoracic surgery, VATS),需要单肺通气(one lung ventilation, OLV),以获得足够的舒适性进行外科手术[2]。

在全身麻醉下,通常有三种方式用于实现OLV。经典的、最常用的技术是利用双腔气管插管,可以进行右肺或左肺隔离[3-4]。在替代方案中,OLV可使用支气管阻塞器或单腔管来实现。后者更容易分别用于使右肺通气或不通气,因为右侧支气管的角度更有利于操作[5]。

开放性手术或VATS手术时手术区域的最佳视野需要术侧肺塌陷,在清醒或镇静患者,不能通过双腔气管插管、支气管阻塞器或单腔气管插管获得[6]。

在自主通气和硬膜外麻醉情况下,外科气胸可以获得良好的肺塌陷和舒适的外科操作空间,而不需要予以全身麻醉和神经肌肉阻滞[7]。

闭合性气胸是胸膜腔隙与肺内气体空间进行沟通,而外科气胸,被定义为开放性气胸,是空气通过手术打开的胸壁进入胸膜腔[8]。

这一医源性事件涉及一些不可避免的病理生理学变化,以一种显著的方式改变了通气、氧合和血流动力学[9-10]。

同时，自主呼吸，通过吸气负压和保持膈肌的活动性，允许更好地承受外科气胸和侧卧位造成的病理生理学改变[11]。

在接下来的段落中，我们将讨论外科气胸引起的变化以及自主呼吸和侧卧位对这些变化的影响方式。

2　外科气胸，缺氧，缺氧性肺血管收缩(hypoxic pulmonary vasoconstriction，HPV)

像在任何一种OLV技术过程中一样，在外科气胸过程中不通气的肺有持续的血流灌注。这种情况下，通常被定义为肺内右—左分流，这是增加术中低氧血症风险的一种情况[12]。

能够防止有害分流效应的病理生理机制是HPV。通过它，缺氧肺泡的肺动脉收缩将血液转移到氧合好的肺泡的动脉[13]。

由于肺萎陷的血管的反应，通气与血流比值变化降低到最小，并有相对良好的耐受性，特别是在清醒的患者中该机制得到良好的保持[14]。

事实上，某些麻醉药物，如挥发性麻醉剂，可以抑制保护性的血管舒缩或HPV反应，引起更大的低氧血症的风险，而其他药物，如丙泊酚或用于硬膜外麻醉的药物，作用在交感神经系统上，对HPV的抑制作用较小[15-16]。

所以，清醒胸部硬膜外麻醉和自主呼吸状态下的外科气胸，似乎对缺氧性肺内分流的风险有保护作用。

对于接受外科气胸的清醒患者，通过文丘里面罩的单纯吸氧就可以很容易地纠正动脉氧合降低。通气侧的肺已被证明能够代偿氧合的降低[9]。

尽管氧气的给予、通气量的减少和重复呼吸效应一起，能够导致中等程度的高碳酸血症，但这种情况很少在临床上造成危险[17]。

3　外科气胸，高碳酸血症和自主呼吸

手术诱导的气胸，使负责生理吸气相的胸腔内负压在开放的半侧胸腔消失。空气通过胸壁外科切口进入胸膜间隙，传导进去的大气压造成术侧肺塌陷，允许我们有一个足够的外科通路[18-20]。

气胸产生限制性通气改变与胸腔积液类似，使肺活量(vital capacity，VC)、功能残气量(functional residual capacity，FRC)、残气量(residual volume，RV)和肺总量

(total lung capacity，TLC)降低。此外，气道容量和肺容积之间的比例的增加，增加了呼气流量和肺排空的速度[21]。

由于通气侧的肺容量增加，所以，潮气量的减少量与气胸量并不成比例[22]。此外，自主呼吸与肺萎陷的解剖变化一起，引起两个主要的不利影响[23](图1)。

首先，在没有选择性的插管装置的情况下，自主通气期间，通气侧的肺呼出的部分气体进入术侧肺的支气管和相应的肺。在吸气相，由于相同机制，一部分仅仅是填充术侧肺的气体，将被通气侧的肺重新吸入。这种通气损害的机制被称为矛盾呼吸，并可能是患者在自主呼吸状态下接受外科气胸手术时缺氧和高碳酸血症的原因。

第二个改变是呼吸周期中纵隔向通气侧胸腔的来回摆动。在吸气阶段，通气侧胸腔因膈肌收缩形成的负压造成对纵隔的吸引。在呼气阶段膈肌向胸腔回退，增加了半侧胸腔的压力，将纵隔结构推向对侧。肺塌陷侧的胸腔，由于持续的大气压，无法在吸气和呼气阶段对抗纵隔结构的位移。这种纵隔摆动可导致通气侧肺的压缩

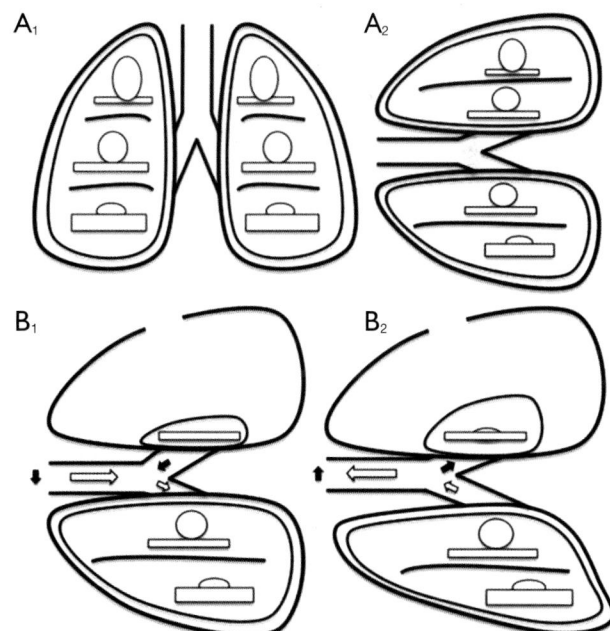

图1　通气与血流灌注的关系

(A)在直立(A1)和侧卧位(A2)不同肺区域通气(圆形)和血流灌注的关系(矩形)；(B)侧卧位外科气胸自主吸气相(B1)和呼气相(B2)通气(圆形)与血流灌注(矩形)之间的关系。黑色箭头显示矛盾通气和纵隔摆动。

和潜在的功能障碍。在全身麻醉期间，由于膈肌麻痹，加重由腹部器官对肺造成的压缩，但外科气胸情况下的自主呼吸，可以更好地使通气侧的肺扩大，改善通气血流灌注匹配。以这种方式，患者仅出现较少的通气和氧合的改变[24]。

此外，在清醒和自主呼吸的患者，由于潮气量的减小，中枢神经机制可增加呼吸率以平衡增加的二氧化碳(CO_2)的张力[25]。接受外科气胸的清醒或镇静患者的通气管理期间的目标是维持规则的、呼吸频率为12~20次/min的自主呼吸活动，对阿片类药物的小心滴定已经显示出可以充分控制镇静患者的呼吸频率。在显著高碳酸血症情况下，在报告手术团队后，可能需要适度的面罩通气[26]。

在外科气胸前、后，连续采血做动脉血气分析，可对血液中CO_2水平提供足够监测，可避免过度的高碳酸血症[27]。

4 外科气胸和侧卧位

侧卧位，除了是外科手术所必需之外，还可以使患者在单肺通气期间比仰卧位有更好的氧合[28]。然而，它涉及通气与血流灌注比例失调的情况：血流灌注在通气侧肺更好，就如同直立时肺底的表现，而手术侧肺，就如同直立位时的肺尖部，具有更多的通气[29-31](图1)。

通气侧肺的运动被胸部位置和腹内容物朝向膈肌的顶压所限制，从而降低了通气顺应性。同时，就像站立位的肺基底一样，通气侧肺的血液灌注更容易到达。对于手术侧肺所发生情况正好相反，这意味着通气–血流灌注比在前者增加，而在后者减小[32-33]。

考虑到在侧卧位对两肺的综合效应，由于胸内血容量的增加，VC、RV和TLC减小[34-35]。

此外，用力吸气流量降低到肺活量的25%~75%[36]，并且相比坐位，一秒钟用力呼气量(forced expiratory volume in one second，FEV1)、用力肺活量(forced vital capacity，FVC)和峰值呼气流量减少5%~10%[37]。

Pompeo等研究了侧卧位清醒患者外科气胸引起的肺功能改变[9]。他们发现在相对正常的肺、间质性肺病和肺气肿的患者，FEV1的减少分别为52%，49%，30%，FEV减少分别为45%，46%，34%，证明在已经发生病变的肺部损害更轻。作者认为，较小的损害是由于在有通气阻塞和肺过度膨胀的情况下肺塌陷较少造成的。

5 外科气胸的有效性

肺、气道和胸膜的改变可影响肺萎陷。相比有良好生理组织弹性和正常呼气相气道阻力的情况，肺气肿、慢性阻塞性肺疾病和胸膜粘连增加了呼气的压力，导致其肺萎陷的反应要低得多。

肺塌陷程度还取决于医源性胸膜缺口的大小，这是决定进入胸膜腔气体量因素[9]。

6 结论

外科气胸的建立，现在可以认为是一项安全的技术，它允许在有自主呼吸的清醒患者身上实现微创胸外科手术。准确地认识由于开放胸膜腔引起的主要病理生理学改变，可以迅速、安全地处理潜在的不良反应。

对清醒和自主呼吸的患者进行胸外科手术的可能性已经显示出可以避免全身麻醉的风险，并确保一个更符合生理的手术过程。进一步的详细研究是必要的，以更好地确定这些手术的利弊以及最佳适应证。

声明

本文作者宣称无任何利益冲突。

参考文献

[1] Pompeo E，Mineo D，Rogliani P，et al. Feasibility and results of awake thoracoscopic resection of solitary pulmonary nodules. Ann Thorac Surg，2004，78：1761-1768.

[2] Boutin C，Loddenkemper R，Astoul P. Diagnostic and therapeutic thoracoscopy：techniques and indications in pulmonary medicine. Tuber Lung Dis，1993，74：225-239.

[3] Zavod WA. Bronchospirography 1. Description of the catheter and the technique of intubation. J Thorac Surg，1940，10：27-31.

[4] Bjork VO，Carlens E. The prevention of spread during pulmonary resection by the use of a double-lumen catheter. J Thorac Surg，1950，20：151-157.

[5] Slinger PD，Campos JH. Anesthesia for thoracic surgery. In：Miller RD. eds. Miller's Anesthesia. Philadelphia：Churchill Livingstone，2009：1819-1887.

[6] Sauerbruch F，O'Shaughnessy L. eds. Thoracic Surgery. London：Edward Arnold & Co，1937：324-386.

[7] Pompeo E，Mineo TC. Awake pulmonary metastasectomy. J Thorac Cardiovasc Surg，2007，133：960-966.

[8] Pompeo E. Awake thoracic surgery--is it worth the trouble? Semin Thorac Cardiovasc Surg，2012，24：106-114.

[9] Pompeo E. Pathophysiology of surgical pneumothorax in the awake patient. In: Pompeo E. eds. Awake thoracic surgery (Ebook). Sharja: U.A.E., Bentham Science Publishers, 2012: 9-18.

[10] Chen JS, Cheng YJ, Hung MH, et al. Nonintubated thoracoscopic lobectomy for lung cancer. Ann Surg, 2011, 254: 1038-1043.

[11] Hung MH, Hsu HH, Cheng YJ, et al. Nonintubated thoracoscopic surgery: state of the art and future directions. J Thorac Dis, 2014, 6: 2-9.

[12] Gong Q, Yang Z, Wei W. The changes of pulmonary blood flow in non-ventilated lung during one lung ventilation. J Clin Monit Comput, 2010, 24: 407-412.

[13] Benumof JL. One-lung ventilation and hypoxic pulmonary vasoconstriction: implications for anesthetic management. Anesth Analg, 1985, 64: 821-833.

[14] Oldenburg FA Jr, Newhouse MT. Thoracoscopy. A safe, accurate diagnostic procedure using the rigid thoracoscope and local anesthesia. Chest, 1979, 75: 45-50.

[15] Lumb AB, Slinger P. Hypoxic pulmonary vasoconstriction: physiology and anesthetic implications. Anesthesiology, 2015, 122: 932-946.

[16] Von Dossow V, Welte M, Zaune U, et al. Thoracic epidural anesthesia combined with general anesthesia: the preferred anesthetic technique for thoracic surgery. Anesth Analg, 2001, 92: 848-854.

[17] Kregenow DA, Swenson ER. The lung and carbon dioxide: implications for permissive and therapeutic hypercapnia. Eur Respir J, 2002, 20: 6-11.

[18] Cafiero F, Sturlese P, Vergani F, et al. Surgical pneumothorax of short duration as a part of conservative thoracoplasty. G Ital Della Tuberc, 1955, 9: 31-41.

[19] Bonica JJ, Green HD, Takamura JH, et al. Factors which affect ventilatory function during surgical pneumothorax. JAMA, 1962, 180: 185-189.

[20] Bonica JJ, Wilson JF, Goodson DN, et al. Effects of surgical pneumothorax on pulmonary ventilation. Anesthesiology, 1961, 22: 955-961.

[21] Gilmartin JJ, Wright AJ, Gibson GJ. Effects of pneumothorax or pleural effusion on pulmonary function. Thorax, 1985, 40: 60-65.

[22] Dale WA, Rahn H. Experimental pulmonary atelectasis, changes in chest mechanics following block of one lung. J Appl Physiol, 1956, 9: 359-366.

[23] Kao MC, Lan CH, Huang CJ. Anesthesia for awake video-assisted thoracic surgery. Acta Anaesthesiol Taiwan, 2012, 50: 126-130.

[24] Pompeo E, Rogliani P, Tacconi F, et al. Randomized comparison of awake nonresectional versus nonawake resectional lung volume reduction surgery. J Thorac Cardiovasc Surg, 2012, 143: 47-54.

[25] Moran JF, Jones RH, Wolfe WG. Regional pulmonary function during experimental unilateral pneumothorax in the awake state. J Thorac Cardiovasc Surg, 1977, 74: 396-402.

[26] Yang JT, Hung MH, Chen JS, et al. Anesthetic consideration for nonintubated VATS. J Thorac Dis, 2014, 6: 10-13.

[27] Chen JS, Cheng YJ, Hung MH, et al. Nonintubated thoracoscopic lobectomy for lung cancer. Ann Surg, 2011, 254: 1038-1043.

[28] Watanabe S, Noguchi E, Yamada S, et al. Sequential changes of arterial oxygen tension in the supine position during one-lung ventilation. Anesth Analg, 2000, 90: 28-34.

[29] Cohen E. Physiology of the lateral position and one-lung ventilation. Chest Surg Clin N Am, 1997, 7: 753-771.

[30] Dunn PF. Physiology of the lateral decubitus position and one-lung ventilation. Int Anesthesiol Clin, 2000, 38: 25-53.

[31] Karzai W, Schwarzkopf K. Hypoxemia during one-lung ventilation: prediction, prevention, and treatment. Anesthesiology, 2009, 110: 1402-1411.

[32] Benumof J. Distribution of ventilation and perfusion. In: Benumof J. eds. Anesthesia for thoracic surgery. 2nd edition. Philadelphia: WB Saunders, 1995: 35-52.

[33] Doering LV. The effect of positioning on hemodynamics and gas exchange in the critically ill: a review. Am J Crit Care, 1993, 2: 208-216.

[34] Agostoni E, D'Angelo E. Statics of the chest wall. In: Russos C, Macklem PT. eds. The Thorax. New York: Marcel Dekker, 1985: 259-295.

[35] Agostoni E, Hyatt RE. Static behavior of the respiratory system. In: Fishman AP, Macklem PT, Mead J. eds. Hand-book of physiolog. Bethesda: American Physiological Society, 1986: 118-122.

[36] Masumi S, Nishigawa K, Williams AJ, et al. Effect of jaw position and posture on forced inspiratory airflow in normal subjects and patients with obstructive sleep apnea. Chest, 1996, 109: 1484-1489.

[37] Meysman M, Vincken W. Effect of body posture on spirometric values and upper airway obstruction indices derived from the flow-volume loop in young nonobese subjects. Chest, 1998, 114: 1042-1047.

译者：魏慎海，清华大学第一附属医院胸外科

Cite this article as: David P, Pompeo E, Fabbi E, Dauri M. Surgical pneumothorax under spontaneous ventilation—effect on oxygenation and ventilation. Ann Transl Med 2015;3(8):106. doi: 10.3978/j.issn.2305-5839.2015.03.53

第九章　血胸合并呼吸衰竭的急诊胸腔镜治疗

Eugenio Pompeo[1], Benedetto Cristino[1], Paola Rogliani[2], Mario Dauri[3]; for the Awake Thoracic Surgery Research Group (ATSRG)

Departments of [1]Thoracic Surgery, [2]Pulmonology, [3]Anesthesia and Intensive Care, Policlinico Tor Vergata University, Rome, Italy
Correspondence to: Eugenio Pompeo, MD, PhD, FETCS. Section of Thoracic Surgery, Department of Biomedicine and Prevention, Tor Vergata University, Via Montpellier 1, 00133 Rome, Italy. Email: pompeo@med.uniroma2.it.

摘要：为减少外科手术和麻醉相关的创伤，越来越多的电视辅助胸腔镜手术(video-assisted thoracoscopic surgery，VATS)在清醒麻醉下进行。然而，迄今清醒VATS用于急诊血胸治疗却鲜有报道。因此，我们报道了2例由于既往胸腔穿刺和胸部钝性创伤造成的血胸合并急性呼吸衰竭，通过单孔途径成功进行急诊清醒麻醉VATS的病例。

关键词：血胸；清醒电视辅助胸腔镜手术(VATS)；无插管VATS；呼吸衰竭；并发症；紧急环境

View this article at: http://dx.doi.org/10.3978/j.issn.2305-5839.2015.04.13

作者介绍：图1是包括本文作者和其他ATSRG成员的照片，ATSRG是一个旨在完成和促进涉及清醒和无插管胸外科手术领域全面临床调查的多学科组织。

1　引言

采用电视辅助胸腔镜手术(video-assisted thoracoscopic surgery，VATS)治疗胸部创伤和血胸越来越常见[1]，这是由于VATS能够减少常规开胸的并发症，且对于血流动力学稳定的患者既可用于诊断也可用于治疗[2]。

近来，越来越多的VATS开始在无插管或清醒麻醉下进行，以进一步减少手术及麻醉相关的创伤。然而，迄今为止采用清醒麻醉VATS治疗急诊血胸却很少报道[3]。

既往我们在择期清醒VATS治疗肺气肿严重呼吸衰竭[4]、间质性肺病[5]和胸腔积液[6]方面积累了一定经验，因此近来我们将这种手术用于一些单纯胸腔引流无效并发展为急性呼吸衰竭的血胸患者。

2　病例1

33岁白人，男性，因急性腹痛伴腹膜炎征象入院，急诊行开腹探查，因不明起源的十二指肠穿孔行十二指肠开放式缝合。术后出现复杂腹部感染需要重新打开皮肤切口并行真空闭式引流(vacuum-assisted-closure，VAC)，同时出现双侧胸腔积液。右侧胸腔穿刺引流出500 mL浆液性积液。12 h后患者出现呼吸困难和贫血(Hb：8.0 g/dL)。胸部X线检查提示右侧胸腔大量胸腔积液，放置胸腔闭式引流后引流出700 mL血性积液。

在轻微的好转后24 h内患者状况再次恶化，最终导致呼吸衰竭，呼吸空气PaO_2 38 mmHg。多次输血使Hb浓度得以维持在8.8 g/dL。胸部CT检查发现双侧胸腔积液且密度不均匀，提示右侧胸腔内有大量血凝块存在(图2A，B)。由于出现呼吸功能快速恶化及败血症，我

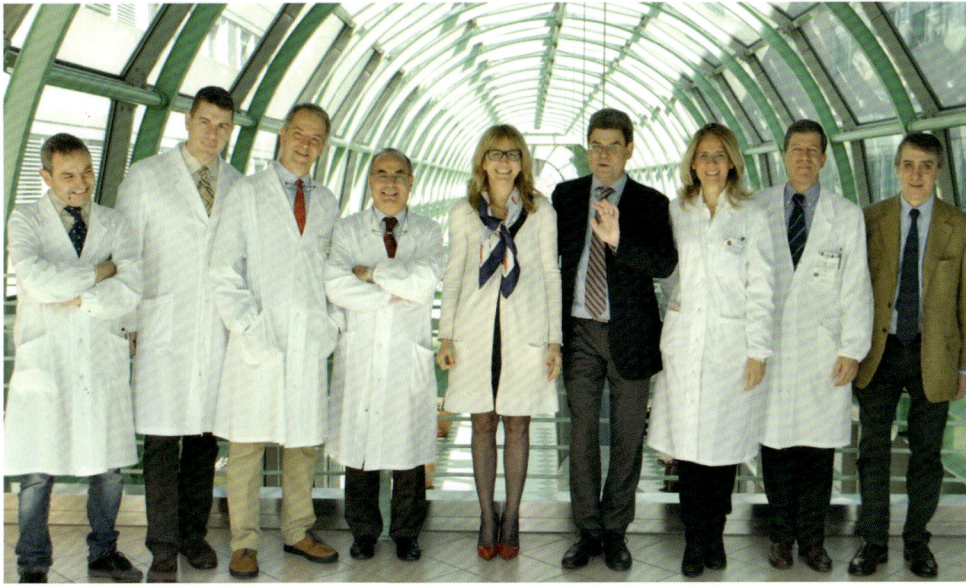

图1　ATSRG的核心代表

左起：Drs Benedetto Cristino, Augusto Orlandi, Eugenio Pompeo, Umberto Tarantino, Tiziana Frittelli (General Director of the Policlinico Tor Vergata), Leonardo Palombi, Paola Rogliani, Roberto Massa, Mario Dauri.

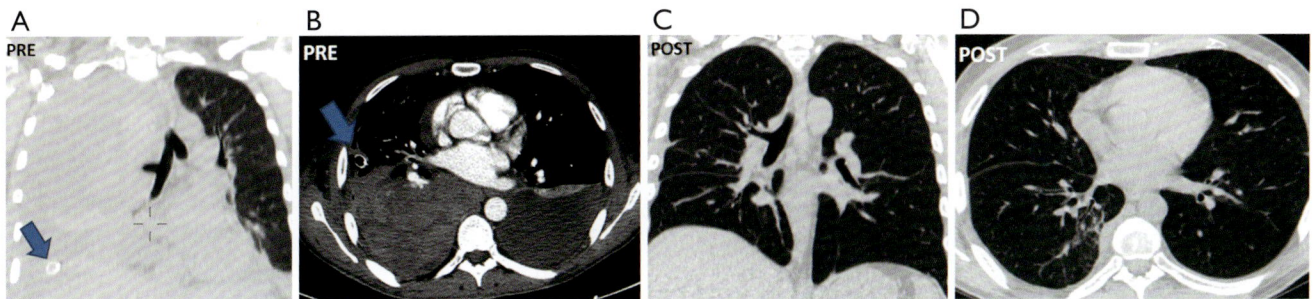

图2　患者1的CT

(A)管状面影像提示张力性血胸引起左侧纵隔移位，虽然放置了胸腔引流管(箭头)；(B)轴位影响显示右侧不均一性液体固体，表明与左侧胸腔积液有关的凝固性血胸，导致双侧肺不张；(C,D)清醒胸腔镜手术后30天胸部CT显示肺完全复膨胀，胸腔内无残留的血块。

们决定紧急行局麻下胸腔镜探查胸膜腔。患者迅速由放射科转运至手术室，采取30°半坐位。没有镇静，仅在局部注射2%利多卡因和0.5%布比卡因，稍微延长原胸腔闭式引流口做一3 cm切口，5-mm30°角镜头通过该切口插入胸腔。在反复胸腔冲洗后，约1 500 mL血液和纱布块被吸出。术中患者不仅没有明显胸痛，还能与医生交谈，并且在氧气面罩吸氧情况下能保持顺畅呼吸。术中没有发现明显的出血点。持续35 min后手术结束时，右侧胸腔植入一根胸引管。将内镜置于胸部切口处保持胸腔负压，并要求患者深呼吸和咳嗽以使右肺重新膨胀起来。术后恢复顺利，术后1个月CT提示无明显异常发现(图2C，D)。

3　病例2

患者22岁，因摩托车意外来急诊科就诊。氧气面罩吸氧(FiO$_2$：50%)，安静时患者意识清醒。胸部CT提示多根肋骨骨折，右侧大量胸腔积液。

迅速放置胸腔引流管，引流出600 mL血液。血气分析提示低氧血症(PO$_2$：50 mmHg)，血二氧化碳正常。24 h后患者临床状况无显著改善，复查CT提示血凝块占据了2/3右侧胸腔。不吸氧血气提示PaO_2 45 mmHg，$PaCO_2$ 40 mmHg，患者在休息时出现呼吸困难。将患者转运至手术室进行清醒VATS。凝固性血胸被完全清除，仔细止血并没有发现明确的出血点。术后患者氧合状况迅速改善（表1），患者也被转至病房。患者术后恢复顺利，并于术后第5 d出院。

4 讨论

血胸是指胸腔内血液聚集。血胸最主要的原因为锐性或钝性胸部创伤，而由于胸腔穿刺造成的医源性血胸的发生率约为0.6%，在重症患者可达1%[7-8]。

表1 手术数据		
参数	病例1	病例2
PaO_2/FiO_2		
Pre	160	280
Intra	200	280
Post	360	380
$PaCO_2$(mmHg)		
Pre	34	40
Intra	37	42
Post	40	44
SAP/DAP (mmHg)		
Pre	90/60	100/65
Intra	100/80	130/85
Post	110/70	120/80
HR(b/min)		
Pre	120	110
Intra	10	90
Post	84	80
Dyspnea (Borg score*)		
Pre	10	7
Intra	5	3
Post	2	0

*，校正的Borg dyspnea评分。Pre，术前5分钟；Intra，术中胸腔打开后；Post，术后60分钟；SAP，收缩压；DAP，舒张压；HR，心率。

清醒VATS已成为许多胸部手术最佳的手术策略。最佳的手术指征仍存在争议，但合并呼吸功能受损以及有并发症的患者被认为是VATS的最佳人选[9]。

据我所知，我们是第一个报道清醒VATS治疗凝固性血胸的。迄今，Katlic和Facktor[3]仅报道了VATS用于自发性通气合并血胸患者，虽然在这些病例中，采用了镇静和标准的3孔入路。此外，在Katlic的患者中，没有提到是择期手术还是急诊手术。

我们的第一例患者，胸腔穿刺造成的医源性血胸问题并没有被胸腔引流解决，其原因为血凝块阻塞引流管并导致张力性血胸造成急性呼吸衰竭。

总的来说，特殊情况下没有采用全麻气管插管，而是采用挽救生命的快通道清醒VATS手术大大缩短了出现呼吸衰竭至外科手术之间的时间间隔。

此外，清醒麻醉是避免进入ICU和降低机械通气风险的最佳选择，因为进入ICU和机械通气将大大增加手术风险，尤其是有多种合并症包括呼吸衰竭和败血症的患者。

其他可选择的非手术方法包括胸腔内注射尿激酶，约有92%的血胸患者有效[10]，但要在数天后才能成功发挥作用。因此对我们的两例患者不适用，我们需要紧急打开胸膜腔探查活动性出血点。

最后，为进一步减少清醒VATS创伤而使用的单套管VATS手术目前正进行积极监测[11]，已被证实是局麻下血胸治疗的最佳选择，正如我们的病例所示术后1个月肺能够完全再膨胀。单套管途径允许我们使用术前放置胸腔引流管的切口，以减少术后疼痛。

综上所述，清醒VATS在2例血胸合并急性呼吸衰竭的患者快速、安全、有效地完成。将来需要进一步的研究来支持我们的初步发现。

致谢

感谢Aurora Pompeo女士提供了ATSRG的照片。

声明

本文作者宣称无任何利益冲突。

参考文献

[1] Boersma WG, Stigt JA, Smit HJ. Treatment of haemothorax. Respir Med, 2010, 104: 1583-1587.

2. Casós SR, Richardson JD. Role of thoracoscopy in acute management of chest injury. Curr Opin Crit Care, 2006, 12: 584-589.

3. Katlic MR, Facktor MA. Video-assisted thoracic surgery utilizing local anesthesia and sedation: 384 consecutive cases. Ann Thorac Surg, 2010, 90: 240-245.

4. Pompeo E, Rogliani P, Tacconi F, et al. Randomized comparison of awake nonresectional versus nonawake resectional lung volume reduction surgery. J Thorac Cardiovasc Surg, 2012, 143: 47-54.

5. Pompeo E, Rogliani P, Cristino B, et al. Awake thoracoscopic biopsy of interstitial lung disease. Ann Thorac Surg, 2013, 95: 445-452.

6. Pompeo E, Dauri M, Awake Thoracic Surgery Research Group. Is there any benefit in using awake anesthesia with thoracic epidural in thoracoscopic talc pleurodesis? J Thorac Cardiovasc Surg, 2013, 146: 495-497.

7. Chen CY, Hsu CL, Chang CH, et al. Hemothorax in a medical intensive care unit: incidence, comorbidity and prognostic factors. J Formos Med Assoc, 2010, 109: 574-581.

8. Yacovone ML, Kartan R, Bautista M. Intercostal artery laceration following thoracentesis. Respir Care, 2010, 55: 1495-1498.

9. Pompeo E, Sorge R, Akopov A, et al. Non-intubated thoracic surgery-A survey from the European Society of Thoracic Surgeons. Ann Transl Med, 2015, 3: 37.

10. Kimbrell BJ, Yamzon J, Petrone P, et al. Intrapleural thrombolysis for the management of undrained traumatic hemothorax: a prospective observational study. J Trauma, 2007, 62: 1175-1178; discussion 1178-1179.

11. Hung MH, Cheng YJ, Chan KC, et al. Nonintubated uniportal thoracoscopic surgery for peripheral lung nodules. Ann Thorac Surg, 2014, 98: 1998-2003.

译者：郑帅，首都医科大学附属北京安贞医院心脏外科，
　　　北京心脏移植及瓣膜外科诊疗中心

Cite this article as: Pompeo E, Cristino B, Rogliani P, Dauri M; for the Awake Thoracic Surgery Research Group (ATSRG). Urgent awake thoracoscopic treatment of retained haemothorax associated with respiratory failure. Ann Transl Med 2015;3(8):112. doi: 10.3978/j.issn.2305-5839.2015.04.13

第十章　清醒状态下胸腔镜手术在急性感染性肺损害中的应用

Andrey Akopov[1,2], Vladimir Egorov[2], Igor Deynega[2], Pavel Ionov[2]

[1]Department of Thoracic Surgery, First Pavlov State Medical University, Saint-Petersburg, Russia; [2]Department of Thoracic Surgery, City Hospital No.1, Saint-Petersburg, Russia

Correspondence to: Andrey Akopov. Department of Thoracic Surgery, First Pavlov State Medical University, 12 Rentgen St., 197022 Saint-Petersburg, Russia. Email: akopovand@mail.ru.

背景：非全身麻醉下胸部微创治疗技术的逐步开展，证实了这一方案的可行性。本文分析了局部麻醉下肺脓肿电视辅助胸腔镜(VATS)手术的结果，并对其适应证进行探讨。

方法：2010年1月1日至2013年12月31日，所有在局部麻醉和镇静条件下接受电视辅助胸腔镜(VATS)手术的急性感染性肺损害(acute infectious pulmonary destruction，AIPD)患者的治疗结果被纳入这一前瞻性研究分析。直径>5 cm的周围型肺部空洞行非气管插管脓肿腔内镜治疗(non-intubated video abscessoscopy，NIVAS)。脓气胸行非气管插管胸腔镜治疗(non-intubated video thoracoscopy，NIVTS)。治疗标准：脓腔清理与冲洗，清除死骨，分离粘连及活检。所有操作均在局部麻醉和镇静的条件下完成，未进行气管插管和硬膜外麻醉。

结果：入组患者65例，NIVAS 42例，NIVTS 32例，9例接受了二次手术。均未行气管插管和硬膜外麻醉。无中转开胸病例。术后并发症11例(13%)：皮下气肿(5例)，胸壁蜂窝组织炎(3例)，肺出血(2例)，气胸(1例)。死亡1例，死亡原因为主要疾病进展。50例在脓肿/胸膜腔引流后5~8 d内行NIVAS或NIVTS治疗，15例在引流之前行NIVAS或NIVTS治疗，肺出血和胸壁蜂窝组织炎均发生于后一组病例。

结论：局部麻醉和镇静条件下NIVAS和NIVTS治疗展示出良好的患者耐受性和安全性，可更多地应用于AIPD的治疗。确保NIVAS和NIVTS治疗效果的最主要因素为治疗开始的时间。

关键词：局部麻醉；肺脓肿；非插管；胸外科；腔镜

View this article at: http://dx.doi.org/10.3978/j.issn.2305-5839.2015.04.16

作者介绍：图1是来自俄罗斯圣彼得堡第一医院胸外科的作者团队。他们是Igor Deynega, Andrey Akopov, Vladimir Egorov, Pavel Ionov(自左而右)。

1　前言

胸外科学的历史首先是从局部麻醉下的治疗开始。直到20世纪60年代中期，俄罗斯几乎所有的肺部治疗依然是在局麻下完成的[1-2]。

随着全身麻醉取代局部麻醉应用于胸外科手术，全身麻醉的安全性大大鼓励了外科医生的信心，推动外科技术显著提高，以往被认为是不可能或致命的手术成为了可能。然而，外科学的发展也在不断提出新的任务和目标。

随着微创胸腔镜技术的发展和常规化，一些疗效指标如：住院时间，手术费用，引流时间等日益受到

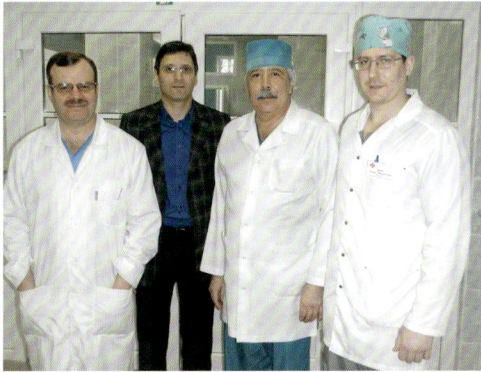

图1　Igor Deynega, Andrey Akopov, Vladimir Egorov, Pavel Ionov

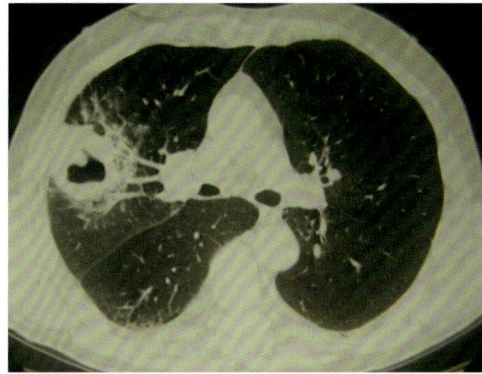

图2　右肺急性化脓性肺脓肿 CT

关注[3-8]。外科技术日益发展，越来越多的手术可以在门诊完成，而门诊往往不具备开展全身麻醉的条件。这使得我们需要重新审视局部麻醉的应用。目前，在非全身麻醉下，很多胸部微创介入治疗也已经被证明是安全可行的。

在发达国家，急性感染性肺损害(AIPD)患者依然较多[9-10]。AIPD治疗费用昂贵，治疗周期长，患者往往一般情况欠佳，难以耐受大型手术[11]。对于这类患者，微创技术的应用对于改善疗效，缩短住院时间起到了重要作用。我们分析了局部麻醉下电视胸腔镜手术(VATS)开展的情况，介绍我们将这一技术应用于急性感染性肺损害(AIPD)的一些经验，并对其适应证进行讨论。

2　方法

本研究得到当地伦理委员会批准。所有研究对象都签署了知情同意书。

2010年1月1日至2013年12月31日，所有在局部麻醉和镇静条件下接受VATS治疗的AIPD患者的治疗结果被纳入进行前瞻性分析。所有治疗都是在没有进行气管插管和硬膜外麻醉下开展的，治疗期间治疗组始终与患者进行沟通交流。

急性感染性肺损害(AIPD)定义参照2014年欧洲胸外科医师协会胸外科学教科书[11]。研究入组空洞样急性感染性肺损害病例(AIPD)，包括急性化脓性脓肿和坏疽性脓肿。急性化脓性脓肿肺部炎症病灶较快发生坏死化脓并形成局限性空洞(图2)。坏疽性脓肿导致肺组织坏死，沿坏死的界限形成近胸壁的空洞，或肺内游离坏死肺组织及死骨逐步溶解清除形成空洞(图3)。对于位于

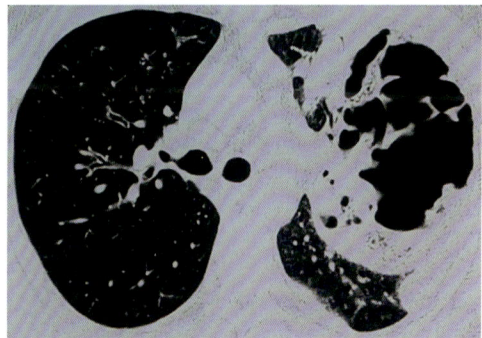

图3　左肺坏疽性肺脓肿 CT

肺实质外周，直径>5 cm的坏死空洞，行非气管插管脓肿腔内镜治疗(NIVAS)。

脓气胸手术是另一种可在非全身麻醉下开展的手术。脓气胸定义为肺脓肿破溃至胸膜腔，形成支气管与胸膜的异常连接(瘘管)，脓(脓腔内容物)和空气进入胸膜腔(图4)。这部分患者接受非气管插管胸腔镜手术(NIVTS)。未形成空洞的肺脓肿患者未纳入本研究。

NIVAS和NIVTS治疗标准：肺或胸膜腔空洞的清创引流，清除坏死组织及死骨，特异性感染(结核，肿瘤)和非特异性感染的鉴别诊断。

除了常规手术的禁忌证如：循环不稳定、急性心肌梗死、急性脑循环障碍、以及凝血功能障碍，局部麻醉下手术的禁忌证还包括显著脑病和患者情绪不稳定。

所有患者接受干预治疗前均进行彻底检查，包括心血管、肺功能储备的评估及患者一般情况评估。凝血功能检测为必检项目。除外常规临床项目评估，患者还需行胸部X线、CT和纤维支气管镜检查。痰和分泌物行细

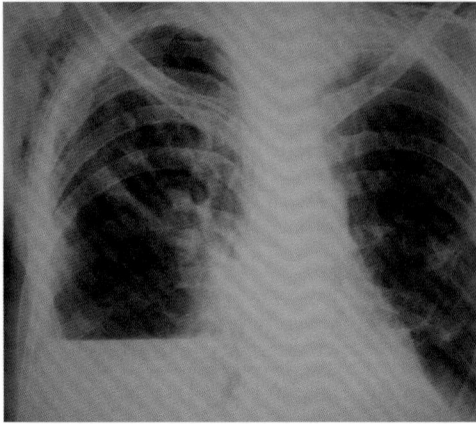

图4 局限性脓气胸右侧胸膜腔下部X光胸片

胞学和细菌学检测。

所有患者均接受同样的保守治疗：肺部脓肿及胸膜腔脓肿脓气胸病例均接受经胸引流，抗生素治疗及补液处理。入院当天首先行脓腔引流，然后行进一步的保守治疗。

单一端口模式的Karl Storz腔镜系统被用于NIVAS和NIVTS的操作，患者取坐位或半坐卧位，防止误吸入脓腔内容物。通过计算机断层扫描数据定位病灶最近位置胸壁。接受VATS前，肌内注射地西泮镇静，最大剂量10 mg/h。手术过程中行血压和心电监测。鼻导管供氧。

以1%赛罗卡因或1%利多卡因对皮肤、胸壁软组织及脏层胸膜行局部浸润麻醉后，穿刺定位脓腔，抽到脓或空气定位后，切开一个1.5 cm的切口，置入套管针。吸尽脓腔内容物。胸腔镜探查脓腔。清创包括消毒液清洗，清除纤维蛋白束和死骨。分离粘连，消除脓腔分隔利于术后脓液引流。脓腔壁行2到3个点的多点活检。必要时局部应用止血剂减少出血。行NIVTS治疗，必要时可加行局部肺膜剥脱术。脓腔底部留置24~28号引流管，引流脓腔内氨基己酸溶液。

所有患者均留置中心静脉导管。无需留置动脉导管及尿管。

术后引流管接负压吸引。消毒液每日冲洗脓腔及胸膜腔。渗出较多时每日可冲洗2~3次。术后均未给予麻醉剂及特殊镇痛处理。

3 结果

全部65例患者接受了NIVAS或NIVTS治疗。男51例，

女14例。平均年龄58.4(24~78)岁。急性化脓性肺脓肿40例(62%)，坏疽性肺脓肿25例(38%)。脓气胸29例(45%)(表1)。

右肺病灶39例(60%)，左肺病灶23例(35%)，双肺病灶3例(5%)。病灶较多位于上叶后段(31例，48%)和下叶背段(25例，38%)。一半以上病例脓腔最大径超过10 cm，21例(32%)脓腔最大径超过15 cm。

入院时按美国麻醉医师协会(ASA)身体状况分级：Ⅰ级(0例)，Ⅱ级(3例)，Ⅲ级(19例)和Ⅳ级(43例)。坏疽脓肿(ASA评分Ⅳ级——21例/25例，84%)及脓气胸(ASA评分Ⅳ级——22例/29例，76%)患者的身体状况评估较差。主要表现为咳大量脓痰——超过100 mL每日，所有病例均发热，呼吸困难指数(MMRC)分级3~4级——49例/65例(75%)，疲劳，衰弱综合征，低血压及心动过速。

表1 患者临床资料

临床资料	数据
病例数(%)	65(100)
性别：男(%)	51(78)
平均年龄(岁)	58.4
急性化脓性脓肿(%)	40(62)
坏疽性脓肿(%)	25(38)
脓气胸(%)	29(45)
病因(%)	
非特异性感染	56(86)
肿瘤	4(6)
结核	5(8)
体力分级(%)	
ASA2	3(5)
ASA3	19(29)
ASA4	43(66)
伴随疾病(%)	
糖尿病	9(14)
药物滥用	13(20)
病毒性肝炎	25(38)
HIV+	9(14)
VATS手术时间	
脓肿/胸腔引流前	15(23)
引流后5~8 d	50(67)

ASA，美国麻醉医师协会；VATS，电视辅助胸腔镜手术。

合并严重肺部疾病(COPD，哮喘)20例(31%)，冠心病21例(32%)，糖尿病9例(14%)，HIV 9例(14%)，乙肝和丙肝28例(38%)。仍吸烟者46例(71%)，吸毒者13例(20%)。

36例(55%)行NIVAS，29例(45%)行NIVTS。6例坏疽性脓肿患者和3例脓气胸患者分别接受了二次手术，总计实施了42例NIVAS和32例NIVTS手术。NIVAS的平均手术时间为11.5 min(7~15 min)，NIVTS为13.4 min(10~17 min)。

3.1　非气管插管脓肿腔镜治疗(NIVAS)

化脓性脓肿(11例)特征为：肉芽组织多，大量纤维蛋白沉积，脓腔多为圆形。处理化脓性脓肿的操作重点多集中在脓腔壁的处理和活检，清除纤维蛋白及化脓坏死组织。但我们没有重视严重粘连导致的脓腔分隔，阻碍了脓液的引流。坏疽性脓肿(25例)表现为不规则脓腔，粘连分隔和特征性的难以引流的脓腔。脓腔壁通常厚薄不均，覆盖着坏死组织、纤维蛋白束网以及裸露的肺组织。内容物多呈黑色，黏稠，伴有恶臭。常靠近胸壁，多见游离死骨存在。NIVAS操作时清除死骨，离断粘连，分离脓腔分隔更为重要。这些操作要点是保障坏疽性脓肿NIVAS治疗效果的基础。

3.2　非气管插管胸腔镜治疗(NIVTS)

NIVTS组病例特点为脓腔大，大量纤维坏死组织沉积，内容物易于清除，脓腔粘连分隔多见，支气管胸膜瘘瘘口难以发现。相关数据见表2。

无一例在手术中发生并发症。无转为气管插管及中转开胸病例。无论是NIVAS或NIVTS，局部麻醉下患者均没有出现明显的恐惧感。

11例患者(13%)发生了术后并发症(表3)。出血是由清除较为固定死骨时引起，多通过保守治疗后好转。胸壁皮下气肿均自行吸收消失。气胸行置管处理。3例胸壁蜂窝组织炎，局部切开至肋骨骨面后，每日行伤口清创换药。2例最终痊愈。1例由于主要疾病进展死亡。

患者接受NIVAS和NIVTS手术的时机是确保治疗效果最重要的因素。15例患者在行脓腔引流之前接受NIVAS或NIVTS手术，其余50例在脓液清除，急性炎症消退，5~8 d后接受NIVAS或NIVTS手术。在15例脓腔引流前接受NIVAS或NIVTS手术的患者中，5例(33%)患者无法按计划实行手术，未能进行彻底脓腔清理及活检。

表2　NIVAS和NIVTS

操作	NIVAS n=42(%)	NIVTS n=32(%)
直视下脓腔冲洗	42(100)	32(100)
死骨及纤维束清除	36(86)	32(100)
粘连分离	22(52)	20(62)
活检	42(100)	32(100)
止血	35(82)	8(25)

NIVAS，非插管脓腔内镜手术；NIVTS，非插管胸腔镜手术。

表3　围术期并发症

手术方式	出血(%)	皮下气肿(%)	气胸(%)	胸壁蜂窝织炎(%)
NIVAS (n=42)	2(5)	3(7)	1(2)	2(5)
NIVTS (n=32)	0	2(6)	0	1(3)
总计 (n=74)	2(3)	5(7)	1(1)	3(4)

NIVAS，非插管脓腔内镜手术；NIVTS，非插管胸腔镜手术。

这部分患者接受了再次手术。肺出血及3例胸壁蜂窝组织炎均发生在这组患者中。在引流后接受手术的病例中，91%的病例成功地按计划完成了手术，未发生严重并发症。同时引流后手术病理活检的诊断价值也更高。2例患者第一次手术活检标本质量达不到诊断需要，通过二次NIVAS手术活检诊断为肺结核(1例)和肺癌(1例)。

1例坏疽性脓肿患者由于炎症进展，在手术后30 d死亡。虽然其脓腔完全清除，但由于铜绿假单胞菌和厌氧微生物感染的多重耐药性，肺部感染无法控制。

4　讨论

局麻下对AIPD患者实施NIVTS和NIVAS治疗的要点包括：①时间尽量短；②操作范围尽量少。AIPD在局部麻醉下接受治疗不需要进行单肺通气。

局部麻醉的主要优点为其安全性。手术过程中中枢神经系统仍然发挥监控及反馈调节功能，当呼吸循环变化时会作出自我调节[12-13]。清醒状态下，患者能够主动咳嗽排痰。主动有效的咳嗽和坐位或半坐卧位减少了误吸，降低了健康肺感染的几率。同时，也降低了术后肺不张的几率，而肺不张是术后肺部感染的重要原因之一。本研究的病例无一例术后肺不张发生。

患者在手术过程中均未感受到特殊不适。总之，这项技术并不复杂，不存在陡峭的学习曲线。而且当积累了充分的经验后，麻醉师对待局部麻醉下干预治疗的态度更为积极。目前只有当感染性肺损害患者需要进行更大创伤的手术如广泛的胸膜剥离、切除术等，才会选择全身麻醉气管内插管处理。其他研究者在非全身麻醉下胸腔镜手术方面的研究结果也显示出了更短的手术时间及住院时间，更低的治疗费用[3,5-6,14-15]。2009年至今我们所有的AIPD患者的胸腔镜治疗均在局部麻醉非插管的情况下完成，所以我们的研究没有对比成本和患者VATS治疗持续时间。我们集中对几个重要因素进行讨论，如手术室利用率、参与的医院工作人员及气管插管的相关风险的减少等。本研究选取的病例有其特殊性，AIPD患者通常社会地位较低，多为顽固耐药菌感染[11,16]。AIPD患者常常需要独立病房及隔离治疗，这意味着昂贵的治疗成本和支出。由此可见，局部麻醉下的微创治疗，对这类患者意义重大。

结合上述讨论及我们的临床经验，我们对AIPD患者NIVAS和NIVTS治疗进行以下总结。①NIVAS和NIVTS干预包含诊断和治疗两方面的目的。②需先行脓腔引流，待脓液清除及炎症消散后再行进一步干预治疗。尽管如此，二次手术治疗也不可能完全避免。处理死骨时，需耐心细致，死骨有两种类型：游离死骨和固定或近胸壁死骨。在清除固定或近胸壁死骨时，如果动作粗暴可能导致严重出血。由于清除死骨可能带来严重的后果，因此，如何确定死骨是游离死骨或固定的显得尤为重要，也是决定首次及二次NIVAS手术时间的重要问题。遗憾的是到目前为止，对此仍然没有一个较好的判断方法。

5 结论

综上所述，在局麻和镇静条件下开展NIVAS和NIVTS手术，体现出良好的患者耐受性和安全性，我们建议将这一技术更多地应用于AIPD患者的处理。NIVAS和NIVTS手术时机是确其治疗效果的重要因素。有必要在其他单位推广这一技术，以获得更多经验，以推动这一技术的规范化及应用。

声明

本文作者宣称无任何利益冲突。

参考文献

[1] Bogush LK. Development of surgery of pulmonary tuberculosis in the Soviet Union for the last 50 years. Probl Tuberk, 1967, 45: 3-9.

[2] Grigorian AV, Lokhvitskii SV. Major results and prospects for the development of lung surgery in the USSR. Grudn Khir, 1972, 14: 14-21.

[3] Pompeo E, Mineo D, Rogliani P, et al. Feasibility and results of awake thoracoscopic resection of solitary pulmonary nodules. Ann Thorac Surg, 2004, 78: 1761-1768.

[4] Al-Abdullatief M, Wahood A, Al-Shirawi N, et al. Awake anaesthesia for major thoracic surgical procedures: an observational study. Eur J Cardiothorac Surg, 2007, 32: 346-350.

[5] Pompeo E, Tacconi F, Mineo D, et al. The role of awake video-assisted thoracoscopic surgery in spontaneous pneumothorax. J Thorac Cardiovasc Surg, 2007, 133: 786-790.

[6] Pompeo E, Mineo TC. Awake pulmonary metastasectomy. J Thorac Cardiovasc Surg, 2007, 133: 960-966.

[7] Katlic MR, Facktor MA. Video-assisted thoracic surgery utilizing local anesthesia and sedation: 384 consecutive cases. Ann Thorac Surg, 2010, 90: 240-245.

[8] Lesser TG. Laser application enables awake thoracoscopic resection of pulmonary nodules with minimal access. Surg Endosc, 2012, 26: 1181-1186.

[9] Pagès PB, Bernard A. Lung abscess and necrotizing pneumonia: chest tube insertion or surgery? Rev Pneumol Clin, 2012, 68: 84-90.

[10] Deǐnega IV, Egorov VI, Ionov PM, et al. Diagnostics and surgical treatment of lung cancer in conditions of special thoracal department for patients with purulent lung diseases. Vestn Khir Im I I Grek, 2014, 173: 15-18.

[11] Akopov A, Egorov V, Furák J. Bacterial Lung Infections. In: Kuzdzal J. eds. ESTS textbook of thoracic surgery. Cracow: Medicina Praktyczna, 2014: 517-27. Available online: http://www.ests.org/textbook/default.aspx

[12] Ambrogi MC, Fanucchi O, Gemignani R, et al. Video-assisted thoracoscopic surgery with spontaneous breathing laryngeal mask anesthesia: preliminary experience. J Thorac Cardiovasc Surg, 2012, 144: 514-515.

[13] Kiss G, Claret A, Desbordes J, et al. Thoracic epidural anaesthesia for awake thoracic surgery in severely dyspnoeic patients excluded from general anaesthesia. Interact Cardiovasc

Thorac Surg,2014,19：816-823.

［14］ Hazelrigg SR,Nunchuck SK,LoCicero J 3rd. Video Assisted Thoracic Surgery Study Group data. Ann Thorac Surg,1993,56：1039-1043；discussion 1043-1044.

［15］ Pompeo E. State of the art and perspectives in non-intubated thoracic surgery. Ann Transl Med,2014,2：106.

［16］ Schweigert M,Dubecz A,Beron M,et al. Surgical therapy for necrotizing pneumonia and lung gangrene. Thorac Cardiovasc Surg,2013,61：636-641.

译者：佘科霖，湖南省邵阳市中心医院胸外科

Cite this article as: Akopov A, Egorov V, Deynega I, Ionov P. Awake video-assisted thoracic surgery in acute infectious pulmonary destruction. Ann Transl Med 2015;3(8):100. doi: 10.3978/j.issn.2305-5839.2015.04.16

第十一章　重度肺气肿的复杂处理：清醒肺减容术的作用

Eugenio Pompeo[1], Paola Rogliani[2], Leonardo Palombi[3], Augusto Orlandi[4], Benedetto Cristino[1], Mario Dauri[5]; for the Awake Thoracic Surgery Research Group (ATSRG)

Departments of [1]Thoracic Surgery, [2]Pulmonology, [3]Epidemiology and Public Health, [4]Anatomic Pathology, [5]Anesthesia and Intensive Care, Policlinico Tor Vergata University, Rome, Italy
Correspondence to: Eugenio Pompeo, MD, PhD, FETCS. Department of Biomedicine and Prevention, Section of Thoracic Surgery, Tor Vergata University, Via Montpellier 1, 00133, Rome, Italy. Email: pompeo@med.uniroma2.it.

摘要：切除性肺减容术(LVRS)是在全麻单肺通气条件下非解剖性切除损毁的肺组织，该手术在肺功能、活动耐力、生活质量和生存等方面已显示出显著、持久的改善，特别是在肺气肿集中在上叶以及低活动耐力人群中作用更显著。但是，分别高达5%和59%的死亡率和并发症率，导致该术式未广泛开展，并促使人们研究侵袭性更小的外科术式和支气管镜下非切除技术，以谋求同等临床效果条件下更低的并发症率。我们已研发出一种非切除肺减容术，该方法是在胸椎硬膜外麻醉(TEA)患者清醒状态下，将最严重的肺气肿目标区域进行折叠。这种超微创方法的临床结果令人鼓舞，该方法的中期结果与切除性肺减容术相比，住院时间更短，不良反应更少。考虑到文献中可用的数据，我们在这篇回顾性文章中分析了清醒肺减容术的指征、技术细节和结果。

关键词：肺气肿；慢性阻塞性肺疾病(COPD)；清醒胸部外科；清醒电视辅助胸腔镜手术(VATS)；非插管胸部外科；非插管电视辅助胸腔镜手术

View this article at: http://dx.doi.org/10.3978/j.issn.2305-5839.2015.04.17

作者介绍：图1是文章作者和其他ATSRG代表的合影。ATSRG是一个旨在完成、促进有关清醒和非插管胸部外科的开拓性、综合性临床研究的多学科团队。

1　前言

肺气肿是慢性阻塞性肺疾病(COPD)的一种表型，其病程不可逆，能令人逐渐衰弱，估计有三分之一的COPD患者伴有肺气肿[1]。

由于烟草持续消费、生物燃料和人口老龄化等因素，肺气肿与全球社会、经济负担密切相关，预计到2030年将成为第三大死因[2-4]。

进展期肺气肿降低肺的弹性回缩和外周细支气管的机械支撑，最终导致早期呼气相气道萎陷，严重的气体潴留和肺过度膨胀。肺气肿的标准处理方法包括戒烟，支气管扩张剂和抗炎药物治疗，辅助供氧以及康复治疗。

但是，对于严重肺气肿患者，药物治疗很少奏效，可以考虑包括肺减容术(LVRS)在内的干预治疗。

标准的LVRS程序是在全麻单肺通气条件下非解剖性切除损毁的肺组织(切除性肺减容术)[5]，该手术在肺

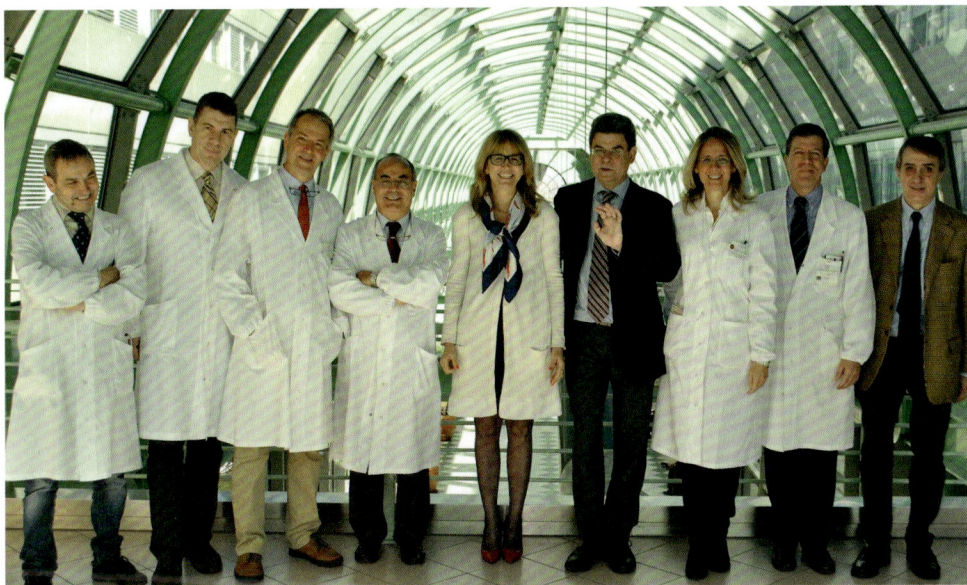

图1　ATSRG的核心代表

左起：Drs Benedetto Cristino，Augusto Orlandi，Eugenio Pompeo，Umberto Tarantino，Tiziana Frittelli（罗马大学医院董事长），Leonardo Palombi，Paola Rogliani，Roberto Massa，Mario Dauri.

功能、活动耐力、生活质量和生存等方面已显示出显著、持久的改善，特别是在肺气肿集中在上叶以及低活动耐力人群中作用更显著[6]。但不幸的是，切除性肺减容术后可能发生一些并发症，导致死亡率和并发症率分别高达5%和59%[7]。

这些数字导致切除性肺减容术未广泛开展，并促使人们研究侵袭性更小的外科术式和支气管镜下[8-10]非切除技术，以谋求同等临床效果条件下更低的并发症率。

为了克服切除性肺减容术的重要缺陷，我们独创出一种可在患者完全清醒状态下完成的非切除肺减容术[11]。这种超微创方法的临床结果令人鼓舞[12]，在单中心随机研究中，其中期结果与切除性肺减容术相比，住院时间更短，不良反应更少[13]。

考虑到文献中可用的数据，我们在这篇文章中分析了清醒肺减容术的指征、技术细节和结果。

2　背景

2.1　切除性肺减容术

切除性肺减容术是由Brantigan和Mueller在1957年率先提出的[14]。该手术流程包括分期行开胸术，非解剖性切除肺气肿肺组织，旨在减少总肺容积，重塑胸壁和膈肌，恢复对细支气管的径向牵引，从而缓解呼气

流量阻塞。当时，尽管大部分患者具有明显的主观获益，但仍缺乏客观获益的证明，且死亡率高达18%[15]，这些都导致肺减容术被迅速淘汰。在沉寂了40年之后，Cooper及其同事[5]提出技术改良，包括应用正中胸骨切开以同时用切割缝合器完成双侧肺切除术，使得LVRS再次焕发活力。应用该方法的一系列研究结果显示，无死亡病例发生，呼吸困难症状、肺功能、活动耐力和生活质量均明显改善。此后，无论单侧[16-18]还是双侧[19-21]电视胸腔镜手术(VATS)方法，均可重复出类似的令人满意的结果。

大规模的全国肺气肿治疗试验(NETT)[6]印证了与最佳药物治疗相比，切除性肺减容术显示出显著、持久的获益以及生存优势，特别是在肺气肿集中在上叶以及低活动耐力人群中作用更显著。但是，NETT试验手术死亡率为5%，总并发症率为59%[7]。约30%患者术后恢复时间延长，术后1个月仍未出院或接受康复治疗。因此，LVRS的成本效益逐渐被质疑[22]，导致近年来该方法未广泛开展[23]。

2.2　清醒麻醉下非切除肺减容术(清醒肺减容术)

采用肺组织折叠方法进行非切除肺减容术的历史背景可追溯到Brantigan时代，他提出切除或者折叠肺气肿

组织均可达到充分减少肺容积的目的[24]。

1992年，Crosa-Dorado等[25]提出在专门定制的折叠钳帮助下行开胸肺大泡多重折叠。1998年，Swanson及其同事[26]将Crosa-Dorado提出的方法稍加修改，使其更适合VATS下应用。1999年Iwasaki等提出进一步的原创折叠方法[27]。

上述所有的肺切除肺减容术均在全麻单肺通气下完成。

2006年，我们[11]报道了一种折叠大部分肺大泡组织区域的原创性非切除肺减容术技术的可行性及早期结果，作者之一(EP)将其发展为理想状态下可在胸椎硬膜外麻醉(TEA)患者自主通气清醒状态下完成。该方法遵循切除性肺减容术的基本概念，包括减少约30%肺容积，沿单一理想路线缝合，以及运用切割缝合器设备。此外，它还加入了潜在的优点，包括避免损失肺组织，外围间断缝合以期更具弹性，避免胸膜中断以及将折叠的肺大泡组织做成内嵌支撑物。这些技术改良旨在促进术后即刻肺复张，降低切除性肺减容术最常见的不良反应——持续漏气的风险。

3 入选标准

清醒肺减容术的入选和排除标准与切除性肺减容术无明显差异[28](表1)。

主诉呼吸困难失去生活能力，中到重度梗阻性疾病及活动耐力受限，最佳药物治疗无效，具备肺过度通气的放射学证据，胸片提示膈面平坦的患者是潜在的人选，必须进一步行高分辨计算机断层扫描(HRCT)、人体体积描记法评估静态肺容积以及一氧化碳弥散功能(DLCO)等检查。

人体体积描记法显示残气量(RV)增加，HRCT显示异质性重度肺气肿是清醒肺减容术的合适人选。特别是我们已经在非清醒肺减容术提到的，肺气肿集中在上叶的患者同样也是清醒肺减容术的理想人选，这类患者可得到更大程度的缓解(图2)。不过，肺气肿集中在下叶的异质性肺气肿患者同样可以从清醒手术中显著获益(图3)。

另一方面，1秒钟用力呼气量(FEV1)≤20%预计值，均质性肺气肿或DLCO≤20%预计值，可导致切除性肺减容术后死亡率达16%，尽管接受清醒肺减容术的该亚组患者结果尚未报道，但一般认为具备这些特征的患者不宜手术[29]。

表1 清醒非切除肺减容术推荐标准
入选标准
年龄40~80岁
HRCT显示重度异质性肺气肿
静息或极小体力活动时呼吸困难(mMRC评分≥2)
FEV1≤50%，但>20%预计值的中重度阻塞性疾病
过度通气功能方面，人体体积描记法显示残气量>170%预计值，肺活量>110%预计值
静息时室内PaO2>45 mmHg
活动耐力受损但6MWT距离>150米
ASA评分≤3
戒烟至少4个月
排除标准
BMI<18和>29
HRCT显示均质性肺气肿，无肺减容术目标区域
需要辅助通气
一次呼吸技术显示DLCO<20%预计值
吸入气道阻力增加的严重支气管炎和/或每日产生大量痰液
静息时PaCO₂>55 mmHg
多普勒超声心动图提示平均肺动脉压>35mmHg的肺动脉高压或收缩期肺动脉压峰值>50 mmHg
存在显著增加手术风险的合并症，包括不稳定、未治疗冠状动脉疾病或室性心律失常
患有预期生存期<12个月的肿瘤

LVRS，肺减容术；HRCT，高分辨计算机断层扫描；mMRC，改良医学研究委员会呼吸困难评分；FEV₁，1秒钟用力呼气量；RV，残气量；PaO₂，动脉氧分压；6MWT，6 min步行试验；ASA，美国麻醉学会评分；BMI，体重指数；DLCO，一氧化碳弥散功能；PaCO₂，动脉二氧化碳分压；PA，肺动脉。

清醒肺减容术入选患者常可见中度低氧血症，中度低氧血症并不是排除标准。

强制戒烟以降低手术风险，并可以确认患者接受手术治疗的决心。

清醒肺减容术特有的禁忌证包括肥胖症，不愿接受清醒外科手术，过度焦虑症状，或HRCT显示术侧胸腔闭锁。

4 麻醉

表2概括总结了清醒与非清醒麻醉的主要差异。

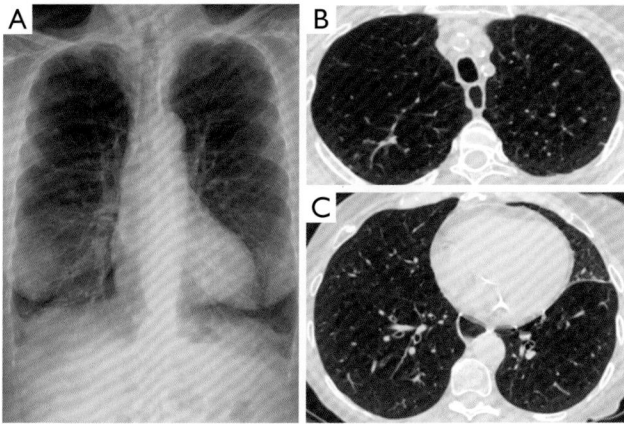

图2　清醒肺减容术适合人选的放射学特征

(A)胸片提示肺过度通气导致膈面平坦和胸廓扩张。(B,C)HRCT横断面扫描提示异质性重度肺气肿,上叶受累更重(B),中/下叶情况相对较好(C)。HRCT,高分辨计算机断层扫描。

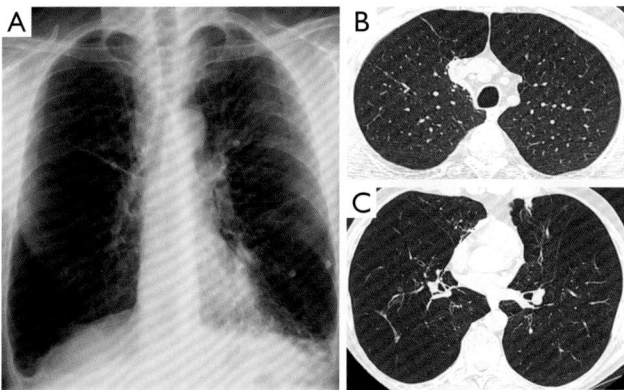

图3　清醒肺减容术适合人选的放射学特征提示肺及胸廓扩张
(A)膈面平坦,(B,C)异质性重度肺气肿并以下叶受累更重。

我们为清醒肺减容术所选择的麻醉方式是完全清醒状态下的TEA,患者可自主通气。TEA的目的是在T1~T8节段阻滞躯体感觉和运动神经,同时保留膈肌运动。

硬膜外导管被放置在T4~T5水平。手术过程中,麻醉方案包括0.5%罗哌卡因和1.66 μg/mL舒芬太尼持续输入硬膜外腔,同时通过文丘里面罩补充供氧,将血氧饱和度维持在90%以上。

手术结束时,麻醉方案更改为0.16%罗哌卡因和1 μg/mL舒芬太尼以2~5 mL/h输入,硬膜外管在术后第二天拔除。

脊柱畸形和凝血功能障碍是TEA的禁忌证,此类患者通过椎旁阻滞[30]或肋间神经阻滞完成清醒肺减

表2　插管和清醒麻醉的技术差别

麻醉特征	非清醒	清醒
诱导用药	是	否
类型	全身	局部*
通气	机械	自主
气管插管	是	否
膈肌麻痹	是	否
意识	无	有
记忆缺失	是	否
咳嗽反射	无	有
需脱机	是	否
需加用镇静剂	否	可选择
需补充氧气	是	是

*胸椎硬膜外麻醉;肋间或椎旁阻滞。

容术。

患者不耐受清醒麻醉,术中意外情况或出现需全麻解决的技术难题,都应随时考虑中转为全麻。用静脉注射丙泊酚(1.5~2 mg/kg),芬太尼(0.1 mg)和维库溴铵(0.1 mg/kg)进行全麻诱导,芬太尼和维库溴铵维持麻醉,并持续给予丙泊酚静脉输入。左双腔气管插管用以维持单肺通气。术中清醒麻醉中转全麻通常无需变换患者体位,借助可视喉镜完成气管插管,并用纤维支气管镜将双腔气管插管调整到正确位置。

手术结束后,清醒肺减容术患者在恢复室停留30 min,然后直接转回病房,紧接着就可以饮水、进食,并在理疗师帮助下步行。

5　外科技术

患者的体位是开胸术的侧卧位。手术台一般不采用胸部过屈位以利于非手术侧肺通气。视频监视器置于手术台头侧。手术切口放置四个弹性Trocar。摄像机孔置于第6肋间腋中线,器械操作孔置于第3和/或第5肋间腋前线以及第4肋间腋后线。患者自主通气时用30° 10 mm摄像机优化成像。如果存在胸腔粘连,则联合运用锐性及钝性分离。

非切除肺减容术的目的是尽可能折叠肺大泡组织。以HRCT影像为基础标定的肺毁损严重区域,需在术中用器械协助触诊加以确认。

每当肺过度通气抵消了手术时气胸所致的肺萎陷，我们都会用划桨型内镜下牵开器推压肺组织，改善术野暴露和外科操作。

随后，用两把卵圆钳抓持肺大泡目标区域的顶端，在"花生米"配合下推压肺组织。接下来边抓持剩余肺组织边缘，边用45 mm非切割内镜缝合器在外围缝合被折叠区域。用类似的方式，再用两把缝合器分别在目标区域的腹侧和背侧各形成一条间断缝合线。因此，上叶肺容积可在不损失肺组织的前提下减少50%，并且肺仍被重塑为梯形。对于肺气肿集中在下叶的患者，用同样的多次较小的折叠方式减少总肺容积(图4)。

切除性和非切除肺减容术的主要差异如表3所示。

表3 切除性和非切除肺减容术的技术差异		
特征	切除性	非切除性
组织切除	是，非解剖性	否
缝合类型	器械连续性	器械间断性
缝合长度(mm)	≥225	125
缝合部位	深方	外围
胸膜中断	是	否
支撑物	可选择，异种的	是，折叠的脏层胸膜
重塑形状	梯形	梯形
容积缩减量(单肺)(%)	≥30	≥30

6 外科策略

同期双侧肺减容术已显示出比单侧治疗更好的疗效，并成为多家机构治疗的首选策略[31-32]。但是，我们已经报道了对于非对称性肺气肿患者，肺气肿病变较重一侧单侧肺减容术FEV1改善与同期双侧治疗相似[33-34]。这可能是由于纵隔移动产生的关联效应，使得单侧手术可以改善双侧肺通气。

此外，资料显示双侧手术后FEV1年衰退速度较单侧肺减容术更快[35]。这些特征归纳起来就是单侧手术患者耐受性较同期双侧治疗更好。这使得我们更倾向于分期行双侧手术的策略。事实上，虽然尚无对比分期与同期双侧肺减容术的前瞻性研究，但我们前期的回顾性分析显示，对比同期双侧肺减容术，分期双侧手术可使FEV1、用力肺活量(FVC)、6 min步行试验(6MWT)和残气量(RV)等指标改善更稳定[36]。

因此，我们目前的治疗策略是首先行肺气肿较严重一侧肺的单侧清醒肺减容术，对侧肺手术延缓至第一次手术的获益已消失时。

本中心95%以上的清醒肺减容术是在VATS下完成的，对于术侧既往有胸部大手术病史，放射学资料显示弥漫性纤维粘连，或出现术中意外情况、并发症需开胸的患者，我们认为需要行开胸手术。

7 结果

对于我们所关心的清醒肺减容术围术期结果，一项对比分析比较了66例接受清醒非切除肺减容术的患者和

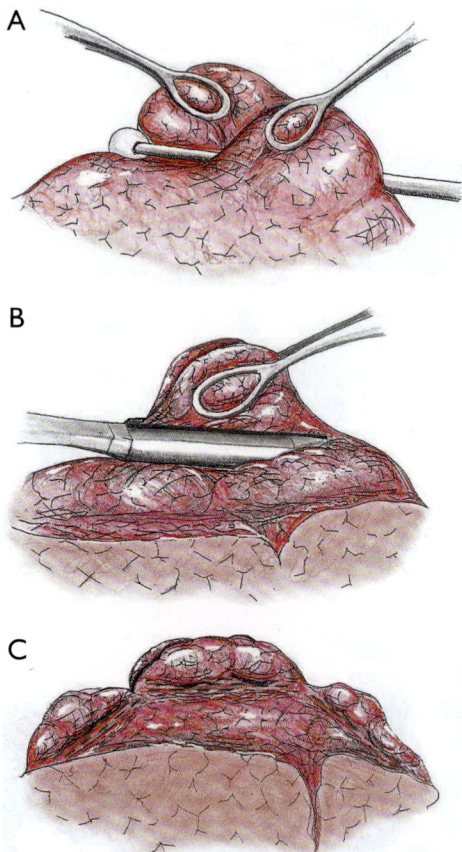

图4 绘画图解清醒非切除肺减容术简单技术步骤
(A)抓持肺气肿最严重肺组织并在两把卵圆钳之间折叠肺组织；(B)用非切割内镜缝合器外围缝合被折叠组织；(C)重复操作3次以达到肺减容目的，并将肺重塑为梯形，更适于胸腔顶部结构。转载自《胸外科年鉴》[12]，已授权。

66例接受非清醒切除性肺减容术患者。清醒组中有18%的患者出现持续漏气(>7 d)，对照组为40%(P=0.007)，清醒组平均漏气时间为5.2 d，对照组为7.9 d(P<0.0002)，导致住院时间分别为6.3 d和9.2 d(P<0.0001)[37]。

清醒肺减容术预计能获得与切除性肺减容术相同的临床受益，包括呼吸功能，活动耐力，呼吸困难症状和生存等方面[38]。其他较少报道的获益包括氧合，体重和营养状态[40]，心功能[41-42]，认知功能[43]，肺泡通气[44]和呼吸方式[45]的改善。

目前仅有数量有限的论文报道了清醒肺减容术的中期结果。

在一项含42例患者的回顾性病例研究中，我们报道了90日内无死亡病例，术后2年6MWT，FEV1，FVC，RV以及体重指数，气流阻塞，呼吸困难，活动耐力多维度指标(BODE)均明显改善，该指标可有效预测COPD患者的生存[12]。

在一项更新的研究中，63例单侧VATS肺减容术患者被随机分配，32例行清醒非切除手术，31例行非清醒切除性手术。清醒组和非清醒组比较评价结果显示，在术后1 h，以动脉氧分压/吸入氧浓度及动脉二氧化碳分压体现的氧合情况在清醒组中明显更佳。死亡率和并发症率分别为0 vs. 3.2%和22% vs. 52%(P<0.01)；中位住院时间是6 d vs. 7.5 d(P<0.04)，6 d内出院人数为21例 vs. 10例(P=0.01)。此外，6个月时，临床主要疗效判定指标——FEV1在两组中均明显改善(0.28升 vs. 0.29升)，无组间差异。另外在两组中，FEV1，6MWT，FVC，RV和身体机能生活质量评估的改善均持续超过24个月。在36个月时，对侧尚未手术率(55% vs. 50%；P=0.5)和生存率(81% vs. 87%；P=0.5)两组间均相似[13]。

8　再次肺减容术

有一类特殊不良风险的亚组人群可以从免插管麻醉中获益，这类肺气肿患者从肺减容术中的获益已逐渐消失，并出现了新的可以再次手术的目标区域。这些患者术后功能衰退通常耗时数年。因此，大多数情况下再次肺减容术是唯一的治疗选择，因为这些患者大多数年龄大于65岁，不能列入肺移植等待名单。

在一项含17例再次肺减容术患者的病例系列中，7例患者行肺叶切除术，插管切除性和清醒非切除再次肺减容术各5例，平均年龄66岁，第一次肺减容术和再次手术平均间隔55个月。90日内死亡率为12%，包括2例肺叶切除术患者和1例非清醒麻醉下非解剖性肺切除患者。

平均住院时间为9 d，术后12个月时，FEV1(P<0.001)，FVC(P<0.002)，RV(P<0.001)，6MWT(P<0.001)和呼吸困难指数(P<0.001)仍持续显著改善。术后6个月时，11例患者FEV1改善超过200 mL[46]。

9　结论

尽管近些年肺减容术还未被广泛应用，但已证实其对于经筛选适合的严重肺气肿患者是卓有成效的治疗形式。Decker及其同事[23]报道8.5年时间内，胸外科学会数据库中仅有528例患者接受非清醒肺减容术。这些数字促使他们强调对将来的分析加强投资，以确认外科特异性质量评估决定因素。

目前尚存争议的是，切除性肺减容术的致命缺点不是对其疗效的怀疑，而是惧怕与治疗模式相关的重大的围术期并发症率，这会显著增加医疗保险费用。

在可行的调查方法框架内，清醒非切除肺减容术具有不使用昂贵设备，避免切除肺组织，在患者自主通气清醒状态下快速完成等特点，在单中心研究中已初显潜力，有待设计良好的多中心对照研究的验证。

熟练掌握了清醒麻醉下多项胸外科手术流程之后，我们确认因肺气肿行肺减容术的合适人选是那些可以从清醒麻醉中获益最多的患者。实际上，我们已经发现接受清醒肺减容术患者在围术期呼吸方式，日常生活活动后氧合的迅速回升和住院时间等方面显著优于单肺通气全麻下手术患者。

总之，为严重肺气肿和较差肺功能的虚弱患者行清醒肺减容术的担忧是完全可以理解的，正如一次国际会议上有关清醒肺减容术论文的讨论中，一位主持人所提出的："我们中的一些人觉得，在那些危重患者绝对清醒的情况下，在他们的胸部打几个洞并做手术有点吓人"[12]。

尽管如此，全世界范围内非插管和清醒胸外科手术经验正与日俱增，并且有可能在不久的将来，许多对非清醒和清醒肺减容术都充满自信的胸外科医生反而会认为，给非清醒插管患者做肺减容术才更吓人。

致谢

感谢Aurora Pompeo女士拍摄完成ATSRG照片。

声明

本文作者宣称无任何利益冲突。

参考文献

[1] American Lung Association. Trends in COPD (emphysema and chronic bronchitis): morbidity and mortality. February 2010. Accessed on Dec 30th, 2010. Available online: http://www.lungusa.org/finding-cures/our-research/trend-reports/copd-trend-report.pdf

[2] Global initiative for chronic Obstructive Lung disease. Global Strategy for Diagnosis, Management, and Prevention of COPD. Bethesda (MD): GOLD, 2013. Accessed on October 30th, 2013. Available online: http://www.goldcopd.org/uploads/users/files/GOLD_Report_2013_Feb20.pdf

[3] Mathers CD, Loncar D. Projections of global mortality and burden of disease from 2002 to 2030. PLoS Med, 2006, 3: e442.

[4] Lopez AD, Shibuya K, Rao C, et al. Chronic obstructive pulmonary disease: current burden and future projections. Eur Respir J, 2006, 27: 397-412.

[5] Cooper JD, Trulock EP, Triantafillou AN, et al. Bilateral pneumectomy (volume reduction) for chronic obstructive pulmonary disease. J Thorac Cardiovasc Surg, 1995, 109: 106-116; discussion 116-119.

[6] Fishman A, Martinez F, Naunheim K, et al. A randomized trial comparing lung-volume-reduction surgery with medical therapy for severe emphysema. N Engl J Med, 2003, 348: 2059-2073.

[7] Criner GJ, Cordova F, Sternberg AL, et al. The National Emphysema Treatment Trial (NETT) Part II: Lessons learned about lung volume reduction surgery. Am J Respir Crit Care Med, 2011, 184: 881-893.

[8] Ingenito EP, Reilly JJ, Mentzer SJ, et al. Bronchoscopic volume reduction: a safe and effective alternative to surgical therapy for emphysema. Am J Respir Crit Care Med, 2001, 164: 295-301.

[9] Shah PL, Slebos DJ, Cardoso PF, et al. Bronchoscopic lung-volume reduction with Exhale airway stents for emphysema (EASE trial): randomised, sham-controlled, multicentre trial. Lancet, 2011, 378: 997-1005.

[10] Slebos DJ, Klooster K, Ernst A, et al. Bronchoscopic lung volume reduction coil treatment of patients with severe heterogeneous emphysema. Chest, 2012, 142: 574-582.

[11] Mineo TC, Pompeo E, Mineo D, et al. Awake nonresectional lung volume reduction surger. Ann Surg, 2006, 243: 131-136.

[12] Pompeo E, Mineo TC. Two-year improvement in multidimensional body mass index, airflow obstruction, dyspnea, and exercise capacity index after nonresectional lung volume reduction surgery in awake patients. Ann Thorac Surg, 2007, 84: 1862-1869; discussion 1862-1869.

[13] Pompeo E, Rogliani P, Tacconi F, et al. Randomized comparison of awake nonresectional versus nonawake resectional lung volume reduction surgery. J Thorac Cardiovasc Surg, 2012, 143: 47-54, 54.e1.

[14] Brantigan OC, Mueller E. Surgical treatment of pulmonary emphysema. Am Surg, 1957, 23: 789-804.

[15] Brantigan OC, Mueller E, Kress MB. A surgical approach to pulmonary emphysema. Am Rev Respir Dis, 1959, 80: 194-206.

[16] Keenan RJ, Landreneau RJ, Sciurba FC, et al. Unilateral thoracoscopic surgical approach for diffuse emphysema. J Thorac Cardiovasc Surg, 1996, 111: 308-315; discussion 315-316.

[17] Mineo TC, Pompeo E, Simonetti G, et al. Unilateral thoracoscopic reduction pneumoplasty for asymmetric emphysema. Eur J Cardiothorac Surg, 1998, 14: 33-39.

[18] Kotloff RM, Tino G, Palevsky HI, et al. Comparison of short-term functional outcomes following unilateral and bilateral lung volume reduction surgery. Chest, 1998, 113: 890-895.

[19] Bingisser R, Zollinger A, Hauser M, et al. Bilateral volume reduction surgery for diffuse pulmonary emphysema by video-assisted thoracoscopy. J Thorac Cardiovasc Surg, 1996, 112: 875-882.

[20] Pompeo E, Marino M, Nofroni I, et al. Reduction pneumoplasty versus respiratory rehabilitation in severe emphysema: a randomized study. Pulmonary Emphysema Research Group. Ann Thorac Surg, 2000, 70: 948-953; discussion 954.

[21] Gelb AF, McKenna RJ Jr, Brenner M, et al. Lung function 5 yr after lung volume reduction surgery for emphysema. Am J Respir Crit Care Med, 2001, 163: 1562-1566.

[22] Ramsey SD, Berry K, Etzioni R, et al. Cost effectiveness of lung-volume-reduction surgery for patients with severe emphysema. N Engl J Med, 2003, 348: 2092-2102.

[23] Decker MR, Leverson GE, Jaoude WA, et al. Lung volume reduction surgery since the National Emphysema Treatment Trial: study of Society of Thoracic Surgeons Database. J Thorac Cardiovasc Surg, 2014, 148: 2651-2658.e1.

[24] Brantigan OC, Kress MB, Mueller EA. The surgical approach to pulmonary emphysema. 1961. Chest, 2009, 136: e30.

[25] Crosa-Dorado VL, Pomi J, Perez-Penco EJ. Treatment of dyspnea in emphysema pulmonary remodeling: hemo and pneumostatic suturing of the emphysematous lung. Res Surg, 1992, 4: 1-4.

[26] Swanson SJ, Mentzer SJ, DeCamp MM Jr, et al. No-cut thoracoscopic lung plication: a new technique for lung volume reduction surgery. J Am Coll Surg, 1997, 185: 25-32.

[27] Iwasaki M, Nishiumi N, Kaga K, et al. Application of the fold plication method for unilateral lung volume reduction in pulmonary emphysema. Ann Thorac Surg, 1999, 67: 815-817.

[28] Pompeo E. Lung volume reduction surgery for emphysema treatment: state of the art and perspectives. ISRN Pulmonology, 2014. Available online: http://dx.doi.org/10.1155/2014/418092

[29] National Emphysema Treatment Trial Research Group. Patients at high risk of death after lung-volume-reduction surgery. N Engl J Med, 2001, 345: 1075-1083.

[30] Piccioni F, Langer M, Fumagalli L, et al. Thoracic paravertebral anaesthesia for awake video-assisted thoracoscopic surgery daily. Anaesthesia, 2010, 65: 1221-1224.

[31] McKenna RJ Jr, Brenner M, Fischel RJ, et al. Should lung volume reduction for emphysema be unilateral or bilateral? J Thorac Cardiovasc Surg, 1996, 112: 1331-1338; discussion 1338-1339.

[32] Argenziano M, Thomashow B, Jellen PA, et al. Functional comparison of unilateral versus bilateral lung volume reduction surgery. Ann Thorac Surg, 1997, 64: 321-326, discussion 326-327.

[33] Pompeo E, Sergiacomi G, Nofroni I, et al. Morphologic grading of emphysema is useful in the selection of candidates for unilateral or bilateral reduction pneumoplasty. Eur J Cardiothorac Surg, 2000, 17: 680-686.

[34] Mineo TC, Pompeo E, Mineo D, et al. Results of unilateral lung volume reduction surgery in patients with distinct heterogeneity of emphysema between lungs. J Thorac Cardiovasc Surg, 2005, 129: 73-79.

[35] Brenner M, McKenna RJ Jr, Gelb AF, et al. Rate of FEV1 change following lung volume reduction surgery. Chest, 1998, 113: 652-659.

[36] Pompeo E, Mineo TC, Pulmonary Emphysema Research group. Long-term outcome of staged versus one-stage bilateral thoracoscopic reduction pneumoplasty. Eur J Cardiothorac Surg, 2002, 21: 627-633; discussion 633.

[37] Tacconi F, Pompeo E, Mineo TC. Duration of air leak is reduced after awake nonresectional lung volume reduction surgery. Eur J Cardiothorac Surg, 2009, 35: 822-828; discussion 828.

[38] Naunheim KS, Wood DE, Mohsenifar Z, et al. Long-term follow-up of patients receiving lung-volume-reduction surgery versus medical therapy for severe emphysema by the National Emphysema Treatment Trial Research Group. Ann Thorac Surg, 2006, 82: 431-443.

[39] Cremona G, Barberà JA, Melgosa T, et al. Mechanisms of gas exchange response to lung volume reduction surgery in severe emphysema. J Appl Physiol (1985), 2011, 110: 1036-1045.

[40] Mineo TC, Ambrogi V, Pompeo E, et al. Body weight and nutritional changes after reduction pneumoplasty for severe emphysema: a randomized study. J Thorac Cardiovasc Surg, 2002, 124: 660-667.

[41] Mineo TC, Pompeo E, Rogliani P, et al. Effect of lung volume reduction surgery for severe emphysema on right ventricular function. Am J Respir Crit Care Med, 2002, 165: 489-494.

[42] Jörgensen K, Houltz E, Westfelt U, et al. Effects of lung volume reduction surgery on left ventricular diastolic filling and dimensions in patients with severe emphysema. Chest, 2003, 124: 1863-1870.

[43] Kozora E, Emery CF, Ellison MC, et al. Improved neurobehavioral functioning in emphysema patients following lung volume reduction surgery compared with medical therapy. Chest, 2005, 128: 2653-2663.

[44] Homan S, Porter S, Peacock M, et al. Increased effective lung volume following lung volume reduction surgery in emphysema. Chest, 2001, 120: 1157-1162.

[45] Bloch KE, Li Y, Zhang J, et al. Effect of surgical lung volume reduction on breathing patterns in severe pulmonary emphysema. Am J Respir Crit Care Med, 1997, 156: 553-560.

[46] Tacconi F, Pompeo E, Forcella D, et al. Lung volume reduction reoperations. Ann Thorac Surg, 2008, 85: 1171-1177.

译者：阎石，毕业于北京大学医学部

Cite this article as: Pompeo E, Rogliani P, Palombi L, Orlandi A, Cristino B, Dauri M; for the Awake Thoracic Surgery Research Group (ATSRG). The complex care of severe emphysema: role of awake lung volume reduction surgery. Ann Transl Med 2015;3(8):108. doi: 10.3978/j.issn.2305-5839.2015.04.17

第十二章 "李氏吻合法"示教视频——"李氏吻合法"是食管切除术后"免管免禁"快速康复外科的重要部分

Yan Zheng*, Yin Li*, Zongfei Wang, Haibo Sun, Ruixiang Zhang

Department of Thoracic Surgery, The Affiliated Cancer Hospital of Zhengzhou University, Henan Cancer Hospital, Henan 450008, China
*These authors contributed equally to this work.
Correspondence to: Yin Li, MD, PhD. Department of Thoracic Surgery, The Affiliated Cancer Hospital of Zhengzhou University, Henan Cancer Hospital, Henan 450008, China. Email: liyin0825@hotmail.com.

摘要：食管切除术后，快速康复外科主要解决的问题是早期经口饮食，但术后早期进食会增加吻合口瘘的发生率，李印教授利用"李氏吻合法"能让患者在食管切除术后第一天即可经口饮食，这种方法安全有效，可以显著降低术后吻合口瘘的发生率，缩短住院时间，减少吻合口狭窄的发生。更重要的是，"李氏吻合法"使"免管免禁"的快速康复外科理念在食管癌术后得以顺利实施。本文主要介绍"李氏吻合法"的外科手术步骤。

关键词：食管癌；胸腹腔联合食管切除术；快速康复外科；"李氏"吻合法；免管免禁

View this article at: http://dx.doi.org/10.3978/j.issn.2072-1439.2015.07.07

1 介绍

快速康复外科(The fast track，FT)路径旨在改善需要手术治疗患者的围术期治疗效果，在结肠癌[1]、妇科疾病[2]及胃癌[3]等疾病方面的研究已获得较好的成果，同时显著减少了外科应激，降低了患者的住院费用[4-5]。但食管切除术后较少应用这一理念，这主要是因为食管切除术后早期经口进食可能增加吻合口瘘的发生。在回顾性研究和外科实践的基础上，李印教授应用"李氏吻合法"能让患者在食管切除术后第一天即可经口进食[6]，也使早期经口进食的快速康复外科理念在食管癌术后的应用成为可能。"李氏吻合法"联合"免管免禁"快速康复外科理念在临床中的应用已有2年有余，截至2015年5月，已有260例患者在术后无

营养管支持和无禁食的条件下，术后第一天即可经口进食，此即"免管免禁"快速康复外科。

2 适应证

本方法适用于所有可手术的食管癌患者。我们建议食管切除，"李氏吻合法"术后可联合应用"免管免禁"快速康复外科理念，从而使患者更大程度上获益。

3 结果

我们将"李氏吻合法"与"免管免禁"快速康复外科理念相结合，作为一种理论指导临床实践，2年来取得了较好的成果。2014年2月，我们开展了一项

表1　"李氏吻合法"相关资料的简要汇总

研究类型	研究设计	吻合方法	置管	经口摄食	患者数目	间歇	选择标准	吻合口瘘的发生率(%)	排气	术后留院时间
前瞻性研究	单组试验[7]	"李氏吻合法"	鼻胃管	POD1	68	2013.1~2013.8	ESCC,胸腹腔镜联合食管切除术;年龄小于80岁;足够的器官功能;无手术、化放疗史	1.5	2.1±0.9	9.2±2.6
回顾性研究	队列研究	吻合器器械吻合(其他组)	鼻胃管;鼻肠营养管	POD7	92	2014.2~2014.9	接受食管切除术的成人	10.9	NA	12.1±3.7
		"李氏吻合法"	无插管	POD1 无禁食	72		接受胸腹腔镜联合食管切除术的食管癌成人患者	2.8 $P=0.048$	2.4±0.8	7.6±2.2 $P<0.01$
前瞻性研究	RCT的中期分析[6]	"李氏吻合法"	无插管	POD1 无禁食	72	2014.2~2014.9	接受胸腹腔镜联合食管切除术的食管癌成人患者	2.8	2.4±0.8	7.6±2.2
		"李氏吻合法"	鼻胃管鼻肠营养管	POD7	76			1.5 $P=0.612$	3.3±0.7 $P<0.001$	11.7±3.9 $P<0.001$

POD, 术后天数; ESCC, 食管鳞状细胞癌; RCT, 随机对照试验; NA, 不可用。

"胸腹腔镜食管切除术后早期经口进食"的随机对照研究,在2014年2月至2014年9月的试验中,有148名接受了胸腹腔镜食管切除术的患者被纳入研究。72名患者被随机分配至"免管免禁"组,76名患者则为较晚经口进食组。"免管免禁"组[6]的吻合口瘘发生率为2.8%,显著低于同期接受机械性吻合和禁食7天的其他治疗组($n=92$)(2.8% vs. 10.9%;$P=0.048$)。术后住院时间明显缩短(7.6±2.2 vs. 12.1±3.7;$P<0.01$)。我们在2013年6月至2013年8月的一项队列研究(每组中$n=30$)中发现,与传统的2层缝合和晚期经口饮食的其他治疗组相比,术后3个月的健康相关生命质量均数显著改善,包括减少反流(14.07±14.86 vs. 22.96±17.73;$P=0.048$)、吞咽困难(15.56±15.33 vs. 23.70±16.95;$P=0.047$)的发生。此外,与传统2层吻合方法组相比,术后6个月吻合口狭窄率明显减低 (15.1±3.7 vs. 13.2±3.4 mm;$P=0.047$)。"李氏吻合法"的研究数据的简明汇总参见表1。

4　结论

李氏吻合法安全有效,可以显著降低术后吻合口瘘的发生率,缩短术后住院时间,减少术后反流、吞咽困难和狭窄的发生。更重要的是,这种方法能确保患者在食管切除术后第一天即可经口进食,使得食管切除术后"免管免禁"快速康复外科理念得以顺利推广。一个更大样本的前瞻性随机临床试验(Clinical Trial Registration Number: NCT01998230)正在我肿瘤中心进行,此研究将进一步证实我们的结论,并对胸腹腔镜联合食管切除并行"李氏吻合法"术后早期经口进食的其他潜在效果作出系统性评估。

5　手术步骤

行胸腹腔镜联合下食管癌切除术并行淋巴结清扫,先取左侧卧位,30°头高脚低位进行。分离出胸段食管并进行淋巴结清扫。然后患者改为仰卧位。在左侧颈部做一2~3 cm的切口。暴露出颈部食管并横断。然后在腹部,使用直线型切割闭合器(TLC,Ethicon,USA)做一4 cm宽的管状胃。然后将管状胃拉向颈部。最后再采用"李氏吻合法"缝合管状胃和远端食管(视频1)。

"李氏吻合法"包括下列步骤(图1):

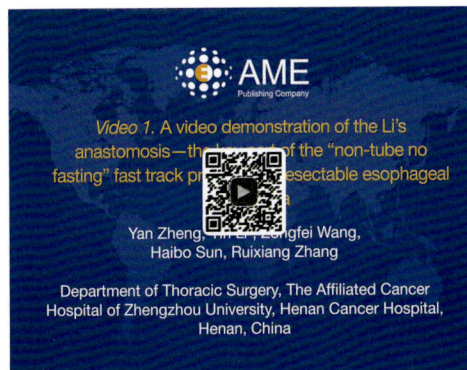

Video 1. A video demonstration of the Li's anastomosis—the core of the "non-tube no fasting" fast track pr... of resectable esophageal

Yan Zheng, Lin Li, Zongfei Wang, Haibo Sun, Ruixiang Zhang

Department of Thoracic Surgery, The Affiliated Cancer Hospital of Zhengzhou University, Henan Cancer Hospital, Henan, China

视频1　"李氏吻合法"示教视频[8]
视频链接:http://www.asvide.com/articles/611

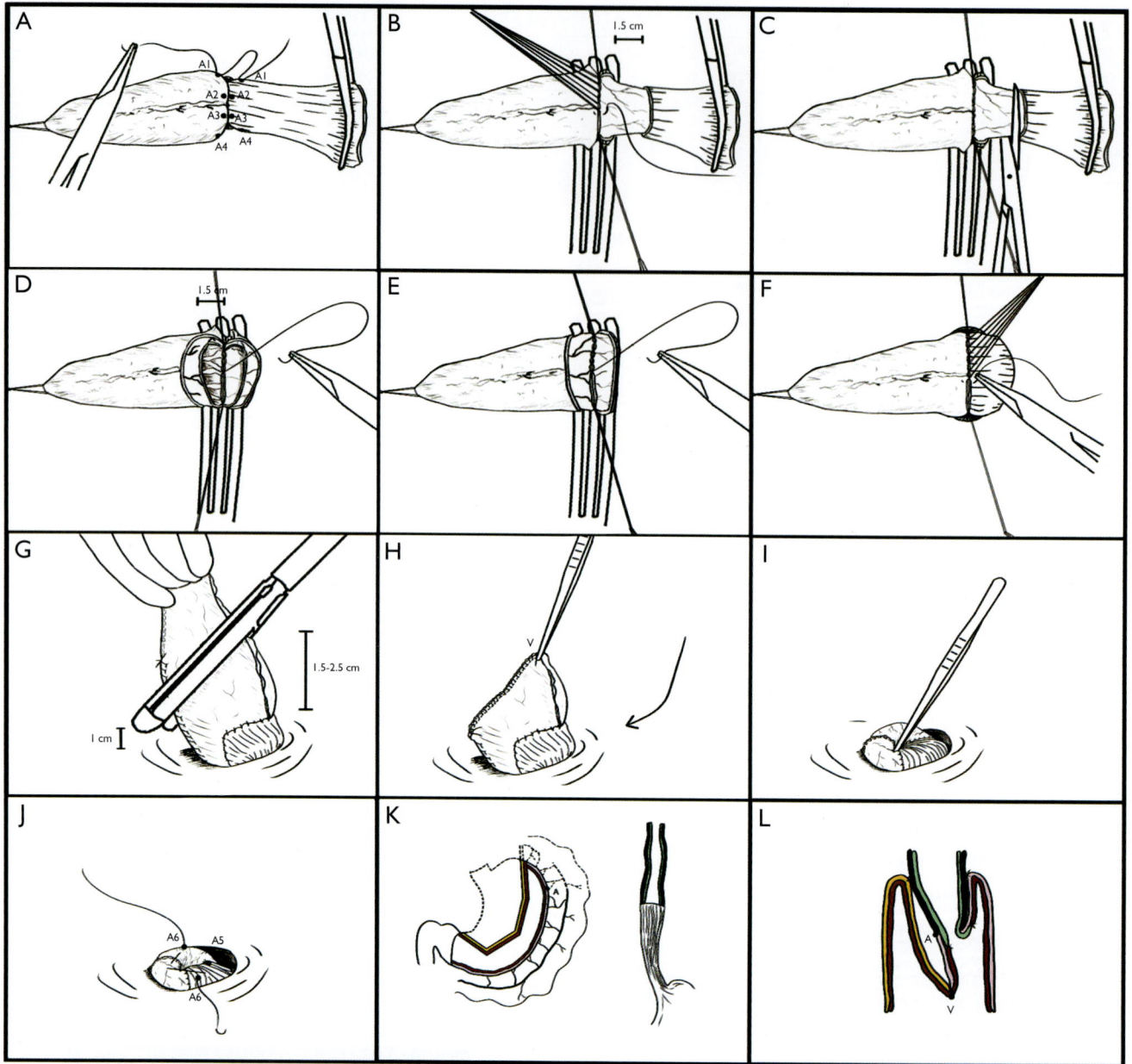

图1 (A)食管肌层和胃浆肌层之间4针间断缝合；(B)三叶钳固定管状胃和食管残端，切开食管肌层，食管肌层和胃浆肌层之间结节间断缝合7~8针；(C)切除食管残端；(D和E)连续缝合食管黏膜层和胃黏膜层；(F)松开三叶钳，间断分隔食管肌层和胃浆肌层的前壁；(G)使用线型切割器切除多余的管状胃；(H和I)使用镊子将多余的管状胃向管状胃的胃腔内包埋； (J)胃的浆肌层和食管肌层的前壁间断缝合两针，并加做胃底折叠术；(K和L)"李氏吻合法"的示意图。A1, A2, A3, A4, A5, A6 (见图1A)，吻合位置(anastomosis site)；V, 活瓣

(1)在左侧颈部做一2~3 cm切口，利用微创肌肉非损伤的方法开放组织间隙，暴露出末端食管和管状胃。

(2)管状胃的小弯侧朝前，大弯侧朝后。将食管后壁和胃后壁牵在一起。再使用4-0的薇乔(Ethcon)间断水平褥式吻合缝合两后壁。食管肌层和胃的浆肌层使用4针间断缝合法缝合，包括两后壁对端吻合点在内，并使用文氏钳牵拉作为牵引线以辨明吻合口的对端并获得最佳的视角(在A1，A2，A3和A4的位置缝合)。这些缝合点靠近胃大弯为保证足够的血液灌注，并命名为原始吻合点，以缩写A表示，A1~A6。见图1A。

(3)使用三叶钳将管状胃和食管残端固定以便于缝合。然后在吻合口旁切开食管的一侧肌层，并在吻合口的另外一侧暴露胃壁的浆肌层。使用4-0丝线结节间断缝合7~8针，如图1B所示。

(4)切开食管肌层的另一侧面，并分离食管的肌层和黏膜层大约1.5 cm，并切除多余的食管。见图1C。

(5)切开胃黏膜层，并将食管和胃的黏膜使用4-0的薇乔(Ethicon)连续缝合进行黏膜层的吻合。如图1D，E。

(6)松开三叶钳，使用4-0的丝线缝合食管肌层和胃浆肌层的前壁。如图1F。

(7)在吻合口上方1.5~2.5cm处使用直线型切割闭合器切除多余的管状胃。如图1G。4-0的薇乔(Ethicon)连续缝合以加固切缘。然后在使用镊子和手指将多余的管状胃包埋致管状胃腔，如图1H，I。胃的这种折叠设计如同抗酸返流的活瓣一般。此活瓣在图2H，I中以"V"标记。最后，胃的浆肌层和食管肌层前壁使用4-0的薇乔 (Ethicon)间断缝合，并加做胃底折叠术，见图1J。

(8)在吻合口附近留置纵隔引流管。切口使用可吸收缝线缝合。

声明

本文作者宣称无任何利益冲突。

参考文献

[1] Luglio G, De Palma GD, Tarquini R, et al. Laparoscopic colorectal surgery in learning curve: Role of implementation of a standardized technique and recovery protocol. A cohort study. Ann Med Surg (Lond), 2015, 4: 89-94.

[2] Philp S, Carter J, Barnett C, et al. Patients' perspectives of fast-track surgery and the role of the fast-track clinical nurse consultant in gynecological oncology. Holist Nurs Pract, 2015, 29: 158-166.

[3] Jo DH, Jeong O, Sun JW, et al. Feasibility study of early oral intake after gastrectomy for gastric carcinoma. J Gastric Cancer, 2011, 11: 101-108.

[4] Faucheron JL. Laparoscopy in combination with fast-track management is probably the best perioperative strategy in patients undergoing colonic resection for cancer. Ann Surg, 2013, 257: e5.

[5] Veenhof AA, Vlug MS, van der Pas MH, et al. Surgical stress response and postoperative immune function after laparoscopy or open surgery with fast track or standard perioperative care: a randomized trial. Ann Surg, 2012, 255: 216-221.

[6] Li Y, Sun HB, Liu XB, et al. Poster 25: Early initiation of oral feeding following thoracolaparoscopic esophagectomy for cancer: interim results from a randomized controlled trial, 95th Annual Meeting of the American Association for Thoracic Surgery, April, 25-29, 2015.

[7] Sun HB, Liu XB, Zhang RX, et al. Early oral feeding following thoracolaparoscopic oesophagectomy for oesophageal cancer. Eur J Cardiothorac Surg, 2015, 47: 227-233.

[8] Zheng Y, Li Y, Wang Z, et al. A video demonstration of the Li's anastomosis—the key part of the "non-tube no fasting" fast track program for resectable esophageal carcinoma. Asvide 2015, 2: 067. Available online: http://www.asvide.com/articles/611

译者：李俊霖，永州市中心医院南院普外科
审校：张建华，兰州大学第二医院胸外科

第二部分

非气道插管的胸腔镜手术麻醉

第十三章　非气管插管下胸腔镜手术的麻醉要点

Jen-Ting Yang[1], Ming-Hui Hung[1,2], Jin-Shing Chen[3,4], Ya-Jung Cheng[1]

[1]Department of Anesthesiology, [2]Graduate Institute of Clinical Medicine, [3]Division of Thoracic Surgery, [4]Division of Experimental Surgery, Department of Surgery, Taiwan University Hospital and Taiwan University College of Medicine, Taipei, Taiwan, China

Correspondence to: Ya-Jung Cheng, MD, PhD. Department of Anesthesiology, Taiwan University Hospital and Taiwan University College of Medicine, Taipei, Taiwan; 7, Chung-Shan South Road, Taipei 10002, Taiwan, China. Email: chengyj@ntu.edu.tw.

摘要：近10年来，非气管插管下胸腔镜手术被广泛应用和报道，该手术方式的适应证也不断扩大。由于依赖于医源性气胸造成患侧肺萎陷为手术操作提供空间，此过程对呼吸循环造成一定程度的影响。这向围术期麻醉管理提出了新的挑战。在严格的监测，充分的镇静、局麻，迷走神经阻滞和通气支持的条件下，非气管插管下胸腔镜手术被证明是传统全麻下胸腔镜手术的安全替代方式。

关键词：麻醉；胸腔镜；非气管插管；胸段硬膜外麻醉；肋间神经阻滞；脑电双频指数

View this article at: http://www.jthoracdis.com/article/view/1947/2638

1　前言

传统的观点认为，气管插管下单肺通气是保证胸腔镜手术安全和顺利进行的必要条件[1]。随着现代影像学和监测技术的发展，使得非气管插管下胸腔镜手术成为可能。

近10来年来，非气管插管下胸腔镜手术被广泛地研究和报道，已逐渐成为可以替代传统气管插管全麻下胸腔镜手术的重要方式。研究者从手术、麻醉的可行性、安全性[2-10]，围术期免疫学[11-12]和预后[13-17]等方面作了深入的分析。

本文介绍了非气管插管下胸腔镜手术的麻醉要点，以及本团队的经验，以期增进外科医生和麻醉师对该手术方式的理解，从而更好地协调配合完成手术。

2　哪些患者和手术适用非气管插管下胸腔镜手术？

非气管插管下胸腔镜手术的大多数研究排除了ASA分级超过4级的患者，以及患有出血性疾病，睡眠呼吸暂停综合征，气道或脊柱解剖性因素导致的通气障碍，需要单肺通气，咳痰量大，支气管扩张症和极度肥胖，术前性功能失代偿，术侧严重胸腔粘连，或拒绝接受该术式的患者[5,14]。

随着技术的成熟，吴和他的同事[18]对老年患者(年龄65~87岁)实施了非气管插管下胸腔镜手术。结果表明，在安全性和可行性方面，试验组与对照组的没有统计学差异。这说明该手术方式在老年患者中实施的可能性。

最初，非气管插管下胸腔镜手术被用于诊断和治疗单发的周围型肺结节[2,9,19-20]。随着经验的积累，非气管插管下胸腔镜手术的适应证逐步扩展，在治疗胸腔积液、心包积液、脓胸、大疱性肺气肿、肺减容术、自发性气胸、间质性肺病活检、肺楔形切除、肺段切除、肺癌的肺叶切除、纵隔占位活检和纵隔肿瘤切除方面是安全的[5-8,14,20-21]。

3　麻醉的目标和麻醉管理

非气管插管麻醉下胸腔镜手术与传统的气管插管全麻下胸腔镜手术的主要区别是该术式通过建立医源性气胸致患侧肺萎陷为手术操作提供空间，同时维持患者自主呼吸。给予充分的镇静以缓解患者的焦虑情绪和手术过程中的其他不适是必要的。

3.1　监测

由于麻醉和手术过程可能导致的生理功能紊乱，应实时监测指脉氧、心电、血压、呼气末二氧化碳。此外，对于大多数患者有创动脉压监测也是必需的，其能够监测血流动力学、血气分析和电解质。建议在充分镇静的同时使用脑电双频指数(bispectral index，BIS)来评估麻醉的深度。

3.2　通气

通气的目标是维持平稳的自主呼吸，频率在12~20次/min，并保证患侧肺萎陷为手术提供足够的操作空间[5]。

对于清醒的患者，恰当的围术期沟通、心理支持、术中指导、舒适的环境、低音量的背景音乐有利于患者维持自主呼吸的平稳[16,22]。

根据我们的经验，术前给予适量的阿片类药物有利于控制呼吸频率。使用口咽通气道也有利于保持气道通畅，降低上吸吸道梗阻的概率。当出现通气不足的情况时，应告知手术医生并使用面罩加压通气。

通过鼻导管或文丘里面罩控制氧流量在3~4 L/min。在建立医源性气胸后应实时监测呼吸末二氧化碳和血气分析，以避免高碳酸血症的出现。

3.3　镇痛

镇痛的目标是避免整个手术操作过程中的不适感。在切开皮肤至壁层胸膜并置入Trocar的过程中可能会带来疼痛感，随后的操作中牵拉肺和其他胸腔内脏器可能会刺激脏层胸膜。

局部浸润能够充分麻醉胸壁和壁层胸膜[23]。胸段硬膜外麻醉、椎旁神经阻滞、经皮或胸腔镜下肋间神经阻滞也是常用的麻醉方式。在我们的实践中，增加了迷走神经阻滞和静脉基础麻醉，以减少脏层胸膜受刺激导致的不适感。

在微创手术的时代到来前，开胸手术带来巨大的创伤，硬膜外麻醉在术后镇痛和减少呼吸循环系统并发症方面具有较好的效果[23]。然而对于胸腔镜，Yie等[24]报道硬膜外麻醉与患者自控镇痛的静脉基础麻醉相比并没有显著的优势。最佳术后镇痛方式仍没有统一的结论，连续肋间神经阻滞，或连续椎旁神经阻滞作为比较有前途的镇痛方式值得更多的关注和研究[25-26]。

3.4　遗忘

手术或多或少给患者能带来紧张情绪，这可能对患者的生理功能造成影响[27]，惊恐发作的出现甚至会影响到手术的安全。充分的镇静和遗忘能够减轻患者的紧张情绪，为手术提供平稳的环境。尤其对于肺叶切这类时间较长的手术，几个小时保持同一体位也是无法忍受的。

我们采用BIS监测镇静水平。根据我们的经验，术前给予50~100 μg芬太尼，然后用控制性泵入丙泊酚，维持BIS在40~60之间，能够维持通气和血流动力学处于相对稳定状态。

3.5　反射

当病变靠近纵隔时，术中刺激导致的咳嗽反射难以避免。因此，暂时性抑制咳嗽反射是必需的。另一方面，咳嗽反射作为一种保护机制，有利于减少术后呼吸系统并发症。

术前雾化吸入利多卡因[28]和患侧星状神经节阻滞[29]能够在一定程度上控制咳嗽反射。根据我们的经验，以及陈和他的同事[5]的报道，术中进行迷走神经阻滞能够有效抑制咳嗽反射，并且不影响血流动力学。在某些情况下，为了减少咳嗽反射被抑制的时间，可以在增加芬太尼用量的基础上降低迷走神经阻滞的程度。

3.6　中转全麻的准备

当出现术中大出血、胸腔严重粘连或局麻效果不佳时都需要中转为全麻[5,30]。因此，在非气管插管麻醉时应做好中转全麻的准备。

侧卧位气管插管和胸腔镜设备的摆放给麻醉师带来了一个挑战。直接使用喉镜进行气管插管是一个常规选择，纤支镜及可视化辅助系统都有助于完成气管插管，喉罩通气也是一个备选方案。

4 术中血流动力学和通气指数如何变化？

血流动力学和通气指数是围术期监测和评价的核心。不同的手术操作将会对其产生不同的影响。在单肺通气时，心率、呼吸频率、氧分压和二氧化碳清除率将显著改变，但恰当的它们可以使其保持在安全的范围内。

一般而言，良好的麻醉管理能够维持血液动力学和通气指数保持在可接受的范围内，不会造成有害的低血压，低氧血症，高碳酸血症或酸中毒。

5 结论

非气管插管胸腔镜手术已被广泛用于胸膜、肺和纵隔手术，并被证明是安全可行的。

该术式对麻醉医师的主要挑战是处理医源性气胸带来的生理功能紊乱，并应用恰当的麻醉技术获得风险与收益的平衡。对于绝大多数患者，良好的术中管理和监测，结合充分的局麻、镇静、术后镇痛能够保证非气管插管下胸腔镜手术安全顺利进行。

声明

本文作者宣称无任何利益冲突。

参考文献

[1] Fischer GW, Cohen E. An update on anesthesia for thoracoscopic surgery. Curr Opin Anaesthesiol, 2010, 23: 7-11.

[2] Rusch VW, Mountain C. Thoracoscopy under regional anesthesia for the diagnosis and management of pleural disease. Am J Surg, 1987, 154: 274-278.

[3] Pompeo E, Tacconi F, Mineo D, et al. The role of awake video-assisted thoracoscopic surgery in spontaneous pneumothorax. J Thorac Cardiovasc Surg, 2007, 133: 786-790.

[4] Chen KC, Cheng YJ, Hung MH, et al. Nonintubated thoracoscopic lung resection: a 3-year experience with 285 cases in a single institution. J Thorac Dis, 2012, 4: 347-351.

[5] Chen JS, Cheng YJ, Hung MH, et al. Nonintubated thoracoscopic lobectomy for lung cancer. Ann Surg, 2011, 254: 1038-1043.

[6] Tseng YD, Cheng YJ, Hung MH, et al. Nonintubated needlescopic video-assisted thoracic surgery for management of peripheral lung nodules. Ann Thorac Surg, 2012, 93: 1049-1054.

[7] Pompeo E, Tacconi F, Mineo TC. Awake video-assisted thoracoscopic biopsy in complex anterior mediastinal masses. Thorac Surg Clin, 2010, 20: 225-233.

[8] Pompeo E, Rogliani P, Cristino B, et al. Awake thoracoscopic biopsy of interstitial lung disease. Ann Thorac Surg, 2013, 95: 445-452.

[9] Pompeo E, Mineo TC. Awake pulmonary metastasectomy. J Thorac Cardiovasc Surg, 2007, 133: 960-966.

[10] Mineo TC, Pompeo E, Mineo D, et al. Awake nonresectional lung volume reduction surgery. Ann Surg, 2006, 243: 131-136.

[11] Vanni G, Tacconi F, Sellitri F, et al. Impact of awake videothoracoscopic surgery on postoperative lymphocyte responses. Ann Thorac Surg, 2010, 90: 973-978.

[12] Tacconi F, Pompeo E, Sellitri F, et al. Surgical stress hormones response is reduced after awake videothoracoscopy. Interact Cardiovasc Thorac Surg, 2010, 10: 666-671.

[13] Pompeo E, Mineo TC. Two-year improvement in multidimensional body mass index, airflow obstruction, dyspnea, and exercise capacity index after nonresectional lung volume reduction surgery in awake patients. Ann Thorac Surg, 2007, 84: 1862-1869; discussion 1862-1869.

[14] Pompeo E, Rogliani P, Tacconi F, et al. Randomized comparison of awake nonresectional versus nonawake resectional lung volume reduction surgery. J Thorac Cardiovasc Surg, 2012, 143: 47-54, 54.e1.

[15] Pompeo E, Tacconi F, Mineo TC. Comparative results of non-resectional lung volume reduction performed by awake or non-awake anesthesia. Eur J Cardiothorac Surg, 2011, 39: e51-e58.

[16] Pompeo E. Awake thoracic surgery--is it worth the trouble? Semin Thorac Cardiovasc Surg, 2012, 24: 106-114.

[17] Kao MC, Lan CH, Huang CJ. Anesthesia for awake video-assisted thoracic surgery. Acta Anaesthesiol Taiwan, 2012, 50: 126-130.

[18] Wu CY, Chen JS, Lin YS, et al. Feasibility and safety of nonintubated thoracoscopic lobectomy for geriatric lung cancer patients. Ann Thorac Surg, 2013, 95: 405-411.

[19] Danby CA, Adebonojo SA, Moritz DM. Video-assisted talc pleurodesis for malignant pleural effusions utilizing local anesthesia and I.V. sedation. Chest, 1998, 113: 739-742.

[20] Katlic MR. Video-assisted thoracic surgery utilizing local anesthesia and sedation. Eur J Cardiothorac Surg, 2006, 30: 529-532.

[21] Hung MH, Hsu HH, Chen KC, et al. Nonintubated thoracoscopic anatomical segmentectomy for lung tumors. Ann Thorac Surg, 2013, 96: 1209-1215.

[22] Bradt J, Dileo C, Shim M. Music interventions for preoperative anxiety. Cochrane Database Syst Rev, 2013, 6: CD006908.

[23] De Cosmo G, Aceto P, Gualtieri E, et al. Analgesia in thoracic surgery: review. Minerva Anestesiol, 2009, 75: 393-400.

[24] Yie JC, Yang JT, Wu CY, et al. Patient-controlled analgesia (PCA) following video-assisted thoracoscopic lobectomy: comparison of epidural PCA and intravenous PCA. Acta Anaesthesiol Taiwan, 2012, 50: 92-95.

[25] Forcella D, Pompeo E, Coniglione F, et al. A new technique for continuous intercostal-intrapleural analgesia in videothoracoscopic surgery. J Thorac Cardiovasc Surg, 2009, 137: e48-e49.

[26] Joshi GP, Bonnet F, Shah R, et al. A systematic review of randomized trials evaluating regional techniques for postthoracotomy analgesia. Anesth Analg, 2008, 107: 1026-1040.

[27] Sendelbach SE, Halm MA, Doran KA, et al. Effects of music therapy on physiological and psychological outcomes for patients undergoing cardiac surgery. J Cardiovasc Nurs, 2006, 21: 194-200.

[28] Guarracino F, Gemignani R, Pratesi G, et al. Awake palliative thoracic surgery in a high-risk patient: one-lung, non-invasive ventilation combined with epidural blockade. Anaesthesia, 2008, 63: 761-763.

[29] Al-Abdullatief M, Wahood A, Al-Shirawi N, et al. Awake anaesthesia for major thoracic surgical procedures: an observational study. Eur J Cardiothorac Surg, 2007, 32: 346-350.

[30] Pompeo E, Mineo TC. Awake operative videothoracoscopic pulmonary resections. Thorac Surg Clin, 2008, 18: 311-320.

译者：王晓宇，徐州医学院附属医院胸外科

Cite this article as: Yang JT, Hung MH, Chen JS, Cheng YJ. Anesthetic consideration for nonintubated VATS. J Thorac Dis 2014;6(1):10-13. doi: 10.3978/j.issn.2072-1439.2014.01.03

第十四章 清醒状态硬膜外麻醉下胸腔镜手术是否安全?

Ryoichi Nakanishi, Manabu Yasuda

Department of Thoracic Surgery, Shin-Kokura Hospital, Federation of National Public Service Personnel Mutual Aid Associations, Japan

Correspondence to: Ryoichi Nakanishi, MD, PhD. Department of Thoracic Surgery, Shin-Kokura Hospital, Federation of National Public Service Personnel Mutual Aid Associations, 1-3-1 Kanada, Kokurakita-ku, Kitakyushu 803-8505, Japan. Email: ryoichi@med.uoeh-u.ac.jp.

View this article at: http://dx.doi.org/10.3978/j.issn.1000-9604.2014.08.02

胸腔镜手术中为获得充分的手术操作空间,通常需要全身麻醉单肺通气。肺功能低下的患者若能耐受全身麻醉,则选择性肺萎陷认为可有益于术中氧合。多位研究者报道过选择性封堵需切除肺叶的支气管[1-3]。Mukaida团队在1998年首次报道了为全麻禁忌证患者实施局麻联合硬膜外麻醉下胸腔镜手术[4]。他们报道的患者术中得到很好的疼痛管理,咳嗽反射,良好的呼吸及循环维护。并且证明了胸腔镜手术可以在无气管插管的硬膜外麻醉下安全完成。随后,Pompeo的团队进行了随机对照试验,对比了清醒状态下与全麻单肺通气下行胸腔镜手术切除孤立性肺结节的结果[5]。这项研究结果显示:清醒胸腔镜手术组在手术室停留总时间、术后恢复、需要护理时间和住院时间方面优于传统的全麻胸腔镜手术组。此外,Mineo团队展示了清醒胸腔镜手术在治疗自发性气胸[6]、转移性肿瘤[7]、脓胸[8]、肺气肿[9]等疾病方面相对于传统胸腔镜手术的优势。其后,他们证明了相比较于传统全麻单肺通气胸腔镜手术,清醒胸腔镜手术减轻了术后的应激反应,并且对淋巴细胞反应影响较小[10-11]。清醒麻醉方式与传统麻醉方法对比,对免疫系统和内分泌系统影响减少。基于这些研究背景,清醒麻醉下胸腔镜肺部微创手术正在世界范围内逐渐推广[12-15]。

关于肺叶切除手术,有三位来自台湾的学者进行了报道,Chen和他的同事报道了选择早期非小细胞肺癌患者实施清醒麻醉下胸腔镜肺叶切除手术是安全的,技术是可行的[16]。他们论证了清醒麻醉方法与传统全麻方法的围术期外科结果相似,同时,清醒麻醉组显示出气管插管相关的不适感较少,恢复日常活动(包括饮食方面)较快。该研究中30例清醒麻醉患者中有3例(10%)转为全麻下单肺通气,原因是患者血氧饱和度低下、疼痛控制不佳,或者出血。该研究还报道了在部分老年肺癌患者中行非气管插管实施肺段[17]、肺叶切除术具有可行性[18]。

最近,Liu的团队组织了单中心的随机对照临床研究,对比了354例清醒麻醉与传统全麻单肺通气胸腔镜手术的结果,手术方式有肺大泡切除术、肺楔形切除术和肺叶切除术[19]。在他们的研究中174例患者在清醒麻醉下实施胸腔镜手术,其余180例患者为对照组,行传统全麻单肺通气胸腔镜手术。174例患者中有7例(4%)转为全麻下单肺通气,原因为术中低氧血症(n=2)、肺萎陷差(n=2)、胸膜广泛粘连(n=1)、手术操作的意外中转(n=1)、出血(n=1);研究中30例肺叶切除术中有4例(13%)中转全麻。因为这项研究不是基于意向治疗的研究,所以清醒麻醉组中排除7例中转全麻的手术后共167例结果与对照组180例对比围术期结果。作者证明了清醒组的术后并发症，包括呼吸并发症，明显低于对照组，并且两组都没有死亡病例。

关于术后禁食时间和术后抗生素使用时间(以白细胞计数降至正常的时间来判定)，清醒组优于对照组。研究也显示清醒组肺叶切除手术和肺大泡切除手术住院时间要短于对照组。此外，这项研究的作者报道了清醒麻醉与较低的炎症因子水平相关，包括在支气管肺泡灌洗液中的肿瘤坏死因子-α，以及肺大泡术后的血清C-反应蛋白水平。这项关于肺大泡术前、术后炎症因子浓度的附加研究，清楚地解释了清醒麻醉方法能降低术后并发症。但由于对术后并发症的研究涵盖了所有术式，所以对于炎症因子的研究应包括所有的术式。

尽管如此，在这篇论文中提到，在肺叶切除手术中，与传统全麻组比较，清醒组往往术中失血量较多。虽然包括肺叶切除术和肺楔形切除术的复杂子分析，但缺少一个意向性治疗的研究同时缺乏对患者临床特征、手术时长、住院时间进行比较，这些因素均减弱了该研究的价值。但这篇文章中有几个值得赞赏的地方：首先，采用了随机对照试验研究，纳入了相对较多的患者。其次，4%的中转率相对较低，这展示了这个手术团队的经验和完成清醒麻醉胸腔镜手术的积极性。再次，6.7%的低并发症发生率值得注意，研究人员报道了肺部感染发病率为1.2%，这是一个非常低的比率。这比较低的肺部感染率可能与清醒麻醉下胸腔镜手术可减少术后应激反应和保留了患者NK细胞功能相关[10-11]。

尽管所有研究者均报道了局麻联合硬膜外麻醉下的胸腔镜手术降低了操作的侵入性，并且是安全可行的[4-9,12-19]。外科医生与麻醉医生的协作对于手术成功是必需的。因为中转气管插管麻醉几率为10%(在肺叶切除中可能更高)[16,19]，麻醉医生要为中转做好准备，对于外科医生来讲，通过清醒胸腔镜手术完成肺楔形切除以积累手术经验是非常重要的。在肺叶切除术中，在处理叶间血管和不完全肺裂时会比较困难。如果肺动脉出血，在狭小的空间控制出血是极其困难的，因此，如果出血不能控制，不要犹豫，应迅速地转为全麻气管插管。

综上所述，这项降低手术和麻醉侵入性的创新性技术，与传统的全麻下胸腔镜手术相比，术后康复较快，并发症率较低。尽管如此，较大的肺切除手术如肺叶切除术使用这项技术的安全性仍不明确。

声明

本文作者宣称无任何利益冲突。

参考文献

[1] Morikawa T, Sugiura H, Kaji M, et al. Availability of lobe-selective bronchial blockade for video-assisted thoracic surgery: an initial experience with three cases. Surg Endosc, 2002, 16: 327-330.

[2] Nakanishi R, Hirai A, Muranaka K, et al. Successful video-assisted thoracic surgery lobectomy in a single-lung patient. Surg Laparosc Endosc Percutan Tech, 2007, 17: 562-564.

[3] Nakanishi R, Shinohara S, Muranaka K, et al. Innovative techniques for thoracoscopic lobectomy in postpneumonectomy patients. J Thorac Cardiovasc Surg, 2013, 146: 724-725.

[4] Mukaida T, Andou A, Date H, et al. Thoracoscopic operation for secondary pneumothorax under local and epidural anesthesia in high-risk patients. Ann Thorac Surg, 1998, 65: 924-926.

[5] Pompeo E, Mineo D, Rogliani P, et al. Feasibility and results of awake thoracoscopic resection of solitary pulmonary nodules. Ann Thorac Surg, 2004, 78: 1761-1768.

[6] Pompeo E, Tacconi F, Mineo D, et al. The role of awake video-assisted thoracoscopic surgery in spontaneous pneumothorax. J Thorac Cardiovasc Surg, 2007, 133: 786-790.

[7] Pompeo E, Mineo TC. Awake pulmonary metastasectomy. J Thorac Cardiovasc Surg, 2007, 133: 960-966.

[8] Tacconi F, Pompeo E, Fabbi E, et al. Awake video-assisted pleural decortication for empyema thoracis. Eur J Cardiothorac Surg, 2010, 37: 594-601.

[9] Pompeo E, Tacconi F, Frasca L, et al. Awake thoracoscopic bullaplasty. Eur J Cardiothorac Surg, 2011, 39: 1012-1017.

[10] Tacconi F, Pompeo E, Sellitri F, et al. Surgical stress hormones response is reduced after awake videothoracoscopy. Interact Cardiovasc Thorac Surg, 2010, 10: 666-671.

[11] Vanni G, Tacconi F, Sellitri F, et al. Impact of awake videothoracoscopic surgery on postoperative lymphocyte responses. Ann Thorac Surg, 2010, 90: 973-978.

[12] Rocco G, Romano V, Accardo R, et al. Awake single-access (uniportal) video-assisted thoracoscopic surgery for peripheral pulmonary nodules in a complete ambulatory setting. Ann Thorac Surg, 2010, 89: 1625-1627.

[13] Tseng YD, Cheng YJ, Hung MH, et al. Nonintubated needlescopic video-assisted thoracic surgery for management of peripheral lung nodules. Ann Thorac Surg, 2012, 93: 1049-1054.

[14] Noda M, Okada Y, Maeda S, et al. Is there a benefit of awake thoracoscopic surgery in patients with secondary spontaneous

pneumothorax? J Thorac Cardiovasc Surg, 2012, 143: 613-616.

[15] Onodera K, Noda M, Okada Y, et al. Awake video-thoracoscopic surgery for intractable pneumothorax in pregnancy by using a single portal plus puncture. Interact Cardiovasc Thorac Surg, 2013, 17: 438-440.

[16] Chen JS, Cheng YJ, Hung MH, et al. Nonintubated thoracoscopic lobectomy for lung cancer. Ann Surg, 2011, 254: 1038-1043.

[17] Hung MH, Hsu HH, Chen KC, et al. Nonintubated thoracoscopic anatomical segmentectomy for lung tumors. Ann Thorac Surg, 2013, 96: 1209-1215.

[18] Wu CY, Chen JS, Lin YS, et al. Feasibility and safety of nonintubated thoracoscopic lobectomy for geriatric lung cancer patients. Ann Thorac Surg, 2013, 95: 405-411.

[19] Liu J, Cui F, Li S, et al. Nonintubated Video-Assisted Thoracoscopic Surgery Under Epidural Anesthesia Compared With Conventional Anesthetic Option: A Randomized Control Study. Surg Innov, 2014. [Epub ahead of print].

译者：常炜，新疆维吾尔自治区胸科医院胸外科

Cite this article as: Nakanishi R, Yasuda M. Awake thoracoscopic surgery under epidural anesthesia: is it really safe? Chin J Cancer Res 2014;26(4):368-370. doi: 10.3978/j.issn.1000-9604.2014.08.02

第十五章　无气管插管麻醉胸部手术：概要

Gabor Kiss[1], Maria Castillo[2]

[1]Department of Cardiovascular and Thoracic Surgery, Anaesthesia and Surgical Intensive Care, University Hospital of Lille, Lille, France; [2]Department of Anesthesiology, Icahn School of Medicine, Mount Sinai Medical Center, New York, USA
Correspondence to: Gabor Kiss, MD. Department of Cardiovascular and Thoracic Surgery, Anaesthesia and Surgical Intensive Care, University Hospital of Lille, 2 Avenue Oscar Lambret, F-59000 Lille, France. Email: gaborkiss2001@hotmail.com.

摘要：清醒胸外科手术(awake thoracic surgery，ATS)的管理要比全麻(general anesthesia，GA)胸外科手术难度大，对麻醉医师是极大的挑战。因此，全面的准备和提高警惕是患者麻醉管理的关键。本文从患者的选择、麻醉准备、围术期潜在的问题及并发症管理等方面重点讨论了无气管插管胸外科手术。

关键词：清醒胸外科手术(awake thoracic surgery，ATS)；转换；全身麻醉(general anesthesia，GA)

View this article at: http://dx.doi.org/10.3978/j.issn.2305-5839.2015.04.21

作者简介：Gabor Kiss医生(图1)毕业于布鲁塞尔自由大学——VUB(比利时)，并在布鲁塞尔ULB Erasme医院完成住院医师培训。作为ICU访问学者在英国和澳大利亚学习。目前作为法国Public Teaching医院胸心血管外科麻醉及术后ICU的顾问。

Maria D. Castillo医生(图2)是西奈山医学中心及Beth以色列医学中心麻醉科胸部麻醉专业的助理教授。在纽约长老会医院胸部麻醉完成住院医师培训及访问学者。现居住于纽约。

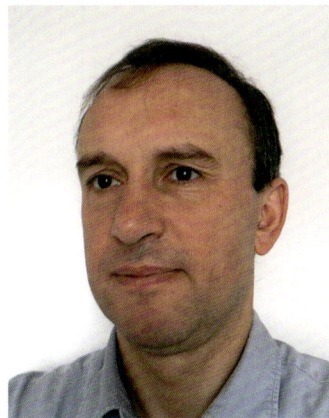

图1　Gabor Kiss医生

1　引言

对于胸外科手术，区域麻醉已被广泛应用。1950年，来自堪萨斯的Buckingham报道了617例在硬膜外麻醉(TEA)下胸部外科手术的经验。在他的病例中无一例出现呼吸抑制或持续神经损伤[1]。4年后，俄国的Vischnevski报道了超过600例的局麻下胸部外科手术的病例序列[2]。在过去几十年里，很多文献强调了清醒胸部手术(ATS)相比全身麻醉(GA)胸部手术的优势。

ATS麻醉管理的难度比GA要大，对麻醉医生在技术上是极大的挑战，需要仔细选择患者。在入组前患者必

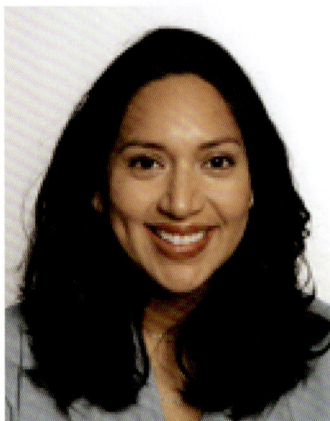

图2　Maria D. Castillo医生

须有充分的知情同意。全面的准备和警惕是患者成功管理的关键。

2　ATS下手术操作的种类及指征

(1)胸膜腔手术:

1)胸腔积液引流[3];

2)TEA下胸膜固定术,胸椎旁局部麻醉(LA)[4-6];

3)TEA下胸膜开窗术[7];

4)TEA或脊椎旁阻滞下胸膜剥脱[4-5];

5)TEA下治疗气胸,包括胸膜切开[7-8];

6)硬膜外麻醉或脊椎旁麻醉下行脓胸引流[9];

7)肺大泡切除[10]。

(2)活检

1)前纵隔肿瘤活检[11];

2)TEA下胸膜或肺活检[4-7]。

(3)肺部手术

1)TEA下肺切除术;

2)TEA下经开胸或胸腔镜肺叶切除[5,12-13];

3)TEA下双肺叶切除[12];

4)TEA或LA下肺楔形切除[5,12];

5)TEA下经胸腔镜肺叶和肺段切除[14-16];

6)TEA下肺转移瘤切除[4,17];

7)TEA下肺减容手术和肺大泡切除[4-5,7,18]。

(4)纵隔手术

1)心包开窗[5]

2)颈椎C7-T1硬膜外麻醉(联合局部麻醉阻断咳嗽反射)下气管切开[19];

3)TEA下胸腺切除[12]。

(5)手术医生、麻醉医生及监护专家应讨论ATS的适应证和患者管理是非常重要的。

3　与全身麻醉下胸部手术相比ATS的利与弊

清醒胸部手术对患者有很多益处。由于GA会减少心肌血流、降低左室功能,可能会增加心功能损害的风险[20-21];同样也存在由于机械通气造成肺泡气压伤、容积伤和肺萎陷的可能,从而增加肺炎的风险[22]。GA期间神经阻滞会增加肺不张风险,导致右向左分流,增加术中缺氧风险[22]。GA会增加延迟神经肌肉阻滞[23]和术后呼吸机依赖[21]的风险,可能造成多器官衰竭、败血症、ICU诱导的神经肌病和多神经病变[7,24]。此外,气管插管过程中还存在插管诱导的对牙齿和声带的损伤[25]。

另一方面,TEA下ATS手术可能会造成潜在的硬膜外血肿、脊髓损伤、膈神经麻痹以及疏忽造成麻醉节段过高的风险。TEA相关的神经系统并发症风险为0.07%[26]。相反,对于一些普外科手术,术后肺部并发症的发生率约为33.9%,对于轻中度慢性阻塞性肺疾病患者肺相关的死亡率约为3.4%[27]。后一个研究主要关注普外科手术,但是鉴于GA有较高呼吸系统并发症的事实[27],在降低肺部并发症方面TEA下ATS手术仍具有较好的风险–获益比。

Noda及同事于2012年回顾性比较了清醒与全麻下电视辅助胸腔镜手术(VATS)治疗继发性自发性气胸的疗效、并发症和死亡率。结果发现ATS患者术后呼吸系统并发症风险显著降低,包括肺炎和ARDS。作者认为ATS避免了术中机械通气造成的肺气压伤、保存了吞咽功能降低了肺炎的风险[28-29]。与传统的麻醉方法相比[28,30-32],ATS也可以减少应激反应[9],减轻对免疫系统的影响,降低对术后淋巴细胞反应的影响[33]。由于当今的麻醉药物能够较快代谢,因此也有认为ATS是不符合伦理的,因为稳定的呼吸困难患者应进行气管插管,并且全麻对他们更安全。虽然现代的麻醉药物半衰期短、作用可逆,但与自主呼吸相比,正压通气可显著增加呼吸系统并发症并引起气道相关的肺损伤[27,34]。因此,为了更有助于恢复,ATS应是有较高呼吸机依赖患者的最佳选择。对于术中惊恐发作或呼吸循环不稳定的患者,ATS转为GA仍是最后的选择。

与全身麻醉相比,局部麻醉不仅血流动力学更稳定,而且术后疼痛更轻,能减少术后血栓并发症,降低手术应激反应和恶心呕吐等副作用[6]。

与GA下胸腔镜手术相比，ATS患者术后恢复更快，并发症更少[35]，能在术后几分钟内恢复有效的咳嗽反射[36]。

患者无气管插管相关的不舒服，如咽喉疼痛；能很快恢复至日常的活动能力，如饮水、吃饭和散步[7,22]。

一些研究得出结论认为ATS方法优于GA下腔镜手术，有显著较短的麻醉和手术室滞留时间，很少需要护士进行监护，较短的住院时间以及相似的临床预后[4,8,28,37]。

TEA下ATS还有助于减少成本。对于TEA下清醒VATS肺叶切除，失血量和手术时间与全麻下VATS手术是相似的[13,15]。在一个肺减容手术的研究中，TEA下ATS不仅有着更好的手术预后和更短的住院时间[12]，而且由于呼吸机和麻醉时间的减少使得费用减低[17,38]。由于TEA下ATS患者能自主呼吸不需要呼吸机，因此护士可以被安排到其他任务去。此外，Klijian及其同事报道清醒VATS有较低的死亡率和较少的并发症[5]。因此，无插管VATS的应用使得患者进入不用ICU的快速通道并且无脱机问题。ATS还有较高的患者满意度，尤其是那些有严重慢性肺疾病过去有在ICU长期治疗病史的患者。较高的满意度也与患者有较好的感官控制[7,19]有关。

4　清醒胸部麻醉的患者选择

文献报道GA无绝对禁忌证，在局部麻醉失败时GA仍是最终的选择。然而，对于胸部手术由于ATS比GA技术需要更多的经验、准备工作和提高警惕，因此ATS的患者选择应更加仔细。

第一，ATS手术大多数在ASA Ⅰ~Ⅱ级和Mallampati Ⅰ~Ⅱ级患者进行，此外这些患者无肥胖(BMI<30)，肿瘤大小小于6 cm，合并症少且有良好的心肺功能[39]。然而，适应证已经扩展到非常严重的患者。对于GA高风险的患者在TEA和局麻下用腔镜技术治疗气胸最早于1998年由Mukaida报道[40]。随后其他文章也相继报道了这一方法[7,41]。

一项回顾性研究显示，一些高风险的患者成功接受了ATS手术，这些患者有以下严重心、肺合并症[7]：严重弥漫性肺间质纤维化需要家庭氧疗、限制性慢性呼吸功能衰竭采用持续性经鼻无创通气、严重慢性阻塞性肺疾病$FEV_1$27%并有既往难以脱离呼吸机的病史、肺泡炎症、纵隔积气、反复单次或双侧气胸、脓胸、多发双侧肺转移瘤、双侧肺转移瘤切除病史、胸膜切除术、营养不良、房颤、严重肺气肿有较高容量/压力损伤风险，

还有两例患者肢体肌病不能用肌松剂和挥发性麻醉剂的患者。

对于重度终末期呼吸疾病患者，如果手术是唯一治疗方法时，全身麻醉将面临伦理困境。全麻下，严重呼吸疾病患者有较高的呼吸机依赖风险，将会增加并发症和死亡率[7]。对于这些患者，如果从风险-获益角度认为手术对患者更有利，而且对于局麻无禁忌时，ATS将有助于避免早期死亡、提高生活质量，即使是处于终末期的患者也是如此。

对于在休息室就有呼吸困难的高风险患者，ATS能够避免呼吸机依赖，并有助于术后恢复。一项回顾性观察研究显示，8名改良Medical Research Council呼吸困难评分Ⅳ级的急性严重呼吸困难但血流动力学稳定的患者接受了ATS治疗，以去除引起急性呼吸困难的病因[7]。

Piccioni及同事报道了两例有严重呼吸困难(不吸氧SpO_2分别为85%和93%)的肿瘤患者进行了VATS治疗。一例患者多器官和双肺转移肿瘤，左侧大量胸腔积液，右侧肺不张，经左胸进行了VATS手术。另一例患者因右前叶肿瘤、多器官转移瘤，右侧大量胸腔积液，经右胸行VATS治疗。按作者的报道，胸椎旁阻滞能为手术提供极佳的麻醉效果，并能有助于术后疼痛控制[6]。

对于ATS治疗动脉血气分析动脉氧分压是否有绝对的限制尚不明确。Piccioni及同事成功地为一位患有低氧血症，不吸氧时SaO_2=93%，pH=7.46，PaO_2=8.26 kPa(61.9 mmHg)，$PaCO_2$=4.94 kPa(36.9 mmHg)，FEV_1预测值为46%的61岁男性患者成功实施了ATS治疗[6]。

同一研究的其他病例，不吸氧动脉血气提示低氧血症、呼吸性碱中毒：SaO_2=88%；PaO_2=6.39 kPa(47.9 mmHg)，$PaCO_2$=4.39 kPa(32.9 mmHg)，pH=7.51[6]。肺功能检查提示用力肺活量(FVC)的预测值为26%[6]。

为了保证手术在安全范围内，严重呼吸功能不全(MMRS 4)患者应在ATS术前应有稳定的心血管和呼吸功能指标[7]。

非手术侧膈神经麻痹应看作是ATS的禁忌证[7]。可疑气管插管困难的患者不应考虑行ATS治疗[6]，因为术中有时需要紧急气管插管。然而，一篇文章报道1例严重呼吸困难仅有有限颈部运动而没有头部伸展的患者也接受了ATS治疗。而这名患者过去行膀胱前列腺切除膀胱造口术时气管插管是困难的[7]。该患者有双侧肺转移肿瘤，在ATS术前有严重的呼吸困难。由于术后呼吸机依赖的风险高，故该患者表示对GA有担忧，加上许多终末期患者在这种情况下都成功完成了LA下的ATS治

疗，该患者表示拒绝GA。通过"钥匙孔"进行胸腔镜活检能够在清醒患者简便、快捷地进行，能够避免脱机困难、呼吸机依赖、术后并发症和较长的住院时间。在这种情况下ATS的益处远远大于了无插管的难度和风险，再考虑到患者的意愿，ATS仍旧是重要的选择。

在怀孕的患者插管困难也是经常遇到的，然而许多医生更倾向于在硬膜外或椎管麻醉下行剖宫产手术。Onodera等报道了1例患者，31岁女性，孕9周，因自发性气胸在局麻和硬膜外麻醉下用胸腔镜放置了胸腔引流管[32]。

并不是所有患者都愿意在清醒或轻微镇静下接受手术。一些严重慢性呼吸疾病和终末期疾病患者可能不愿接受手术或药物治疗。在全面告知麻醉风险和各种胸部手术方式后，拒绝的GA患者也需要成为麻醉决策的一部分[7]。

Nakanishi及同事提出手术难度可能是ATS的禁忌，或至少增加转为GA的风险。肺叶切除及其他大的肺部手术，虽然进行了膨肺，处理叶间血管及不完全的叶间裂隙是困难的。考虑到在有限的手术视野中，肺动脉的出血将非常难控制，Nakanishi及同事建议应毫不犹豫地转为GA器官插管手术[35]。总之，ATS的可行性不仅取决于麻醉师的方便程度，也取决于外科医生的经验。这也是与GA下胸外科手术相比，选择ATS的患者数量仍较少的原因所在。而文献报道在不同情况下选择ATS的比例约为8.6/人年[17]至19.7/人年[38]。

5 ATS过程中自主呼吸和肺回缩

在自主呼吸过程中，呼吸肌收缩造成胸膜腔负压时肺泡打开[22]。这与具有神经肌肉阻滞隔膜和辅助呼吸肌的全身麻醉形成对比，其中肺泡通过利用正压通气的潮气量膨胀而膨胀。此外，在GA过程中腹腔内器官推挤麻痹的膈肌，增加肺不张，降低肺顺应性，增加肺内分流和肺血管阻力，导致低氧血症，增加肺损伤可能[42]，使患者恢复时间延长[22]。因此，维持膈肌的运动和胸膜腔负压能降低腹腔压力对肺的有害影响。

为了手术可人为造成开放性气胸导致纵隔移位，单肺压缩，导致自发性呼吸困难。然而，膈肌的代偿机制试图降低呼吸顺应性[6]。如果有必要，对纵隔移位造成的肺不张的治疗应包括应用无创通气（NIV）。NIV也可以降低左室后负荷，从而增加心输出量。

考虑到胸腔负压引起肺泡生理性扩张进行气体交换

的优势，即使患者仅靠家用双水平正压通气装置也能成功接受ATS治疗[7]。

在患者保持自主呼吸期间，可以根据患者的焦虑情况给予少量短效镇静药物如丙泊酚、瑞芬太尼，或者两者连用。右旋美托咪定也可以选择。

与GA不同，ATS期间没有完全的肺萎陷。考虑到患者清醒，能够自主呼吸，传统的通过手动鼓气囊膨肺的方法是不容易进行的，因为患者不接受。然而，在手术结束时，可以通过渐进性通过NIV给予PEEP来膨肺。在出现漏气时，NIV应该于术后早期阶段在恢复室内继续使用，以防肺不张。

应用NIV可以减少肺不张，降低院内感染，缩短ICU滞留时间和住院时间，降低并发症和死亡率[43]。肺的复膨胀情况应通过体格检查、胸部X线或肺的超声来监测[44]。

对于严重COPD患者，ATS还是要谨慎的。ATS会影响维持自主呼吸的辅助呼吸肌，因为局麻技术也会引起局部呼吸机的麻痹和改变。Gruber及同事的文献报道对终末期COPD拟行肺减容术的患者经胸部硬膜外给予0.25%布比卡因。作者认为用0.25%布比卡因进行TEA不会对通气、换气和呼吸肌的肌力产生不良影响[45]。

6 患者知情同意

患者应被全面告知ATS所有可能的后果，包括GA的优点和缺点。对严重慢性呼吸疾病患者，患者必须被告知全身麻醉可能导致呼吸机脱机困难。

患者必须明白ATS是第一个选择，但术中转换为全身麻醉也是有可能的[6-7]。

7 术前用药

可通过多种方式进行术前药物治疗，但都应在患者的同意和理解后进行，而且仅在患者要求时给予。一些患者因为患有慢性呼吸系统疾病而拒绝术前药物治疗，而其他患者则要求用药以消除术前的紧张和不安。Kiss及同事的文章报道，9名患者中有3名不愿接受术前药物治疗。

8 ATS围术期监测

标准的监测包括心电图、血氧、无创血压检测、呼吸频率监测、二氧化碳浓度监测。呼气末二氧化碳浓度监测可以通过放置在氧气面罩或鼻导管的探头测量，也可以将探头放在鼻孔里或鼻孔附近。至少有两条静脉通路，一路用于围术期输液，另一路用于术中给药。

非常重要的是患者在整个术中都是可以说话的，因此可以评估患者的呼吸、意识及舒适程度。

9　全身麻醉和紧急气管插管的准备

鉴于手术可能失败，在施行ATS时还是应小心翼翼。最紧急的问题就是在胸腔打开时，如何将ATS转为GA。

在紧急情况下，应由有经验的和准备充分的团队快速转为GA。手术医生、麻醉师和护士的提前规划和协作是成功的关键。

术前，在患者躺在手术台之前，一个额外的床垫应放置在患者背部下方，以备在紧急情况下快速转换体位。

手术室护士应被提醒在术前准备好大的无菌手术单（例如：IOBAN 56 cm×45 cm切口布单，或类似的产品如OPSITE）。这些单子是透明的，能快速覆盖胸部切口保持无菌。对于VATS手术，意大利罗马的E. Pompeo教授说，丝线缝合一针就可在数秒内关闭VATS小的切口。

外科医生用透明手术单完成快速伤口转换后，在指挥团队将提前放在患者背部下方的床垫拉出使患者转为仰卧位的同时，麻醉师要保持患者头颈部固定。这一过程允许在保持伤口无菌的情况下快速从侧卧位转为仰卧位，以便于麻醉师能够进行气管插管。

避免严重缺氧的关键是提前预见问题的存在。手术室团队应当相互协作将患者转为仰卧位，以便于快速气管插管而不浪费时间。

应使用起效快又能被舒更葡糖逆转的神经肌肉松弛剂如琥珀酰胆碱或罗库溴铵进行麻醉诱导。舒更葡糖不能在美国使用，而在其他许多国家可以使用。

Gonzalez-Rivas等建议如果需要气管插管，应在气管镜引导下放置单腔气管内导管，随后在不改变患者体位的情况下再插入支气管阻塞器。该文作者提到根据患者氧合状态，有技术娴熟的专家和麻醉师可以在侧卧位下插入双腔气管插管[36]。Macchiarini及同事建议采用经鼻气管插管，但因鼻出血将增加气道管理的难度，故而此种方法存在争议[19]。

ATS可以在侧卧位下完成，然而，一些中心改良了仰卧位下标准的胸骨切开技术。在需要紧急气管插管情

况下，这种体位可以更方便气道管理[5]。

10　手术和麻醉因素造成的手术方式转换及预防措施

手术方式转换不仅取决于患者的合并症，也取决于手术的难度。

当并发症开始显现时应尽早气管插管以降低紧急气管插管的风险[36]。

转换为GA的原因既可以是麻醉原因也可以是手术原因。麻醉原因包括持续低氧血症、呼吸急促、疼痛控制效果差及惊恐发作[46]。

引起转为GA的手术因素包括：肺萎陷不满意、广泛胸膜纤维粘连、弥漫性胸膜粘连及出血[15,21,46]。Nakanishi及同事发表社论强调在大的肺部手术包括肺叶切除，较难剥离肋间血管和处理不完全的裂隙。作者提醒在ATS有限的工作区域内如果出现肺动脉出血将很难控制。此时不应再犹豫出血是否还会发展而应快速转为GA气管插管[35]。

在明显纵隔移动和复杂肺门切开手术，如矽肺或结核患者，也建议快速转为GA[36]。

文献报道，ATS过程中转为GA的概率从0%[7,47]到10%，Chen及其同事还报道肺叶切除患者的转换概率为13%[15,46]。

由于肺叶切除时转换概率较高，Nakanishi及同事在一篇社论中总结认为ATS对于大手术如肺叶切除的安全性尚不明确[35]。

11　ATS期间麻醉并发症

并发症可分为局麻技术本身造成的和呼吸、循环及脑血管事件造成的。

开放性气胸ATS期间，萎陷的肺叶通气功能受损导致低氧血症、高碳酸血症和酸中毒，会导致焦虑和惊恐发作。

除了严重终末期慢性阻塞性肺疾病仅能耐受2 L/min的低流量吸氧，去饱和可能会延迟或被高流量氧气（O_2 15 L/min）面罩的应用所抑制[7]。如果氧饱和度降低至90%以下，应该对自主呼吸患者立即应用无创通气。此外，辅助面罩通气也有助于纠正高碳酸血症[7]。有围术期高碳酸血症昏迷风险的患者可能有严重的COPD合并低FEV病史。高碳酸血症昏迷可能会引

起喉部水肿,可以通过面罩吸氧治疗[19]。

术中咽喉疼痛导致的惊恐发作曾被Kiss等于2014年报道,该例患者在术中感觉到医生在其胸部进行操作。结果发现TEA时用了1%利多卡因而不是2%利多卡因。为获得较深的硬膜外阻滞,需要经胸部硬膜外导管至少给予2%的利多卡因[7]。

惊恐发作可以在安静的手术环境下经安慰和解释而减轻[5]。在VATS时,可以允许患者观看手术视频[48]。如果这些方法不成功,在维持自主呼吸的情况下可以给予适当的镇静[7,48]。

平均动脉压和收缩压应分别保持在65和90 mmHg。可以通过输液和给予缩血管药物代偿由于经硬膜外局部麻醉血管扩张造成的血压降低。一项观察性研究中,局麻的患者并不比GA联合硬膜外麻醉患者需要更多的缩血管药物来维持血压[7]。

12 ATS期间动脉氧和

镇静会降低膈肌、肋间肌肉及其他辅助呼吸肌的张力,从而会增加肺不张和氧合下降的风险。经面罩无创BIPAP通气能缓解这种状况[41]。由于ATS期间有效的肺复膨胀是比较困难的或不可能的;术后在无外科禁忌的情况下给予无创通气有助于减少术后肺不张。

研究报道,TEA下ATS过程中动脉氧合没有恶化[9]。2011年,Pompeo及同事报道ATS期间$PaO_2/FiAO_2$显著降低,但仍能维持在满意水平(>300 mmHg),术中$PaCO_2$增加但在术后1 h恢复至基线水平($P=0.20$)。该研究报道死亡率没有增加[18]。

13 ATS过程中短暂可接受的高碳酸血症

已有多篇文献报道围术期出现短暂可接受的高碳酸血症(<55 mmHg)[7,9,18,22],并不需要转为GA。

Dong及同事于2010年研究了22例在胸部硬膜外麻醉和镇静下VATS肺结节切除患者,术中同时用局麻阻断迷走神经以移植咳嗽反射。术中PCO_2逐渐升高,但在切口缝合后1 h恢复正常。术中无低氧血症出现[39]。

有严重COPD或神经肌肉疾病病史的患者有较高的围术期高碳酸血症的风险,但大多数患者都能用辅助通气的方法成功逆转[7]。建议在较长的手术过程中,应采用无创通气的方法周期性膨肺,以降低高碳酸血症风险。

14 ATS过程中咳嗽

ATS过程中,肺部的操作可以触发咳嗽反射,许多外科医生则希望抑制这种反射以改善手术条件。

可以通过利多卡因雾化吸入[41]或将利多卡因喷洒在肺表面[16]来减少咳嗽反射。其他方法包括神经节阻滞[12]、胸腔内迷走神经阻滞[15,39]。给予瑞芬太尼也有助于减少咳嗽反射。为了移植气道张力的增加和气道高反应性,Gonzalez-Rivas及同事[36]建议应避免硬膜外麻醉相关的交感神经阻滞。

然而,随着咳嗽反射的抑制,呼吸道感染的风险相应增加。有研究报道,虽然有短阵的咳嗽,ATS手术过程中仍能有和GA一样较好的操作条件[7]。

15 手术时间

在一项包括9例患者的病例系列报道中,TEA下ATS的平均时间为76.3 min(标准差 23.6 min,范围:46~128 min)[7],这证明了硬膜外麻醉ATS的操作可以超过2 h,虽然患者有严重而稳定的呼吸困难。其他文献报道,手术时间平均25.5 min(范围:23~33 min)至50 min(范围:40~70 min)[9,17]。

16 ATS术后并发症

胸部硬膜外麻醉ATS患者恢复快,住院时间短[4]。

Liu及同事报道在肺大泡切除和肺叶切除患者,ATS组比GA组住院时间更短。该研究也表明ATS组术后并发症包括呼吸并发症的发生率显著低于GA组。此外,两组均无死亡[46]。

17 ATS的死亡率和并发症发生率

多个研究表明胸部手术患者ATS和GA术后6个月死亡率和并发症发生率是相似的[38],ATS组呼吸系统并发症如肺炎、急性呼吸窘迫综合征的发生率更低[5,12,28]。

18 手术预后

多个研究报道对于胸腔镜肺叶切除[15]、胸膜活检、胸膜剥脱[5,9]和肺结节楔形切除,ATS与GA同样可行。

声明

本文作者宣称无任何利益冲突。

参考文献

[1] Buckingham WW, Beatty AJ, Brasher CA, et al. The technique of administering epidural anesthesia in thoracic surgery. Dis Chest, 1950, 17: 561-568.

[2] Vischnevski AA. Local anesthesia in thoracic surgery: lungs, heart and esophagus. Minerva Anestesiol, 1954, 20: 432-435.

[3] Migliore M, Giuliano R, Aziz T, et al. Four-step local anesthesia and sedation for thoracoscopic diagnosis and management of pleural diseases. Chest, 2002, 121: 2032-2035.

[4] Pompeo E, Mineo D, Rogliani P, et al. Feasibility and results of awake thoracoscopic resection of solitary pulmonary nodules. Ann Thorac Surg, 2004, 78: 1761-1768.

[5] Klijian AS, Gibbs M, Andonian NT. AVATS: Awake Video Assisted Thoracic Surgery--extended series report. J Cardiothorac Surg, 2014, 9: 149.

[6] Piccioni F, Langer M, Fumagalli L, et al. Thoracic paravertebral anaesthesia for awake video-assisted thoracoscopic surgery daily. Anaesthesia, 2010, 65: 1221-1224.

[7] Kiss G, Claret A, Desbordes J, et al. Thoracic epidural anaesthesia for awake thoracic surgery in severely dyspnoeic patients excluded from general anaesthesia. Interact Cardiovasc Thorac Surg, 2014, 19: 816-823.

[8] Pompeo E, Tacconi F, Mineo D, et al. The role of awake video-assisted thoracoscopic surgery in spontaneous pneumothorax. J Thorac Cardiovasc Surg, 2007, 133: 786-790.

[9] Tacconi F, Pompeo E, Fabbi E, et al. Awake video-assisted pleural decortication for empyema thoracis. Eur J Cardiothorac Surg, 2010, 37: 594-601.

[10] Nezu K, Kushibe K, Tojo T, et al. Thoracoscopic wedge resection of blebs under local anesthesia with sedation for treatment of a spontaneous pneumothorax. Chest, 1997, 111: 230-235.

[11] Pompeo E, Tacconi F, Mineo TC. Awake video-assisted thoracoscopic biopsy in complex anterior mediastinal masses. Thorac Surg Clin, 2010, 20: 225-233.

[12] Al-Abdullatief M, Wahood A, Al-Shirawi N, et al. Awake anaesthesia for major thoracic surgical procedures: an observational study. Eur J Cardiothorac Surg 2007, 32: 346-50.

[13] Wu CY, Chen JS, Lin YS, et al. Feasibility and safety of nonintubated thoracoscopic lobectomy for geriatric lung cancer patients. Ann Thorac Surg, 2013, 95: 405-411.

[14] Hung MH, Hsu HH, Chan KC, et al. Non-intubated thoracoscopic surgery using internal intercostal nerve block, vagal block and targeted sedation. Eur J Cardiothorac Surg, 2014, 46: 620-625.

[15] Chen JS, Cheng YJ, Hung MH, et al. Nonintubated thoracoscopic lobectomy for lung cancer. Ann Surg, 2011, 254: 1038-1043.

[16] Guo Z, Shao W, Yin W, et al. Analysis of feasibility and safety of complete video-assisted thoracoscopic resection of anatomic pulmonary segments under non-intubated anesthesia. J Thorac Dis, 2014, 6: 37-44.

[17] Pompeo E, Mineo TC. Awake pulmonary metastasectomy. J Thorac Cardiovasc Surg, 2007, 133: 960-966.

[18] Pompeo E, Tacconi F, Mineo TC. Comparative results of non-resectional lung volume reduction performed by awake or non-awake anesthesia. Eur J Cardiothorac Surg, 2011, 39: e51-e58.

[19] Macchiarini P, Rovira I, Ferrarello S. Awake upper airway surgery. Ann Thorac Surg, 2010, 89: 387-390; discussion 390-391.

[20] Tarhan S, Moffitt EA, Taylor WF, et al. Myocardial infarction after general anesthesia. JAMA, 1972, 220: 1451-1454.

[21] Yen CR, Tsou MY, Lin SM, et al. Thoracic epidural anesthesia for a polymyositis patient undergoing awake mini-thoracotomy and unroofing of a huge pulmonary bulla. Acta Anaesthesiol Taiwan, 2008, 46: 42-45.

[22] Mineo TC, Pompeo E, Mineo D, et al. Awake nonresectional lung volume reduction surgery. Ann Surg 2006, 243: 131-6.

[23] Murphy GS, Szokol JW, Avram MJ, et al. Postoperative residual neuromuscular blockade is associated with impaired clinical recovery. Anesth Analg, 2013, 117: 133-141.

[24] Maria Castillo. Regional Anesthesia and Thoracic Surgery. Is there a true indication? Presentation in ASA Congress. San Francisco, 2013.

[25] Miñambres E, Burón J, Ballesteros MA, et al. Tracheal rupture after endotracheal intubation: a literature systematic review. Eur J Cardiothorac Surg, 2009, 35: 1056-1062.

[26] Giebler RM, Scherer RU, Peters J. Incidence of neurologic complications related to thoracic epidural catheterization. Anesthesiology, 1997, 86: 55-63.

[27] de Albuquerque Medeiros R, Faresin S, Jardim J. Postoperative lung complications and mortality in patients with mild-to-moderate COPD undergoing elective general surgery. Arch Bronconeumol, 2001, 37: 227-234.

[28] Noda M, Okada Y, Maeda S, et al. Is there a benefit of awake thoracoscopic surgery in patients with secondary spontaneous pneumothorax? J Thorac Cardiovasc Surg, 2012, 143: 613-616.

[29] Gattinoni L, Protti A, Caironi P, et al. Ventilator-induced lung injury: the anatomical and physiological framework. Crit Care Med, 2010, 38: S539-S548.

[30] Rocco G, Romano V, Accardo R, et al. Awake single-access (uniportal) video-assisted thoracoscopic surgery for peripheral

pulmonary nodules in a complete ambulatory setting. Ann Thorac Surg, 2010, 89: 1625-1627.

[31] Tseng YD, Cheng YJ, Hung MH, et al. Nonintubated needlescopic video-assisted thoracic surgery for management of peripheral lung nodules. Ann Thorac Surg, 2012, 93: 1049-1054.

[32] Onodera K, Noda M, Okada Y, et al. Awake video-thoracoscopic surgery for intractable pneumothorax in pregnancy by using a single portal plus puncture. Interact Cardiovasc Thorac Surg, 2013, 17: 438-440.

[33] Vanni G, Tacconi F, Sellitri F, et al. Impact of awake videothoracoscopic surgery on postoperative lymphocyte responses. Ann Thorac Surg, 2010, 90: 973-978.

[34] Whitehead T, Slutsky AS. The pulmonary physician in critical care: ventilator induced lung injury. Thorax, 2002, 57: 635-642.

[35] Nakanishi R, Yasuda M. Awake thoracoscopic surgery under epidural anesthesia: is it really safe? Chin J Cancer Res, 2014, 26: 368-370.

[36] Gonzalez-Rivas D, Fernandez R, de la Torre M, et al. Single-port thoracoscopic lobectomy in a nonintubated patient: the least invasive procedure for major lung resection? Interact Cardiovasc Thorac Surg, 2014, 19: 552-555.

[37] Lesser TG. Laser application enables awake thoracoscopic resection of pulmonary nodules with minimal access. Surg Endosc, 2012, 26: 1181-1186.

[38] Pompeo E, Rogliani P, Tacconi F, et al. Randomized comparison of awake nonresectional versus nonawake resectional lung volume reduction surgery. Awake thoracic Suregery Research Group. J Thorac Cardiovasc Surg, 2012, 143: 47-54.

[39] Dong Q, Liang L, Li Y, et al. Anesthesia with nontracheal intubation in thoracic surgery. J Thorac Dis, 2012, 4: 126-130.

[40] Mukaida T, Andou A, Date H, et al. Thoracoscopic operation for secondary pneumothorax under local and epidural anesthesia in high-risk patients. Ann Thorac Surg, 1998, 65: 924-926.

[41] Guarracino F, Gemignani R, Pratesi G, et al. Awake palliative thoracic surgery in a high-risk patient: one-lung, non-invasive ventilation combined with epidural blockade. Anaesthesia, 2008, 63: 761-763.

[42] Ambrosino N, Guarracino F. Unusual applications of noninvasive ventilation. Eur Respir J, 2011, 38: 440-449.

[43] Jaber S, Michelet P, Chanques G. Role of non-invasive ventilation (NIV) in the perioperative period. Best Pract Res Clin Anaesthesiol, 2010, 24: 253-265.

[44] Lichtenstein D, Mezière G, Seitz J. The dynamic air bronchogram. A lung ultrasound sign of alveolar consolidation ruling out atelectasis. Chest, 2009, 135: 1421-1425.

[45] Gruber EM, Tschernko EM, Kritzinger M, et al. The effects of thoracic epidural analgesia with bupivacaine 0.25% on ventilatory mechanics in patients with severe chronic obstructive pulmonary disease. Anesth Analg, 2001, 92: 1015-1019.

[46] Liu J, Cui F, Li S, et al. Nonintubated video-assisted thoracoscopic surgery under epidural anesthesia compared with conventional anesthetic option: a randomized control study. Surg Innov, 2015, 22: 123-130.

[47] Katlic MR, Facktor MA. Video-assisted thoracic surgery utilizing local anesthesia and sedation: 384 consecutive cases. Ann Thorac Surg, 2010, 90: 240-245.

[48] Pompeo E, Mineo TC. Awake operative videothoracoscopic pulmonary resections. Thorac Surg Clin, 2008, 18: 311-320.

译者：郑帅，首都医科大学附属北京安贞医院心脏外科，北京心脏移植及瓣膜外科诊疗中心

Cite this article as: Kiss G, Castillo M. Nonintubated anesthesia in thoracic surgery: general issues. Ann Transl Med 2015;3(8):110. doi: 10.3978/j.issn.2305-5839.2015.04.21

第十六章　非气管插管麻醉开胸手术的技术问题

Gabor Kiss[1], Maria Castillo[2]

[1]Anaesthesia and Surgical Intensive Care, Department of Cardiovascular and Thoracic Surgery, University Hospital of Lille, [2] Avenue Oscar Lambret, F-59000 Lille, France; 2Department of Anesthesiology, Icahn School of Medicine, Mount Sinai Medical Center, New York, NY 10029, USA

Correspondence to: Gabor Kiss, MD. Anaesthesia and Surgical Intensive Care, Department of Cardiovascular and Thoracic Surgery, University Hospital of Lille, 2 Avenue Oscar Lambret, F-59000 Lille, France. Email: gaborkiss2001@hotmail.com; Dr. Maria D. Castillo, MD. Department of Anesthesiology, Icahn School of Medicine, Mount Sinai Medical Center, 1 Gustave L Levy Pl KCC 8th Fl, New York, NY 10029, USA. Email: maria.castillo@mountsinai.org.

摘要：实施浅镇静状态下胸部手术(ATS)比全麻(GA)下胸部手术更具挑战性，但可能会给患者带来更多获益。ATS常需要局部切口浸润麻醉和胸膜腔内使用利多卡因，更多的侵入性技术是局部切口插入导管浸润麻醉，胸壁阻滞，选择性肋间神经阻滞，胸椎旁神经阻滞和硬膜外阻滞和镇痛，放置导管的优势在于可术后持续镇痛。

关键词：浅镇静状态下胸部手术(ATS)；浅镇静状态下胸腔镜手术；胸部硬膜外麻醉(TEA)；前锯肌阻滞；胸椎旁神经阻滞

View this article at: http://dx.doi.org/10.3978/j.issn.2305-5839.2015.05.01

作者介绍：Gabor Kiss博士(图1)：毕业于比利时布鲁塞尔自由大学，在布鲁塞尔Erasme医院完成住院医师培训，后在英国接受训练并在澳大利亚获ICU研究员职位。目前就职于法国公共教学医院，从事心胸血管外科的麻醉和术后重症监护顾问工作。

Maria D. Castillo博士(图2)：Mount Sinai医学中心及Beth Israel医学中心胸科麻醉专业助理教授，在纽约Presbyterian医院完成见习及研究生培训，现居纽约市。

1　前言

实施浅镇静状态下胸部手术(ATS)比全麻(GA)下胸部手术更具挑战性，但可能会给患者带来更多获益，

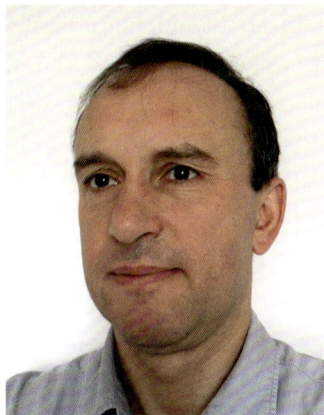

图1　Gabor Kiss博士

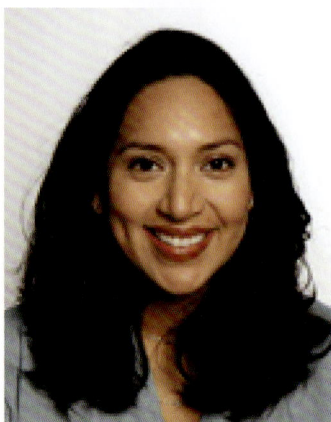

图2 Maria D. Castillo博士

因为它避免了气管插管持续机械通气的并发症，同时提供了更好的血流动力学[1-10]和可能更好的术后镇痛。避免了全身麻醉及其不良反应，所以术后恢复更快、减少了术后并发症发生率、减少了应激反应，可以达到全麻手术相当甚至更少的手术相关并发症发生率、死亡率[1,7,11-16]。无论如何，在麻醉准备中必须考虑到局麻或区域阻滞麻醉是麻醉管理中最基本的一环，整个医疗团队也必须了解ATS中最典型的麻醉并发症并知道如何去避免，在手术过程中必须时刻准备转为全身麻醉和紧急气管插管。通力协作和严谨是ATS成功管理实施的关键。

2 各种应用于ATS的区域麻醉技术比较

以下局部麻醉或区域阻滞麻醉技术可能在ATS中被应用：局部切口浸润麻醉(有或者无切口导管置入)、前锯肌平面阻滞(serratus anterior plane，SAP)、选择性肋间神经阻滞、有或者无留置导管的椎旁神经阻滞(paravertebral blockade，PVB)、胸部硬膜外麻醉(TEA)和胸膜腔利多卡因表面麻醉。浅镇静状态下胸腔镜手术可使用肋间神经阻滞和仅切口的利多卡因浸润[17-20]，局部或切口麻醉证明是安全的，但是持续时间有限且主要依赖所使用的局麻药物的药效学[21]。Mukaida及其同事曾报道了局部浸润麻醉联合胸部硬膜外麻醉下完成VATS下中等量血胸清除[22]。Nezu及其同事报道了34例自发性气胸患者实行浅镇静状态下胸腔镜手术，利用利多卡因胸膜腔麻醉技术进行[23]。更多的侵入性技术是前锯肌平面阻滞(SAP)、肋间神经阻滞、胸部椎旁神经阻滞(PVB)和硬膜外麻醉(TEA)，如有导管置入可提供术后持续镇痛。

3 Diego Gonzalez-Rivas及其团队描述的局部麻醉技术

Diego Gonzalez-Rivas及其团队报道了非气管内插管麻醉下单孔胸腔镜下肺叶切除手术，他们认为该手术方案与标准胸腔镜手术比较创伤更小，而且并不需要硬膜外麻醉、迷走神经阻滞、利多卡因肺表面喷洒。麻醉开始前30 min，患者肌注咪达唑仑和阿托品针，不需硬膜外导管、中心静脉导管和导尿管，使用喉罩控制气道吸入氧气和七氟醚。持续靶控输注瑞芬太尼以达到镇静下自主呼吸，避免过度反应、呼吸暂停或二氧化碳保留。因为仅一个肋间隙被打开，这解释了为什么仅在手术开始和手术期间给予局部麻醉和单一的肋间阻滞便足以达到疼痛控制的目的。一般肋间注射长效麻醉剂左旋布比卡因剂量是5 mL(5 mg/mL)。使用VATS方法通过一个2.5 cm的切口便可完成中肺切除和淋巴结清扫。冈萨雷斯和同事不使用腔镜套筒，并且在操作期间尽量避免肋间神经的压力，以减少肋间束损伤的风险[24-25]。采用这种技术，手术总时间为80 min。术后16 h内拔除胸管，36 h后便可出院。

4 Hung等报道的局部麻醉技术

这种技术方法类似于Gonzalez-Rivas及其同事近期发表的一系列病例报告，这些病例仅使用从T3到T8的肋间隙浸润麻醉代替硬膜外置管[26]。

5 胸椎旁神经阻滞在浅镇静状态下胸腔镜手术中的应用

根据Davies RG及其同事的一项Meta分析，胸部手术中应用胸椎旁神经阻滞(PVB)和硬膜外麻醉术后疼痛缓解程度相似。然而，PVB具有更少的副作用[27]。胸部椎旁神经阻滞(PVB)实行单侧而非双侧神经阻滞，并减少了低血压、尿潴留、肺并发症的发生率。PVB对于胸部麻醉存在禁忌证如脓毒症、凝血障碍、神经系统疾病或脊柱解剖变异硬膜外置管困难的情况下可能获益[28]。与硬膜外麻醉(TEA)相比，PVB的学习曲线相对更短[28-29]，它通过B超或神经模拟装置帮助下利用常规的阻滞技术就可实现[28-31]。Piccioni等第一次描述了胸部椎旁神经阻滞(PVB)在胸腔镜手术麻醉中的角色。他们描述了两例患者在清醒状态PVB下接受了ATS[28]。他们描述技术如下：患者取坐位，对T3~T6棘突进行标记，并用7 mL 1%利多卡因麻醉针皮肤局部麻醉后，在T3~T6棘突上侧面2.5 cm利用70 mm、22 G绝缘刺激针和周围神经刺激器进行穿刺。穿刺针指向横突，然后沿着骨骼走行，进针1.5~2 cm，神经刺激器电流设置为2.5 mA(1 Hz持续0.3 ms)直到0.5 mA的电流刺激便能使肋间肌肉出现敏感的反应。回抽后，他们给一个患者每个平面5 mL的1%罗哌卡因，总共4个平面；给另一个患者4 mL的0.75%罗哌卡因，总共6个平面。他们总共花10~15 min来实施该方案。约在注射15 min后，患者对针刺的感觉消失且无双侧阻滞的迹象。在手术室里，患者采用的是侧卧位手术并予10 L/min流量供氧[28]。胸部椎旁神经阻滞潜在的并发症是气胸，然而气胸的发生率低于0.5%[32-33]，此外，如果胸腔镜或开胸手术有胸管放置计划的话，这是一个小问题。Piccioni及其同事总结认为胸部椎旁神经阻滞应用于胸腔镜手术可以达到合适的单侧麻醉、无明显并发症稳定的血流动力学和患者较高的舒适度[28]。

6 硬膜外麻醉

硬膜外麻醉并发症包括硬脊膜瘘、神经损伤和截瘫。因此相对而言，胸部椎旁神经阻滞是一种有效的并发症较少的麻醉选择[28]。但是如果胸部手术时间较长，硬膜外麻醉则是第一选择。此外，与胸部椎旁神经阻滞(PVB)的单次注射提供较长时期镇痛相比，硬膜外麻醉(TEA)更具有持续镇痛的优势，因为它是通过注射或持续输注局麻药镇痛技术来实现。在一篇论文报道中，硬膜外麻醉(TEA)更是提供了长达219 min手术的镇痛作用[5]。硬膜外麻醉穿刺平面需根据手术切口位置选择，通常是选择T3至T7水平并应该与外科医生讨论后确定。T2至T12之间达到感觉麻醉的局部麻醉药用量滴定取决于切口的大小和患者的身高及体重。局麻药的选择取决于硬膜外麻醉(TEA)是否应快速，通常可通过20 mg/mL利多卡因来实现。相对而言，7.5 mg/mL的罗哌卡因起效较慢但是有更长的半衰期。实施低浓度的LA时可能出现实际使用比要求使用的麻醉药物浓度低，可能会出现患者感觉到胸内手术的操作、最终导致疼痛或惊恐发作的风险[5]。相反，高浓度的麻醉剂可能导致肋间肌肉运动阻滞，从而降低潮气量。然而，据Gruber和他的同事文章报道，0.25%布比卡因给予硬膜外麻醉(TEA)不影响通气和气体交换，甚至在严重的COPD患者也有较好的耐受[34]。必须在手术开

始前测试硬膜外镇痛阻滞程度，只有确定手术切口皮肤区域完全麻醉后才能实施手术。测试硬膜外镇痛阻滞程度的方法使用冰块或用可产生强直刺激的神经刺激器进行。硬膜外麻醉有扩张血管的副反应并可能导致低血压，因此，当平均动脉压(MAP)低于65 mmHg和/或收缩压低于90 mmHg时，应该开始补液或者加用血管活性药物。据一篇9例在TEA下完成胸部手术的文献报道，50%的病例使用了苯肾上腺素或者麻黄碱使平均动脉压(MAP)高于65 mmHg及收缩压高于90 mmHg[5]。如苯肾上腺素使用量加大还可使用去甲肾上腺素。

7 前锯肌水平阻滞

Blanco及其同事首次报道了B超引导下的前锯肌水平阻滞，他们是在健康志愿者身上通过阻滞T2~T9肋间神经的侧支从而获得了持续750~840 min的有效阻滞[21]。基于Blanco及其同事的报道，Kunhabdulla NP及其团队实施了多根肋骨骨折患者B超定位下的前锯肌水平阻滞[35]。如下描述的前锯肌水平阻滞通过置管持续注入局部麻醉剂来实现。具体技术如下：通过高频超声探头将前锯肌定位在腋后线第5肋垂直轴，然后沿着肋骨长轴走行。皮肤用1%利多卡因麻醉，利用18 G Touhy针在背部与腋中线之间的前锯肌下、肋骨表面进行麻醉。为了确认针尖的位置，可用3 mL的生理盐水进行分离然后用0.125%布比卡因20 mL注射。然后用一个20G的硬膜外导管通过置入的硬膜外穿刺针超越到针尖外4 cm深度并利用皮下隧道防止移位。术后，Kunhabdulla及其同事持续注射0.0625%、1 mg/mL的丁哌卡因，以7 mL/h速度注射芬太尼持续4 h[35]。一些临床医生避免使用阿片类药物持续镇痛是因为担心阻塞性睡眠呼吸暂停相关的呼吸抑制[36]。

8 额外和多方式麻醉

手术结束时，应静脉给予额外的镇痛药如对乙酰氨基酚、氨酚曲马多。如果局麻下ATS没有提供充分的镇痛，可视患者的合并症酌情补充使用氯胺酮、非甾体类抗炎药和阿片类药物。如胸部手术在TEA麻醉下完成，术后可使用患者持续自控式硬膜外镇痛[5]。

9 ATS中的镇静状态

短效制剂如瑞芬太尼是全静脉麻醉中(TIVA)的首

选。瑞芬太尼的优点是它有一个超短的环境敏感半衰期3 min。此外，一旦呼吸暂停导致快速饱和的情况下，瑞芬太尼可被纳洛酮拮抗。丙泊酚TIVA可滴定到理想的镇静水平而不影响自主呼吸和气道反应。它可以单独或与瑞芬太尼配合使用。有文章报道，靶控输注(TCI)丙泊酚、瑞芬太尼靶控输注，和两者的组合已被用作镇静剂，导致患者在手术过程中减少了焦虑但仍保持应答[5]。异丙酚的滴定血浆浓度可以因人而异，也取决于麻醉医师的经验。因此，很难推荐合适的异丙酚血浆浓度使其在ATS中既可以发挥抗焦虑作用又同时保持患者自主呼吸。在一项观察性研究中，6例患者丙泊酚靶控输注血浆浓度范围为0.5~2 μg/mL(Shneider)和瑞芬太尼血浆浓度0.5~3 ng/mL(Minto)，其中包括一个患者仅使用瑞芬太尼，表明对血氧饱和度也没有显著的影响[5]。必须注意的是重度COPD患者在镇静时可能导致或加重高碳酸血症。如果这些患者的镇静是不可避免的，氯胺酮应优先采用因为它是保护吸气肌肉维持功能残气量唯一的麻醉药物[37]。最后，右美托咪定，一个α2-肾上腺素能受体激动剂，也是ATS中保持镇静的一个选项。它已被批准在美国进行围术期镇静麻醉，但在欧洲仅限用于ICU镇静，还没有被正式授权广泛使用。围术期应用可降低交感神经兴奋性、内分泌及血流动力学的反应，也可减少术中麻醉药和阿片类药物的使用。它保留了呼吸和精神运动功能。副作用包括中度心血管抑制，伴随血压和心率的下降[38-39]。

10　结论

文献表明，以下局部麻醉技术在ATS中应用是有效的：切口浸润麻醉、前锯肌平面阻滞(SAP)、选择性肋间神经阻滞、胸部椎旁神经阻滞(PVB)、硬膜外麻醉(TEA)和利多卡因胸腔内麻醉。

声明

本文作者宣称无任何利益冲突。

参考文献

[1] Mineo TC, Pompeo E, Mineo D, et al. Awake nonresectional lung volume reduction surgery.Ann Surg, 2006, 243: 131-136.

[2] Murphy GS, Szokol JW, Avram MJ, et al. Postoperative residual neuromuscular blockade is associated with impaired clinical recovery. Anesth Analg, 2013, 117: 133-141.

[3] Yen CR, Tsou MY, Lin SM, et al. Thoracic epidural anesthesia for a polymyositis patient undergoing awake mini-thoracotomy and unroofing of a huge pulmonary bulla. Acta Anaesthesiol Taiwan, 2008, 46: 42-45.

[4] Maria Castillo. Regional Anesthesia and Thoracic Surgery. Is there a true indication? ASA 2013 San Francisco.

[5] Kiss G, Claret A, Desbordes J, et al. Thoracic epidural anaesthesia for awake thoracic surgery in severely dyspnoeic patients excluded from general anaesthesia. Interact Cardiovasc Thorac Surg, 2014, 19: 816-823.

[6] Miñambres E, Burón J, Ballesteros MA, et al. Tracheal rupture after endotracheal intubation: a literature systematic review. Eur J Cardiothorac Surg, 2009, 35: 1056-1062.

[7] Noda M, Okada Y, Maeda S, et al. Is there a benefit of awake thoracoscopic surgery in patients with secondary spontaneous pneumothorax? J Thorac Cardiovasc Surg, 2012, 143: 613-616.

[8] Whitehead T, Slutsky AS.The pulmonary physician in critical care * 7: ventilator induced lung injury. Thorax, 2002, 57: 635-642.

[9] de Albuquerque Medeiros R, Faresin S, Jardim J. Postoperative lung complications and mortality in patients with mild-to-moderate COPD undergoing elective general surgery. Arch Bronconeumol, 2001, 37: 227-234.

[10] Tarhan S, Moffitt EA, Taylor WF, et al. Myocardial infarction after general anesthesia. JAMA, 1972, 220: 1451-1454.

[11] Klijian AS, Gibbs M, Andonian NT. AVATS: Awake Video Assisted Thoracic Surgery--extended series report. J Cardiothorac Surg, 2014, 9: 149.

[12] Pompeo E, Tacconi F, Mineo TC. Comparative results of non-resectional lung volume reduction performed by awake or non-awake anesthesia. Eur J Cardiothorac Surg, 2011, 39: e51-e58.

[13] Pompeo E, Tacconi F, Frasca L, et al. Awake thoracoscopic bullaplasty. Eur J Cardiothorac Surg, 2011, 39: 1012-1017.

[14] Tacconi F, Pompeo E, Sellitri F, et al. Surgical stress hormones response is reduced after awake videothoracoscopy. Interact Cardiovasc Thorac Surg, 2010, 10: 666-671.

[15] Pompeo E, Mineo D, Rogliani P, et al. Feasibility and results of awake thoracoscopic resection of solitary pulmonary nodules. Ann Thorac Surg, 2004, 78: 1761-1768.

[16] Chen JS, Cheng YJ, Hung MH, et al. Nonintubated thoracoscopic lobectomy for lung cancer. Ann Surg, 2011, 254: 1038-1043.

[17] Rusch VW, Mountain C. Thoracoscopy under regional anesthesia for the diagnosis and management of pleural disease. Am J Surg, 1987, 154: 274-278.

[18] Dong Q, Liang L, Li Y, et al. Anesthesia with nontracheal intubation in thoracic surgery. J Thorac Dis, 2012, 4: 126-130.

[19] Migliore M, Giuliano R, Aziz T, et al. Four-step local anesthesia

and sedation for thoracoscopic diagnosis and management of pleural diseases. Chest, 2002, 121: 2032-2035.

[20] Katlic MR, Facktor MA. Video-assisted thoracic surgery utilizing local anesthesia and sedation: 384 consecutive cases. Ann Thorac Surg, 2010, 90: 240-245.

[21] Blanco R, Parras T, McDonnell JG, et al. Serratus plane block: a novel ultrasound-guided thoracic wall nerve block. Anaesthesia, 2013, 68: 1107-1113.

[22] Mukaida T, Andou A, Date H, et al. Thoracoscopic operation for secondary pneumothorax under local and epidural anesthesia in high-risk patients. Ann Thorac Surg, 1998, 65: 924-926.

[23] Nezu K, Kushibe K, Tojo T, et al. Thoracoscopic wedge resection of blebs under local anesthesia with sedation for treatment of a spontaneous pneumothorax. Chest, 1997, 111: 230-235.

[24] Gonzalez-Rivas D, Fernandez R, de la Torre M, et al. Thoracoscopic lobectomy through a single incision. Multimed Man Cardiothorac Surg 2012, 2012. doi: 10.1093/mmcts/mms007.

[25] Gonzalez-Rivas D, Fernandez R, de la Torre M, et al. Single-port thoracoscopic lobectomy in a nonintubated patient: the least invasive procedure for major lung resection? Interact Cardiovasc Thorac Surg, 2014, 19: 552-555.

[26] Hung MH, Hsu HH, Chan KC, et al. Non-intubated thoracoscopic surgery using internal intercostal nerve block, vagal block and targeted sedation. Eur J Cardiothorac Surg, 2014, 46: 620-625.

[27] Davies RG, Myles PS, Graham JM. A comparison of the analgesic efficacy and side-effects of paravertebral vs epidural blockade for thoracotomy--a systematic review and meta-analysis of randomized trials. Br J Anaesth, 2006, 96: 418-426.

[28] Piccioni F, Langer M, Fumagalli L, et al. Thoracic paravertebral anaesthesia for awake video-assisted thoracoscopic surgery daily. Anaesthesia, 2010, 65: 1221-1224.

[29] Eason MJ, Wyatt R. Paravertebral thoracic block-a reappraisal.

Anaesthesia, 1979, 34: 638-642.

[30] Pusch F, Wildling E, Klimscha W, et al. Sonographic measurement of needle insertion depth in paravertebral blocks in women. Br J Anaesth, 2000, 85: 841-843.

[31] Naja MZ, el Hassan MJ, Oweidat M, et al. Paravertebral blockade vs general anesthesia or spinal anesthesia for inguinal hernia repair. Middle East J Anaesthesiol, 2001, 16: 201-210.

[32] Lönnqvist PA, MacKenzie J, Soni AK, et al. Paravertebral blockade. Failure rate and complications. Anaesthesia, 1995, 50: 813-815.

[33] Naja Z, Lönnqvist PA. Somatic paravertebral nerve blockade. Incidence of failed block and complications. Anaesthesia, 2001, 56: 1184-1188.

[34] Gruber EM, Tschernko EM, Kritzinger M, et al. The effects of thoracic epidural analgesia with bupivacaine 0.25% on ventilatory mechanics in patients with severe chronic obstructive pulmonary disease. Anesth Analg, 2001, 92: 1015-1019.

[35] Kunhabdulla NP, Agarwal A, Gaur A, et al. Serratus anterior plane block for multiple rib fractures. Pain Physician, 2014, 17: E651-E653.

[36] Etches RC. Respiratory depression associated with patient-controlled analgesia: a review of eight cases. Can J Anaesth, 1994, 41: 125-132.

[37] Tokics L, Strandberg A, Brismar B, et al. Computerized tomography of the chest and gas exchange measurements during ketamine anaesthesia. Acta Anaesthesiol Scand, 1987, 31: 684-692.

[38] Gertler R, Brown HC, Mitchell DH, et al. Dexmedetomidine: a novel sedative-analgesic agent. Proc (Bayl Univ Med Cent), 2001, 14: 13-21.

[39] Uzümcügil F, Canbay O, Celebi N, et al. Comparison of dexmedetomidine-propofol vs. fentanyl-propofol for laryngeal mask insertion. Eur J Anaesthesiol, 2008, 25: 675-680.

译者：孔敏，浙江省台州医院胸外科

第十七章　胸腔镜手术自主通气下无气道插管麻醉对呼吸的影响和效应

Ying-Ju Liu[1*], Ming-Hui Hung[2,3*], Hsao-Hsun Hsu[4], Jin-Shing Chen[4,5], Ya-Jung Cheng[2]

[1]Department of Anesthesiology, Taiwan University Hospital Hsin-Chu Branch, Hsin-Chu 30059, Taiwan, China; [2]Department of Anesthesiology, [3]Graduate Institute of Clinical Medicine, [4]Division of Thoracic Surgery, Department of Surgery, [5]Department of Traumatology, Taiwan University Hospital and Taiwan University College of Medicine, Taipei 10002, Taiwan, China
*These authors contributed equally to this work.
Correspondence to: Ya-Jung Cheng, MD, PhD. Department of Anesthesiology, Taiwan University Hospital, Chung-Shan South Road, Taipei 10002, Taiwan, China. Email: chengyj@ntu.edu.tw.

摘要：无气管插管的胸腔镜手术是目前一项可应用于许多胸外科手术的治疗方法。通过外科手段人为制造开放性气胸，手术侧肺逐渐萎陷而非手术侧肺则担当起术中氧合和通气的呼吸任务。令人鼓舞的结果显示，在肺叶切除手术或呼吸功能受损的患者中，无插管麻醉足够维持胸腔镜术中的通气变化和氧合。尽管术中相对处于低通气状态，轻度的高碳酸血症是不可避免的，但临床上也能很好地被耐受。充分理解术中清醒或镇静状态时人工气胸的呼吸生理，建立手术中转为常规气管插管通气的预案，这些对于保证无插管胸腔镜手术的患者安全都是非常重要的。

关键词：胸腔镜手术；外科人工气胸；气管插管；通气；氧合

View this article at: http://dx.doi.org/10.3978/j.issn.2305-5839.2015.04.15

作者介绍：陈教授(中右)和郑教授(中左)从2009年以来领导负责台湾大学医院的无气管插管的胸腔镜手术项目，核心成员包括徐医生(左)和洪医生(右)(图1)。

1　概论

随着单肺隔离设备和更安全单肺通气策略的进展，过去10年来胸外科手术发展迅猛，术中气道插管全麻单肺通气是胸外手术的金标准[1]。然而如今胸腔镜微创手术的时代，为了获得更平稳的围术期和让气道插管全麻

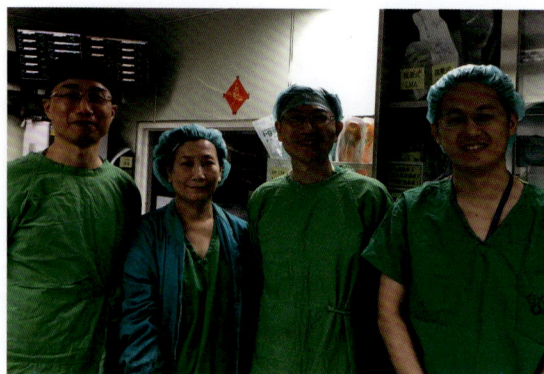

图1　自左至右：徐医生，郑教授，陈教授和洪医生

高危患者获得外科治疗的机会，无气道插管全麻技术逐步得到再评估而开始复兴[2-3]。令人鼓舞的是，无气道插管麻醉胸腔镜手术用于肺肿瘤的实质切除[4-15]或间质性肺病[16]，气胸的肺大泡切除成形[17-20]，肺气肿的肺减容手术[21-26]，脓胸的纤维板剥脱手术[27]和纵隔肿瘤切除[28-30]被报道是一种可行和安全的麻醉技术。

与常规气道插管全麻不同的是，无气道插管的胸腔镜手术中患者在可以使用或不使用镇静剂的区域麻醉时能保持自主呼吸[31]。当气管插管和肺隔离装置不需要时，神经肌肉阻断药物和呼吸机也就不再需要。前面提到的气管插管全麻副作用就能避免，从而可以为患者术后提供一种更符合生理的、免疫的和神经肌肉的康复，减少术后并发症，缩短住院时间[32-36]。

然而在外科手术中给自主呼吸的患者制造人工气胸并不是完全没有危险的[37]。患者的氧合和通气因为肺容量的减少而受到损害。因此对于人工气胸在氧合和通气方面的病理生理影响的全面理解将非常有助于保持无气道插管胸外科手术中生理变化的稳定[36-38]。本综述将深入探讨无气道插管胸外手术中氧合和通气的相关因素，包括外科人工气胸，自主呼吸，侧卧体位以及镇静止痛药物的呼吸生理影响。在特定患者的不同和生理变化方面的安全因素也在下面将被讨论到。

2　与氧合和通气相关的呼吸生理因素

呼吸开始于新鲜的空气以特定的频率和容量进入肺脏。到达肺泡的空气中的氧气通过肺泡膜弥散进入血液并使静脉血得到富氧化(氧合)。与此同时，静脉血中的二氧化碳反向弥散至肺泡中并被呼出体外(通气)。氧合和通气的基本准则是氧气和二氧化碳在静脉血和肺泡之间在不同的分压差作用下通过完整的肺泡–毛细血管膜的弥散能力。为了维持最佳的氧合，肺血管血流量(Q)和肺通气量必须得到相应的匹配。因此任何影响V/Q的不匹配就会损害肺氧合，如低心排量，肺栓塞，肺不张和痰液影响。另外低通气量(呼吸频率和潮气量影响造成分钟通气量降低)能减少肺泡中二氧化碳的清除导致高碳酸血症[38-39]。

3　影响无气道插管胸腔镜手术的呼吸生理因素

无气道插管胸腔镜手术需要医源性的人工气胸来创造一个理想的手术条件，肺塌陷来充分暴露手术视野。

同时患者术中需维持患者无痛、无应激和无费力的自主呼吸[31,35]。为了实施良好的无气道插管胸腔镜手术，就需要不同的区域性麻醉预案，包括局部浸润性麻醉[40]，肋间阻滞和胸部硬膜外麻醉[34-36]。对于叶切或段切等时间较长的手术，需要使用清醒的镇静药物来降低精神情绪应激和手术带来的相关不适感[6-11]。

无气道插管的胸腔镜手术中的氧合和通气的影响因素包括以下几种：外科人工气胸，自主呼吸，侧卧体位和镇静/止痛技术。

3.1　外科人工气胸

手术侧的第一个切口置入胸腔镜后就开始外科人工气胸，引入大气压进入手术侧胸腔，肺就自然塌陷并能暴露手术操作空间[37]，在这过程中会出现一些变化。

3.1.1　肺容量的减少

人工气胸造成胸腔负压的消失，不仅手术侧的肺得到持续性的萎陷，而且由于重力作用引起纵隔下压对侧肺造成非手术肺的容量降低。全肺容量的降低导致低通气。

3.1.2　肺灌注的降低

外科人工气胸会引起胸腔大气压内压降低腔静脉的回流。腔静脉回流的障碍降低心排出量和肺灌注。然而体循环和肺循环的血压常常保持稳定，主要由于手术侧萎陷肺的肺血管阻力增加和完善的低血压压力感知代偿机制的作用[42]，因此外科人工气胸的心血管整体效应是二维的。手术侧萎陷肺的肺血管阻力增加会使肺血流流至对侧非手术肺来提高氧合。另外低心输出量会降低氧携带能力，导致低混合性静脉氧饱和度，降低氧合[38,42]。值得提醒的是，使用胸部硬膜外麻醉或镇静药物会减弱这些内源性的代偿机制，如果应用则需要精确的剂量和计算[31]。

3.2　自主呼吸

3.2.1　非手术侧肺功能性残余量的维持

在常规气道插管全麻手术中，膈肌的上移会使肺功能性残余量显著降低。手术中需要呼吸末的正压机械通气来维持足够的通气，避免非手术侧肺的不张。在非气道插管的胸腔镜手术中患者能自主呼吸，因此其膈肌功能和非手术侧肺的功能残余量会更少的收到干扰[43-44]。

3.2.2 二氧化碳再呼吸和高碳酸血症

在人工气胸中如果没有单肺隔离，呼吸气体就会在手术侧肺和非手术侧肺之间来回流动，这种现象称为"二氧化碳再呼吸"，并会导致高碳酸血症[37]。轻中度的高碳酸血症会刺激呼吸中枢来增加呼吸频率，使用呼吸抑制剂如阿片类或镇静剂会导致呼吸恶化，甚至严重影响氧合。然而证据显示低通气的程度临床上并不是非常显著。使用面罩或鼻插管来补充提供氧气可让无气道插管的患者在胸腔镜手术中都能得到很好的耐受。与此同时，二氧化碳集聚浓度通常处于可接受的高碳酸血症浓度，显示在围术期时对患者并没有任何明显的损害[2,9,23]。

3.3 侧卧体位

绝大部分胸外科手术采用侧卧位的手术体位，由于肺顺应性和重力作用的因素使非手术侧的肺通气和肺血流处于一个相对合适的分布。在单肺通气中，合适的分布会使通气灌注比更加匹配，保证更好的氧合[41,43]。

3.4 静脉或吸入麻醉药物对氧合和通气的影响

无气道插管的胸腔镜手术可以在完全清醒或中度-深度镇静的患者上进行[31,35,37]。然而清醒状态的麻醉技术需要神经认知监测和患者的合作反应来控制患者的呼吸费力程度，对于焦虑的患者或手术时间相对较长的手术通常会使用不同程度的镇静深度。静脉麻醉药物(如丙泊酚，咪唑安定)和通过喉罩吸入麻醉药物的同时使用获得了良好的结果[11-13,34-36]。通过喉罩给予补充性氧气能足够维持低通气时令人满意的氧饱和度。然而值得提醒的是静脉和吸入麻醉药物能降低功能残气量并导致呼吸抑制[44]。仔细测定镇静深度，监测呼吸频率和呼出的二氧化碳分压，如采用脑电双频指数和呼末二氧化碳图，将有助于预防过度的低通气(图2)[31]。

3.5 区域性麻醉技术对氧合和通气的影响

长期以来区域性麻醉都被作为一种胸外科全麻手术中的有效的辅助措施。不同的方法包括胸部硬膜外麻醉/镇痛，椎旁阻滞，肋间神经阻滞和切口局部浸润，都有

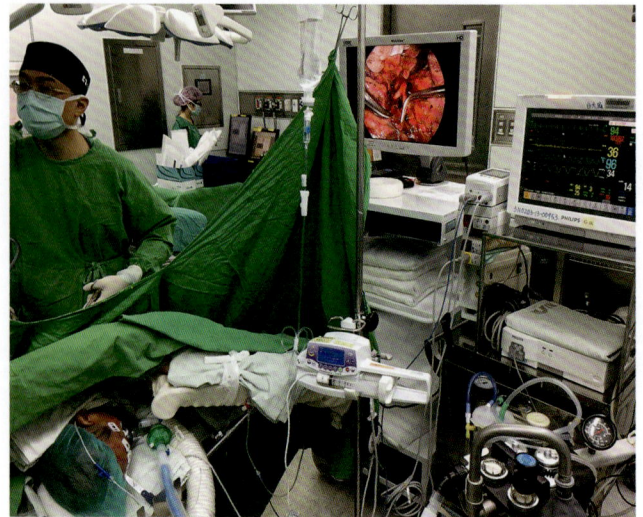

图2 自主呼吸的无气道插管胸腔镜手术和镇静麻醉的全景图。脑电双频指数来监测镇静程度。通过置入鼻腔的无创二氧化碳图监测呼吸末二氧化碳和呼吸频率

助于胸廓和壁层胸膜的镇痛[45-46]。在无气道插管的胸腔镜手术中，有效阻止切口周围不适和疼痛感的区域麻醉能有效预防患者在人工气胸后出现情绪烦躁，身体移动和令人讨厌的呼吸急促[31]。然而手术中肺的操作和肺门结构的牵拉会引起脏层胸膜的刺激，引起咳嗽反应而严重影响手术的操作[31,36]。当胸膜传入神经传递通过胸部硬膜外麻醉或肋间神经阻滞被阻断，我们进一步使用胸内迷走神经的阻滞来抑制脏层胸膜的应激，减少无气道插管胸腔镜手术中不必要的咳嗽反应(图3)[6,11,34]。

使用胸部硬膜外麻醉能导致一定程度的胸廓呼吸肌运动阻滞，使得大约10%的肺容量减少，包括肺活量，功能残气量，用力肺活量和用力呼气量[47-48]。然而保护来自颈3~5颈神经根的膈神经有助于保持膈肌的功能，尽管肋间肌有麻痹，通气功能也能得到足够的保证[49]。胸部硬膜外麻醉阻滞交感神经也能引起外周血管扩张和功能性低血容量[50]。相反，作为胸部硬膜外麻醉的一种有效替代方法的肋间神经阻滞，是相对耗时，技术要求高，需时刻注意潜在神经系统或呼吸循环系统的相关并发症[11]。

3.6 特定患者群的氧合和通气

肺癌患者行肺叶切除和对高危患者实施的各种无气道插管的胸腔镜手术中，特定患者群被挑选进行术中氧合和通气的详尽研究。

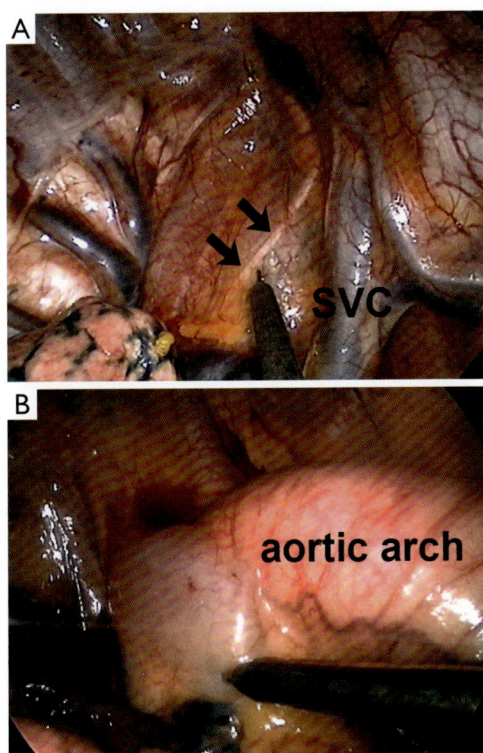

图3　胸腔镜直视下胸内迷走神经阻滞
(A)右胸手术，迷走神经(箭头)走行于上腔静脉和下段气管之间，很容易被识别；(B) 左胸手术，迷走神经走行于主肺动脉窗中，但是不太容易在镜头中被识别。

3.6.1　肺癌患者的肺叶切除手术

在我们的项目研究中，我们对肺癌手术患者采用微创的手术和麻醉管理[51]。胸腔镜肺叶切除目前是早期肺癌治疗的金标准[52]。在过去的5年中，我们实施了238例的无气道插管的胸腔镜肺叶切除手术，其中130例患者采用胸部硬膜外麻醉，108例患者采用胸腔镜直视下肋间神经阻滞。我们喜欢通过增加阿片类药物镇静诱导患者产生相对低通气状态，胸内迷走神经阻滞有效减少咳嗽反射[11,31]。无气道插管胸腔镜手术研究组中大部分是女性患者(71%)，身材小(平均体重指数：22.9 kg/m^2)和正常肺功能(第一秒用力呼气量：预计值的111.7%)。在人工气胸的单肺通气中，平均氧分压(PaO_2)为140.4 mmHg，平均二氧化碳分压为47.7 mmHg。虽然有20例患者(8.8%)在术中有时氧饱和度下降至90%以下，通过面罩给予氧气就能解决一过性的低氧状态，除了1例患者由于持续性氧饱和度低于80%，

术中麻醉方式改为气道插管。

3.6.2　高危患者的无气道插管的胸腔镜手术

无气道插管进行胸腔镜手术的优势之一是为那些接受传统气道插管全麻为高危的患者提供了机会[19,36,53]。虽然这项技术非常具有吸引力，但在人工气胸时的呼吸状态是否充分还是值得关注的，尤其是对那些肺功能不佳的患者。为了明确这些问题，来自清醒麻醉胸外科手术研究小组的Mineo和Pompeo医生针对肺功能不佳的患者进行了无气道插管的胸腔镜手术，包括恶性胸腔积液的胸膜固定术[54]，脓胸的纤维板剥脱术[27]，间质性肺病胸腔镜活检[16]和严重肺气肿的肺减容手术[23-26]。研究结果也令人满意，人工气胸过程中患者保持清醒麻醉时的氧合也能容易地维持。无症状的高二氧化碳血症常常可见于具有严重肺气肿的患者中，但是术后都能解决[23]。

3.7　无气道插管胸腔镜手术的安全问题

3.7.1　咳嗽

咳嗽是一种异物进入气道的保护性反射机制。在插管全麻中由于神经肌肉被阻滞，咳嗽反射通常消失了。然而，在无气道插管胸腔镜手术中，咳嗽通常会被肺实质的过度牵拉或肺门区域的支气管结构的操作所激发[36]。无气道插管胸外科手术过程中，咳嗽不但会干扰手术暴露，也可能会造成胸内脏器的致命损伤[6]。在手术中出现不可控制的咳嗽，就需要转换为气道插管全麻。因此在无气道插管的胸腔镜手术中，建议轻柔操作肺实质和肺门结构以避免咳嗽反射，但这在肺叶或肺段切除等胸外相对较大和时间较长的手术中通常难以避免[10,26]。可以采用吸入气化的利多卡因[53]，星状神经节阻滞[55]和胸内迷走神经阻滞[11,34]来减少无气道插管胸腔镜手术中的咳嗽反射。

在我们的经验中，我们喜欢采用迷走神经阻滞来抑制咳嗽，右胸在气管下段水平神经浸润阻滞，左胸在主肺动脉窗水平神经浸润阻滞(图3)[11,31,51]。迷走神经阻滞通常会持续3个小时以上，并在手术持续过程中可反复追加剂量。在大部分无气道插管胸腔镜手术后，迷走神经阻滞都会逐步消失。有时手术时间较短的患者因为残余的迷走神经阻滞效应，会在复苏室时出现声音嘶哑。值得注意的是，残余的迷走神经阻滞还没有完全恢复，易出现误吸。口腔分泌物也会因咳嗽反

射尚未恢复而持续[31]。

3.7.2 术中中转为传统气道插管全麻方式

为了保证无气道插管胸腔镜手术的安全实施，中转为传统气道插管全麻的措施随时都要提前准备好[2]。尽管精心挑选的患者和警觉的监测，术中中转为气道插管有时是难以避免的，尤其是明显的纵隔移位，持续的低氧血症，难以预料的胸腔粘连，血管损伤大出血或不充分的麻醉镇痛[6-11,51]。术中侧卧位中转为气道插管对于麻醉师来说确实是一个技术性的挑战。当直视喉镜插管可行的话，可视喉镜、纤支镜或者插管喉罩在侧卧位时的插管就比较方便。肺隔离可以通过支气管内封堵器来封堵手术侧肺。否则患者就要转换为仰卧位，在麻醉师的谨慎处理中完成气道插管[31]。

在我们的经验中，当前述情况发生时，中转为气道插管，首先在置入胸管让萎陷的手术侧肺复张后，用透明防水敷贴覆盖外科伤口。同时单腔气道插管在纤支镜的引导下置入气管，然后置入封堵器。外科医生和麻醉师的协作配合在无气道插管胸腔镜手术中非常重要，尤其是需要中转为传统气道插管时[11,51]。

4 总结

谈到无气道插管技术在胸外科手术中地位的结论仍为时过早。然而令人鼓舞的初步结果拓宽了我们在无气道插管胸腔镜手术和患者适应群方面的认知和经验。人工气胸时的低通气是无法避免的，但是氧合和通气在无气道插管的胸腔镜手术中还是可以被管理和临床接受的。理解人工气胸时的呼吸变化和充分准备的麻醉中转预案都是围术期安全的保证，尤其是镇静的患者。

致谢

基金：本工作受到台湾大学医院的研究基金(NTUH104-P08资助)和台湾肺脏基金会(台北，台湾)的资助。

声明

本文作者宣称无任何利益冲突。

参考文献

[1] Brodsky JB, Cohen E. Video-assisted thoracoscopic surgery. Curr Opin Anaesthesiol, 2000, 13: 41-45.

[2] Pompeo E. State of the art and perspectives in non-intubated thoracic surgery. Ann Transl Med, 2014, 2: 106.

[3] Hung MH, Hsu HH, Cheng YJ, et al. Nonintubated thoracoscopic surgery: state of the art and future directions. J Thorac Dis, 2014, 6: 2-9.

[4] Pompeo E, Mineo D, Rogliani P, et al. Feasibility and results of awake thoracoscopic resection of solitary pulmonary nodules. Ann Thorac Surg, 2004, 78: 1761-1768.

[5] Pompeo E, Mineo TC. Awake pulmonary metastasectomy. J Thorac Cardiovasc Surg, 2007, 133: 960-966.

[6] Chen JS, Cheng YJ, Hung MH, et al. Nonintubated thoracoscopic lobectomy for lung cancer. Ann Surg, 2011, 254: 1038-1043.

[7] Tseng YD, Cheng YJ, Hung MH, et al. Nonintubated needlescopic video-assisted thoracic surgery for management of peripheral lung nodules. Ann Thorac Surg, 2012, 93: 1049-1054.

[8] Wu CY, Chen JS, Lin YS, et al. Feasibility and safety of nonintubated thoracoscopic lobectomy for geriatric lung cancer patients. Ann Thorac Surg, 2013, 95: 405-411.

[9] Chen KC, Cheng YJ, Hung MH, et al. Nonintubated thoracoscopic lung resection: a 3-year experience with 285 cases in a single institution. J Thorac Dis, 2012, 4: 347-351.

[10] Hung MH, Hsu HH, Chen KC, et al. Nonintubated thoracoscopic anatomical segmentectomy for lung tumors. Ann Thorac Surg, 2013, 96: 1209-1215.

[11] Hung MH, Hsu HH, Chan KC, et al. Non-intubated thoracoscopic surgery using internal intercostal nerve block, vagal block and targeted sedation. Eur J Cardiothorac Surg, 2014, 46: 620-625.

[12] Guo Z, Shao W, Yin W, et al. Analysis of feasibility and safety of complete video-assisted thoracoscopic resection of anatomic pulmonary segments under non-intubated anesthesia. J Thorac Dis, 2014, 6: 37-44.

[13] Ambrogi MC, Fanucchi O, Korasidis S, et al. Nonintubated thoracoscopic pulmonary nodule resection under spontaneous breathing anesthesia with laryngeal mask. Innovations (Phila), 2014, 9: 276-280.

[14] Hung MH, Cheng YJ, Chan KC, et al. Nonintubated uniportal thoracoscopic surgery for peripheral lung nodules. Ann Thorac Surg, 2014, 98: 1998-2003.

[15] Hung MH, Cheng YJ, Hsu HH, et al. Nonintubated uniportal thoracoscopic segmentectomy for lung cancer. J Thorac

Cardiovasc Surg，2014，148：e234-e235.

[16] Pompeo E，Rogliani P，Cristino B，et al. Awake thoracoscopic biopsy of interstitial lung disease. Ann Thorac Surg，2013，95：445-452.

[17] Pompeo E，Tacconi F，Mineo D，et al. The role of awake video-assisted thoracoscopic surgery in spontaneous pneumothorax. J Thorac Cardiovasc Surg，2007，133：786-790.

[18] Noda M，Okada Y，Maeda S，et al. Successful thoracoscopic surgery for intractable pneumothorax after pneumonectomy under local and epidural anesthesia. J Thorac Cardiovasc Surg，2011，141：1545-1547.

[19] Mukaida T，Andou A，Date H，et al. Thoracoscopic operation for secondary pneumothorax under local and epidural anesthesia in high-risk patients. Ann Thorac Surg，1998，65：924-926.

[20] Pompeo E，Tacconi F，Frasca L，et al. Awake thoracoscopic bullaplasty. Eur J Cardiothorac Surg，2011，39：1012-1017.

[21] Pompeo E，Mineo TC. Two-year improvement in multidimensional body mass index，airflow obstruction，dyspnea，and exercise capacity index after nonresectional lung volume reduction surgery in awake patients. Ann Thorac Surg，2007，84：1862-1869；discussion 1862-1869.

[22] Tacconi F，Pompeo E，Forcella D，et al. Lung volume reduction reoperations. Ann Thorac Surg，2008，85：1171-1177.

[23] Pompeo E，Rogliani P，Tacconi F，et al. Randomized comparison of awake nonresectional versus nonawake resectional lung volume reduction surgery. J Thorac Cardiovasc Surg，2012，143：47-54，54.e1.

[24] Pompeo E，Tacconi F，Mineo TC. Comparative results of non-resectional lung volume reduction performed by awake or non-awake anesthesia. Eur J Cardiothorac Surg，2011，39：e51-e58.

[25] Tacconi F，Pompeo E，Mineo TC. Duration of air leak is reduced after awake nonresectional lung volume reduction surgery. Eur J Cardiothorac Surg，2009，35：822-828；discussion 828.

[26] Mineo TC，Pompeo E，Mineo D，et al. Awake nonresectional lung volume reduction surgery. Ann Surg，2006，243：131-136.

[27] Tacconi F，Pompeo E，Fabbi E，et al. Awake video-assisted pleural decortication for empyema thoracis. Eur J Cardiothorac Surg，2010，37：594-601.

[28] Tsunezuka Y，Oda M，Matsumoto I，et al. Extended thymectomy in patients with myasthenia gravis with high thoracic epidural anesthesia alone. World J Surg，2004，28：962-965；discussion 965-966.

[29] Matsumoto I，Oda M，Watanabe G. Awake endoscopic thymectomy via an infrasternal approach using sternal lifting. Thorac Cardiovasc Surg，2008，56：311-313.

[30] Pompeo E，Tacconi F，Mineo TC. Awake video-assisted thoracoscopic biopsy in complex anterior mediastinal masses. Thorac Surg Clin，2010，20：225-233.

[31] Yang JT，Hung MH，Chen JS，et al. Anesthetic consideration for nonintubated VATS. J Thorac Dis，2014，6：10-13.

[32] Vanni G，Tacconi F，Sellitri F，et al. Impact of awake videothoracoscopic surgery on postoperative lymphocyte responses. Ann Thorac Surg，2010，90：973-978.

[33] Tacconi F，Pompeo E，Sellitri F，et al. Surgical stress hormones response is reduced after awake videothoracoscopy. Interact Cardiovasc Thorac Surg，2010，10：666-671.

[34] Liu J，Cui F，Li S，et al. Nonintubated video-assisted thoracoscopic surgery under epidural anesthesia compared with conventional anesthetic option：a randomized control study. Surg Innov，2015，22：123-130.

[35] Kao MC，Lan CH，Huang CJ. Anesthesia for awake video-assisted thoracic surgery. Acta Anaesthesiol Taiwan，2012，50：126-130.

[36] Mineo TC. Epidural anesthesia in awake thoracic surgery. Eur J Cardiothorac Surg，2007，32：13-19.

[37] Pompeo E. Awake thoracic surgery--is it worth the trouble? Semin Thorac Cardiovasc Surg，2012，24：106-114.

[38] Levin AI，Coetzee JF，Coetzee A. Arterial oxygenation and one-lung anesthesia. Curr Opin Anaesthesiol，2008，21：28-36.

[39] Kelman GR，Nunn JF，Prys-Roberts C，et al. The influence of cardiac output on arterial oxygenation：a theoretical study. Br J Anaesth，1967，39：450-458.

[40] Katlic MR，Facktor MA. Video-assisted thoracic surgery utilizing local anesthesia and sedation：384 consecutive cases. Ann Thorac Surg，2010，90：240-245.

[41] Grichnik KP，Clark JA. Pathophysiology and management of one-lung ventilation. Thorac Surg Clin，2005，15：85-103.

[42] Li TH，Rheinlander HF，Etsten B. Circulatory changes due to open pneumothorax in surgical patients. Anesthesiology，1960，21：171-177.

[43] Lohser J，Ishikawa S. Physiology of thelateral decubitus Position，open chest and one-lung Ventilation. In：Slinger P. eds. Principles and practice of anesthesia for thoracic surgery. New York：Springer Science，2011：71-82.

[44] Hedenstierna G，Edmark L. The effects of anesthesia and muscle paralysis on the respiratory system. Intensive Care Med，2005，31：1327-1335.

[45] Fortier S，Hanna HA，Bernard A，et al. Comparison between systemic analgesia，continuous wound catheter analgesia and continuous thoracic paravertebral block：a randomised，controlled trial of postthoracotomy pain management. Eur J Anaesthesiol，2012，29：524-530.

[46] Manion SC，Brennan TJ. Thoracic epidural analgesia and acute pain management. Anesthesiology，2011，115：181-188.

[47] Takasaki M，Takahashi T. Respiratory function during cervical and thoracic extradural analgesia in patients with normal lungs.

Br J Anaesth，1980，52：1271-1276.

[48] Groeben H. Epidural anesthesia and pulmonary function. J Anesth，2006，20：290-299.

[49] Warner DO，Warner MA，Ritman EL. Human chest wall function during epidural anesthesia. Anesthesiology，1996，85：761-773.

[50] Clemente A，Carli F. The physiological effects of thoracic epidural anesthesia and analgesia on the cardiovascular，respiratory and gastrointestinal systems. Minerva Anestesiol，2008，74：549-563.

[51] Chen KC，Cheng YJ，Hung MH，et al. Nonintubated thoracoscopic surgery using regional anesthesia and vagal block and targeted sedation. J Thorac Dis，2014，6：31-36.

[52] Rueth NM，Andrade RS. Is VATS lobectomy better：perioperatively，biologically and oncologically? Ann Thorac Surg，2010，89：S2107-S2111.

[53] Guarracino F，Gemignani R，Pratesi G，et al. Awake palliative thoracic surgery in a high-risk patient：one-lung，non-invasive ventilation combined with epidural blockade. Anaesthesia，2008，63：761-763.

[54] Mineo TC，Sellitri F，Tacconi F，et al. Quality of life and outcomes after nonintubated versus intubated video-thoracoscopic pleurodesis for malignant pleural effusion：comparison by a case-matched study. J Palliat Med，2014，17：761-768.

[55] Al-Abdullatief M，Wahood A，Al-Shirawi N，et al. Awake anaesthesia for major thoracic surgical procedures：an observational study. Eur J Cardiothorac Surg，2007，32：346-350.

译者：张翀，浙江大学附属第一医院胸外科

Cite this article as: Liu YJ, Hung MH, Hsu HH, Chen JS, Cheng YJ. Effects on respiration of nonintubated anesthesia in thoracoscopic surgery under spontaneous ventilation. Ann Transl Med 2015;3(8):107. doi: 10.3978/j.issn.2305-5839.2015.04.15

第十八章　胸外科的无插管麻醉

Bei Wang, Shengjin Ge

Department of Anesthesia, Zhongshan Hospital, Fudan University, Shanghai 200032, China
Correspondence to: Shengjin Ge. Department of Anesthesia, Zhongshan Hospital, Fudan University, Shanghai 200032, China.
Email: ge.shengjin@fudan.edu.cn.

摘要： 无插管胸外科手术已应用于胸膜、肺以及纵隔疾病的治疗。应用适当的麻醉技术，联合或不联合使用镇静药物，可以使胸外科患者避免气管插管全身麻醉的潜在风险，尤其对于高危的患者来说。但是，无插管麻醉技术对于胸外科仍是一把双刃剑。这篇综述对该技术的背景、适应证、围术期的麻醉策略和管理，以及优缺点等进行了讨论和总结。

关键词： 胸外科；无插管麻醉；硬膜外阻滞；麻醉技术

View this article at: http://dx.doi.org/10.3978/j.issn.2072-1439.2014.11.39

近年来，随着胸外科手术技术和管理的日益进步，更好的肺隔离和低氧处理技术，以及广泛应用的肺保护策略也取得的了骄人的成就[1-3]。另一方面，为了适应外科术后快速康复理念的需要，胸外科无插管麻醉技术也开展了集中的研究、报告和提倡[4-8]。

1　背景

大量研究表明，胸外科无插管麻醉技术在临床结果方面优于常规全身麻醉。然而，一些原本适合行无插管麻醉的患者，在胸外科手术中仍然需要插管[9]。2004年，Pompeo和他的同事们通过30例孤立性肺结节患者，对单纯胸段硬膜外麻醉下行清醒胸腔镜下肺结节切除术的可行性进行了评估。他们的结果提示，与常规气管插管全麻的患者相比，清醒麻醉技术是安全可行的，而且患者满意度更高，护理工作量更小，患者住院时间更短。然而，需要注意的是，清醒组的两个患者中转为气管插管全身麻醉，由于肺癌需要进行开胸肺叶切除术[10-12]。因此，麻醉医师应对胸外科无插管麻醉的适应证、禁忌证，优势和劣势，风险和收益加以权衡，以选择更好的方式安全地施行麻醉。

2　适应证

根据最新的证据和经验，很多胸外科手术适合采用无插管麻醉，如胸腔积液和心包积液，脓胸，肺大泡，肺减容手术，自发性气胸，间质性肺疾病活检，肺结节的楔形切除，肺癌的肺段和肺叶切除术，纵隔穿刺活检及肿瘤切除等[6,13-22]。

施行无插管麻醉的患者要做好充分的评估和准备，要排除禁忌证，并且能够接受这种麻醉技术。值得一提的是，Wu的团队对老年患者(年龄从65~87岁)在无插管麻醉下行肺叶切除术的可行性进行了评估，结果提示与对照组有类似的安全性，该研究为高龄患者胸腔镜手术的无插管麻醉点亮了希望[23]。

3 禁忌证

患者排除的一般标准包括：美国麻醉医师协会(American Society of Anesthesiologists，ASA)分级4级(含)以上，出血性疾病，睡眠呼吸暂停综合征，气道或脊椎解剖结构不适宜的，术中要求精确隔离对侧肺的，临床表现痰液过多的，支气管扩张，哮喘，身体质量指数(body mass index，BMI)严重超标，术前有失代偿性的心脏病，严重胸膜腔粘连超过半胸，以及患者对麻醉过程难以配合或拒绝的[6,24]。

4 麻醉的实施

胸外科无插管麻醉是指手术操作在局部麻醉下进行，患者自主呼吸，使用或不使用清醒镇静。清醒镇静是一种安全有效的麻醉方法，通过使用镇静剂或解离型药物，如异丙酚和咪达唑仑，应用或不应用芬太尼等止痛药，使患者在保持心肺功能的同时，耐受手术的过程。这是一种诱导的意识水平的抑制状态，在这种意识状态下，患者能够维持自主呼吸模式并保持气道的开放，并能够对物理刺激和口头指令作出恰当和理性的反应。

5 心理准备

术前沟通以安抚患者，术中的指导、心理支持、与医务人员的口头交流，以及舒适的环境伴着低音量的音乐，都有助于使患者平复，从而达到满意的呼吸效果[25-26]。

6 监控

脉搏氧饱和度仪、心电图、血压计和呼气末二氧化碳监测等标准监测装置，一定摆放到位。此外，有创动脉压监测往往被用到，由于它具有监测动脉血气、实时血液动力学指标和流体状态的倾向等多种功能。当镇静是麻醉计划的一部分时，强烈推荐采用双谱指数(bispectral index，BIS)用于评估镇静水平和对麻醉或镇静深度的进一步判断。

7 麻醉技术

麻醉技术包括局部麻醉，肋间神经阻滞麻醉，椎旁神经阻滞麻醉，胸段硬膜外麻醉，以及麻醉中喉罩通气(laryngeal mask airway，LMA)并保留自主呼吸。静脉麻醉和清醒镇静往往与上述麻醉技术相结合。静脉注射芬太尼25~50 μg以后，开始异丙酚和/或瑞芬太尼靶控输注，目标BIS值维持在50~70之间[24]。其中，胸段硬膜外麻醉应用最为普遍，也足以满足临床需要。

7.1 胸段硬膜外麻醉

最早将胸段硬膜外麻醉应用在清醒胸外科手术中的是Buckingham等，并于1950年首次报道[27-28]。最近的多项研究认为，胸外科手术可以在硬膜外麻醉下简便、安全地进行，并且能够减少住院费用、缩短住院时间[10,24,29-30]。但是，将胸段硬膜外麻醉用于胸外科无插管麻醉的优势、风险和不足方面的研究和探索，仍是一个全新的领域，尽管这项技术在其他外科领域已经有数十年的应用历史。

7.2 胸部椎旁神经阻滞麻醉

椎旁神经阻滞麻醉是一项备选的麻醉技术，它能提供与镇痛剂相当的效果，而副作用却很少，与肺部并发症发生率的降低相关[31]。Komatsu等在一项回顾性研究中发现，椎旁神经阻滞麻醉有利于胸外科术后患者的恢复，得益于很好的麻醉效果和较少的副作用[32]。Katayama等的研究提示，椎旁神经阻滞麻醉对于不适合行硬膜外麻醉的患者仍是安全的，并且有助于肺切除手术，包括胸腔镜手术后患者疼痛的缓解[33]。但是，Messina等的研究认为，与持续椎旁神经阻滞相比，硬膜外镇痛对于减轻胸部手术后疼痛的效果更为显著[34]。

7.3 经皮或胸腔镜下肋间神经阻滞麻醉

Hung等认为，无管胸腔镜手术中肋间神经阻滞联合迷走神经阻滞和靶控镇静的麻醉方案，用于部分经过筛选的肺、纵隔及胸膜肿瘤患者的手术，在技术上是可行和安全的[9]。Wurnig等研究提示，肋间神经阻滞的镇痛效果在术后第一个24小时非常优秀，而在术后第二天，患者在放松体位下，硬膜外导管则发挥了更佳的镇痛效果[35]。因此，肋间神经阻滞联合硬膜外阻滞可能是胸外科手术的一种理想的镇痛方案。

7.4 喉罩通气自主呼吸麻醉

Cai和他的同事们研究发现，在喉罩麻醉配合低流高频肺通气下，进行胸腔镜肺大泡切除术是安全可行的，而且，与常规气管插管麻醉单肺通气相比，患者的满意度更高，住院时间更短[36]。Ambrogi等提示，在喉罩通气自主呼吸麻醉下进行胸腔镜下肺结节的楔形切除术是安全可行的。这项新的麻醉技术，能够满足对肺实质进行手术操作的要求，并能够安全地使用吻合器，没有清醒硬膜外麻醉带来的咳嗽、疼痛，甚至因为患者惊恐而发生的过激行为，也规避了气管插管和机械通气的风险[37]。当然，麻醉效果与外科医生手术技巧是相关的，同时，一定要除外胸膜粘连严重的患者或肺结节不适合在胸腔镜下切除的情况。

8　咳嗽控制

术前雾化吸入利多卡因气雾剂，联合同侧的星状神经节阻滞，被认为能够在一定程度上控制咳嗽[15,38]。Chen和他的同事们在术中常规进行胸腔镜下迷走神经阻滞，结果证实能够在不引起血流动力学改变的情况下，起到抑制咳嗽反射的效果[16]。在多数情况下，加大静脉芬太尼的用量可以替代迷走神经阻滞，以减少咳嗽抑制的持续时间[24]。

9　呼吸管理

在整个手术过程中，需要通过鼻咽腔气道和面罩给氧，氧气流量3~5 L/min。当胸腔关闭、伤口缝合后，患者需要通过面罩辅助通气使肺组织膨胀。

在镇静患者中，术前以阿片类药物精确滴定的方法已被证实能够有效的控制呼吸频率。如果患者存在临床上较重的呼吸道阻塞症状，谨慎地使用鼻腔导气管能起到很大的作用。一旦发生了明显的肺通气不足，在通知手术医师后，可能需要进行适当的经面罩辅助通气。经鼻导管3~4 L/min给氧或"文丘里"面罩给氧均可达到促进氧合的目的。高碳酸血症要注意避免。因此，需要进行高质量的呼气末二氧化碳测定，并对开胸前后的动脉血采样，以便密切监测血碳酸浓度[24,28]。

10　术后镇痛

对于胸外科手术镇痛来讲，胸段硬膜外阻滞麻醉仍然是更受青睐的选择标准。但是，一些麻醉医师对硬膜外镇痛也有一些顾虑。越来越多的外科手术前患者使用

抗凝治疗和低分子量肝素，这可能给硬膜外麻醉的管理带来安全隐患。Bang和他的同事们曾报告1例55岁的男性患者，因为在全麻心脏手术时留置了胸段硬膜外导管而并发了硬膜外血肿。硬膜外留置导管对使用低分子量肝素抗凝的患者来说，增加了发生硬膜外血肿的风险[39]。

Ding和他的同事们通过Meta分析对椎旁阻滞和硬膜外阻滞麻醉的镇痛效果和副作用进行了比较，结果显示，和传统的硬膜外阻滞相比，椎旁阻滞能提供相似的镇痛效果，而且用于胸外科术后镇痛副作用更小[29]。最近，Steinthorsdottir等通过系统评价提示，在一些对比研究中，胸段硬膜阻滞和椎旁阻滞对胸腔镜手术后疼痛评分显示出一些影响[40]。当然，通过特定的导管进行连续椎旁阻滞会有更大的帮助。

Ishikawa等报道，对于微创胸腔镜手术，胸膜腔内镇痛疗效好、安全而且操作便捷，可望成为一种良好的术后镇痛方式[41]。Fibla等指出，根据一个前瞻性随机研究，椎旁阻滞联合非甾体类抗炎药(non-steroid anti-inflammatory drugs，NSAIDs)的镇痛方案可以为胸腔镜手术提供一个出色的疼痛控制的水平[42]。

还有些有前景的镇痛方法，包括连续经肋间胸膜内镇痛或者以镇静药为基础的患者自控静脉镇痛联合非甾体类抗炎药等，仍需要更多的关注和进一步的研究。

11　优势

无插管麻醉使胸外科患者避免了气管插管的潜在风险，包括操作的影响、各种麻醉药物和机械通气等，尤其对于高风险的患者来说[43]。

Liu等最近比较两组胸外科手术的患者，分别给予硬膜外麻醉和双腔气管插管全身麻醉，结果显示术后的禁食时间、抗生素使用时间和住院时间存在显著性差异[30]。Mineo和他的同事们开展了一项病例对照研究，入组了391名患者，分别采用无插管或插管的麻醉方式，进行胸腔镜下滑石粉胸膜固定术。结果显示，两组的胸腔引流情况类似，无插管组在生活质量、病死率、并发症发生率、住院时间和费用方面得到了更好的结果[12]。

此外，Vanni和他的同事们研究证实，与传统的全麻单肺通气胸腔镜手术相比，清醒的胸腔镜手术减轻了患者的手术应激反应并且对术后淋巴细胞反应有更小的影响[44-45]。

12 不足

每当提及仅在硬膜外阻滞麻醉下进行胸外科手术，一些麻醉医师会回忆起患者的不适、刺激和呼吸抑制，以及几十年前麻醉医师在硬膜外阻滞麻醉下进行上腹部手术时的忙乱和挫折，即使在麻醉药和监护仪已经取得很大进步的今天。此外，由于沉重的劳动强度和不同程度的焦虑，麻醉师们还要时刻密切监护，不能随意离开，导致胸段硬膜外阻滞麻醉已被很多医院放弃使用。

一些胸外科医生也不赞成无插管麻醉，因为他们要求手术的患者是无意识的，他们不满意手术的条件、体位的限制，也担心术中可能出现的患者的肢体动作[46]。

有些患者对此感到不舒服，甚至害怕在清醒手术过程中，听到讨论的声音和手术室的噪音，而这可能导致精神压力甚至创伤后应激障碍(post-traumatic stress disorder，PTSD)。不过目前没有相关的研究，正常人对异常情况的反应，例如延迟出现的对无意识的痛苦事件的回忆，尽管患者的满意度和这个过程有关[41,47]。

手术团队经验不足或缺乏合作，是实施胸外科手术中无插管麻醉的难点所在。手术室中，外科医生和麻醉师之间的协调合作是非常重要的。团队缺乏合作或沟通不畅，会导致很多问题，甚至会犯错误，从而严重危及患者的安全。

胸外科手术无插管麻醉过程中会造成高碳酸血症，这和手术操作的时间直接相关。值得注意的是，临床研究显示围术期单纯的高碳酸血症，如果不并发缺氧，很少造成临床危险[13,48]。但是，一定要做好呼吸支持和随时转换气管插管全身麻醉的准备，以应对突发的呼吸抑制、麻醉不充分或大出血等情况[15,24]。

与双腔气管插管全身麻醉相比，无插管麻醉的费用是很低的，麻醉医师在一些医院会得到较少经济利益，例如，在当前实施奖金分配制度的中国。

胸外科手术无插管麻醉的优点和缺点在表1中列出。

13 未来的发展方向

在现代微创胸腔镜外科的时代，令人鼓舞的是，大量的研究报道表明，双腔气管插管或支气管阻断已经不再是单肺通气的先决条件。很多胸腔镜外科手术，包括肺切除、脓胸和胸膜、纵隔肿瘤切除术等，应用无插管麻醉技术是安全可行的。虽然这项技术的风险和收益仍不十分清楚，似乎是为气管插管全身麻醉高风险的患者

表1 胸外科手术无插管麻醉的优点和不足
优点
避免了气管插管的潜在风险
在术后禁食时间、抗生素使用时间及住院天数方面有更好的结果
减弱了手术应激反应并对术后淋巴细胞反应有较小的影响
不足
挑战和增加了麻醉医师的劳动强度
一些胸外科医生并不赞同
对于一些患者存在心理压力和创伤后应激障碍的风险
团队协作和沟通不良可能导致问题甚至严重错误发生
高碳酸血症的发生率
需要做好呼吸支持和随时中转全麻气管插管的准备

提供了一个同样有效和安全的选择，并且获得了更快的术后恢复和更低的并发症发生率。

14 总结

为患者做充分的心理准备和身体评估，选用合适的技术，加强术中管理和与外科医生的沟通，是胸外科手术无插管麻醉得以安全实施的重要保障。当然，期待更多的临床证据和临床研究，对这项技术的风险与收益进行评估。

声明

本文作者宣称无任何利益冲突。

参考文献

[1] Della Rocca G，Langiano N，Baroselli A，et al. Survey of thoracic anesthetic practice in Italy. J Cardiothorac Vasc Anesth，2013，27：1321-1329.

[2] Ruetzler K，Grubhofer G，Schmid W，et al. Randomized clinical trial comparing double-lumen tube and EZ-Blocker for single-lung ventilation. Br J Anaesth，2011，106：896-902.

[3] Campos JH. Progress in lung separation. Thorac Surg Clin，2005，15：71-83.

[4] Komatsu T，Kino A，Inoue M，et al. Paravertebral block for video-assisted thoracoscopic surgery：analgesic effectiveness and role in fast-track surgery. Int J Surg，2014，12：936-939.

[5] Markar SR，Karthikesalingam A，Low DE. Enhanced recovery

pathways lead to an improvement in postoperative outcomes following esophagectomy: systematic review and pooled analysis. Dis Esophagus, 2014. [Epub ahead of print].

[6] Hung MH, Hsu HH, Cheng YJ, et al. Nonintubated thoracoscopic surgery: state of the art and future directions. J Thorac Dis, 2014, 6: 2-9.

[7] Klijian AS, Gibbs M, Andonian NT. AVATS: Awake Video Assisted Thoracic Surgery--extended series report. J Cardiothorac Surg, 2014, 9: 149.

[8] Englbrecht JS, Pogatzki-Zahn EM. Perioperative pain management for abdominal and thoracic surgery. Schmerz, 2014, 28: 265-281.

[9] Hung MH, Hsu HH, Chan KC, et al. Non-intubated thoracoscopic surgery using internal intercostal nerve block, vagal block and targeted sedation. Eur J Cardiothorac Surg, 2014, 46: 620-625.

[10] Pompeo E, Mineo D, Rogliani P, et al. Feasibility and results of awake thoracoscopic resection of solitary pulmonary nodules. Ann Thorac Surg, 2004, 78: 1761-1768.

[11] Pompeo E, Rogliani P, Tacconi F, et al. Randomized comparison of awake nonresectional versus nonawake resectional lung volume reduction surgery. J Thorac Cardiovasc Surg, 2012, 143: 47-54.

[12] Mineo TC, Sellitri F, Tacconi F, et al. Quality of life and outcomes after nonintubated versus intubated video-thoracoscopic pleurodesis for malignant pleural effusion: comparison by a case-matched study. J Palliat Med, 2014, 17: 761-768.

[13] Mineo TC. Epidural anesthesia in awake thoracic surgery. Eur J Cardiothorac Surg, 2007, 32: 13-19.

[14] Pompeo E, Tacconi F, Mineo TC. Awake video-assisted thoracoscopic biopsy in complex anterior mediastinal masses. Thorac Surg Clin, 2010, 20: 225-233.

[15] Pompeo E, Mineo TC. Awake operative videothoracoscopic pulmonary resections. Thorac Surg Clin, 2008, 18: 311-320.

[16] Chen JS, Cheng YJ, Hung MH, et al. Nonintubated thoracoscopic lobectomy for lung cancer. Ann Surg, 2011, 254: 1038-1043.

[17] Pompeo E, Rogliani P, Cristino B, et al. Awake thoracoscopic biopsy of interstitial lung disease. Ann Thorac Surg, 2013, 95: 445-452.

[18] Pompeo E, Tacconi F, Mineo D, et al. The role of awake video-assisted thoracoscopic surgery in spontaneous pneumothorax. J Thorac Cardiovasc Surg, 2007, 133: 786-790.

[19] Pompeo E, Mineo TC. Awake pulmonary metastasectomy. J Thorac Cardiovasc Surg, 2007, 133: 960-966.

[20] Rocco G, Romano V, Accardo R, et al. Awake single-access (uniportal) video-assisted thoracoscopic surgery for peripheral pulmonary nodules in a complete ambulatory setting. Ann Thorac Surg, 2010, 89: 1625-1627.

[21] Rocco G, La Rocca A, Martucci N, et al. Awake single-access (uniportal) video-assisted thoracoscopic surgery for spontaneous pneumothorax. J Thorac Cardiovasc Surg, 2011, 142: 944-945.

[22] Tseng YD, Cheng YJ, Hung MH, et al. Nonintubated needlescopic video-assisted thoracic surgery for management of peripheral lung nodules. Ann Thorac Surg, 2012, 93: 1049-1054.

[23] Wu CY, Chen JS, Lin YS, et al. Feasibility and safety of nonintubated thoracoscopic lobectomy for geriatric lung cancer patients. Ann Thorac Surg, 2013, 95: 405-411.

[24] Yang JT, Hung MH, Chen JS, et al. Anesthetic consideration for nonintubated VATS. J Thorac Dis, 2014, 6: 10-13.

[25] Lepage C, Drolet P, Girard M, et al. Music decreases sedative requirements during spinal anesthesia. Anesth Analg, 2001, 93: 912-916.

[26] Bradt J, Dileo C, Shim M. Music interventions for preoperative anxiety. Cochrane Database Syst Rev, 2013, 6: CD006908.

[27] Buckingham WW, Beatty AJ, Brasher CA, et al. An analysis of 607 surgical procedures done under epidural anesthesia. Mo Med, 1950, 47: 485-487.

[28] Pompeo E. Awake thoracic surgery--is it worth the trouble? Semin Thorac Cardiovasc Surg, 2012, 24: 106-114.

[29] Ding X, Jin S, Niu X, et al. A comparison of the analgesia efficacy and side effects of paravertebral compared with epidural blockade for thoracotomy: an updated meta-analysis. PLoS One, 2014, 9: e96233.

[30] Liu J, Cui F, Li S, et al. Nonintubated Video-Assisted Thoracoscopic Surgery Under Epidural Anesthesia Compared With Conventional Anesthetic Option: A Randomized Control Study. Surg Innov, 2014. [Epub ahead of print].

[31] Wenk M, Schug SA. Perioperative pain management after thoracotomy. Curr Opin Anaesthesiol 2011, 24: 8-12.

[32] Komatsu T, Kino A, Inoue M, et al. Paravertebral block for video-assisted thoracoscopic surgery: analgesic effectiveness and role in fast-track surgery. Int J Surg, 2014, 12: 936-939.

[33] Katayama T, Hirai S, Kobayashi R, et al. Safety of the paravertebral block in patients ineligible for epidural block undergoing pulmonary resection. Gen Thorac Cardiovasc Surg, 2012, 60: 811-814.

[34] Messina M, Borol i F, Landoni G, et al. A comparison of epidural vs. paravertebral blockade in thoracic surgery. Minerva Anestesiol, 2009, 75: 616-621.

[35] Wurnig PN, Lackner H, Teiner C, et al. Is intercostal block for pain management in thoracic surgery more successful than epidural anaesthesia? Eur J Cardiothorac Surg, 2002, 21: 1115-1119.

[36] Cai K, Wang X, Ye J, et al. Laryngeal mask anesthesia in video-assisted thoracoscopic surgery for pulmonary bulla: comparison with intubation anesthesia. Nan Fang Yi Ke Da Xue Xue Bao, 2013, 33: 756-760.

[37] Ambrogi MC, Fanucchi O, Korasidis S, et al. Nonintubated thoracoscopic pulmonary nodule resection under spontaneous breathing anesthesia with laryngeal mask. Innovations (Phila), 2014, 9: 276-280.

[38] Guarracino F, Gemignani R, Pratesi G, et al. Awake palliative thoracic surgery in a high-risk patient: one-lung, non-invasive ventilation combined with epidural blockade. Anaesthesia, 2008, 63: 761-763.

[39] Bang J, Kim JU, Lee YM, et al. Spinal epidural hematoma related to an epidural catheter in a cardiac surgery patient -A case report-. Korean J Anesthesiol, 2011, 61: 524-527.

[40] Steinthorsdottir KJ, Wildgaard L, Hansen HJ, et al. Regional analgesia for video-assisted thoracic surgery: a systematic review. Eur J Cardiothorac Surg, 2014, 45: 959-966.

[41] Ishikawa Y, Maehara T, Nishii T, et al. Intrapleural analgesia using ropivacaine for postoperative pain relief after minimally invasive thoracoscopic surgery. Ann Thorac Cardiovasc Surg, 2012, 18: 429-433.

[42] Fibla JJ, Molins L, Mier JM, et al. The efficacy of paravertebral block using a catheter technique for postoperative analgesia in thoracoscopic surgery: a randomized trial. Eur J Cardiothorac Surg, 2011, 40: 907-911.

[43] Kiss G, Claret A, Desbordes J, et al. Thoracic epidural anaesthesia for awake thoracic surgery in severely dyspnoeic patients excluded from general anaesthesia†. Interact Cardiovasc Thorac Surg, 2014, 19: 816-823.

[44] Vanni G, Tacconi F, Sellitri F, et al. Impact of awake videothoracoscopic surgery on postoperative lymphocyte responses. Ann Thorac Surg, 2010, 90: 973-978.

[45] Tacconi F, Pompeo E, Sellitri F, et al. Surgical stress hormones response is reduced after awake videothoracoscopy. Interact Cardiovasc Thorac Surg, 2010, 10: 666-671.

[46] Nakanishi R, Yasuda M. Awake thoracoscopic surgery under epidural anesthesia: is it really safe? Chin J Cancer Res, 2014, 26: 368-370.

[47] Milian M, Tatagiba M, Feigl GC. Patient response to awake craniotomy - a summary overview. Acta Neurochir (Wien), 2014, 156: 1063-1070.

[48] Laffey JG, O'Croinin D, McLoughlin P, et al. Permissive hypercapnia--role in protective lung ventilatory strategies. Intensive Care Med, 2004, 30: 347-356.

译者：尹东涛，解放军医学院博士研究生在读，火箭军总
　　　医院胸外科
审校：刘阳，解放军总医院胸外科

Cite this article as: Wang B, Ge S. Nonintubated anesthesia for thoracic surgery. J Thorac Dis 2014;6(12):1868-1874. doi: 10.3978/j.issn.2072-1439.2014.11.39

第十九章　硬膜外麻醉下的无插管胸腔镜手术——令人鼓舞的早期结果与随机试验

Eugenio Pompeo

Department of Thoracic Surgery, Policlinico Tor Vergata University, Rome, Italy
Correspondence to: Eugenio Pompeo, MD. Section of Medical and Surgical Lung Diseases, Department of Biomedicine and Prevention, Tor Vergata University, Via Montpellier 1, Rome 00133, Italy. Email: pompeo@med.uniroma2.it.

View this article at: http://dx.doi.org/10.3978/j.issn.1000-9604.2014.07.06

无插管胸腔镜(video assisted thoracic surgery，VATS)手术就是指患者在保持自主呼吸，平静和完全清醒的状态下，使用局部麻醉执行胸腔镜手术的全过程。其合理性主要是避免了全麻气管插管单肺通气产生的副作用，同时保持了更好的生理性肌肉系统，神经和心肺功能的状态，从而最大限度的减少了由于手术和麻醉产生的相关创伤，使患者获得了更快的康复和比较乐观的愈合，也最大限度的减少了患者的费用支出。

许多年前，反对无插管VATS手术的人主要担心在自主通气状态下患者将无法忍受由于外科手术产生的气胸，然而，越来越多的临床数据的积累强有力的回驳了这种经验主义的想法。比如在外科手术产生的气胸状态下，在手术长达数个小时[1]甚至患者存在较差的通气功能[2]的情况下也能获得较好的氧合效果。

目前已有报道无插管VATS手术在胸腔积液[3]，自发性气胸的肺大泡切除[4]，巨大的肺大泡疾病[5]，肺叶切除[6]，原发或继发肺部肿瘤手术[7-11]，胸腺手术[7,12]，肺减容手术[2]以及在间质性肺疾病肺活检[13]得到应用。这一系列早期应用的证据证实了这项技术将会提供给患者快速的康复，较低的死亡率和更短的住院时间，从而获得患者的认可，并最终在全球微创手术中得到应用。

1　策略和方法

在各种各样的无插管VATS手术过程中，包括麻醉协议书，外科的手术细节等存在许多不同之处。除了让患者保持清醒或者在手术台上使用镇静剂但仍有意识外，无插管胸腔镜手术和插管全麻下的主要的生理不同是：插管全麻下膈肌被药物麻痹，必须进行机械性的通气，而无插管的技术下自主性的通气和有效的膈肌收缩可以维持，与对侧的肺进行对比，侧卧位下也能获得最佳的通气和灌注。此外，术中肺萎陷的程度也是两种状态下最常进行比较的项目之一。当然，术中有节奏的膈肌运动以及无意中的刺激导致的咳嗽反射也对外科操作的技术提出了更高要求。在这些方面，外科医生对于无插管VATS手术有着不同的态度和观点。

陈和他的团队最开始报道了在无插管VATS协议下进行了肺叶[9]或肺段切除术[10]，并使用了脑电双频谱指数来监控意识水平，同时胸内注射利多卡因阻断迷走神经达到抑制咳嗽反射，时间可维持2~3 h。在我们手术中，我们更加愿意使用硬膜外麻醉。因为这可以让患者始终保持清醒，神经系统也处于高敏的警戒状态，且术中手术者可以与患者保持语言方面的沟通。这种通过诱导定位管理的方法能确保手术获得更好的可靠性，最终使患者得到更快的手术康复。此外，麻醉师能很容易地控制药物的使用，使得有焦虑症患者在硬膜外麻醉下很少有无端恐惧症产生，如在不需要气管插管全麻的条件下，将患者从典型的清醒状态转换为定向的麻醉朦胧状态就可以了。另外，我们也使用了各种方法来减少咳嗽反射，如术中进行迷走神经的阻滞，尽量减少牵引肺门结构以最大限度地减轻咳嗽反射的风险等。

在大部分执行无插管VATS手术的团队中，胸部硬膜外麻醉是最常使用的，尽管现在也出现了如肋间神经阻滞麻醉[14]和椎旁神经阻滞等方法。上述麻醉有正反两个方面：硬膜外麻醉的劣势为有出血的风险如椎旁血肿等。过去常常认为硬膜外麻醉可阻滞肾上腺素能受体从而导致补偿性通气的损伤以及气道的收缩，但目前也逐渐出现了大量的反驳意见，如对于严重肺气肿的患者，在不插管完全清醒状态下使用硬膜外麻醉执行VATS手术就获得了较好的结果等[2]。

大部分例子证实，标准的VATS手术都适用无插管技术。在台湾[1]较大的样本研究发现，小身材的女性患者由于气道口径偏小被认为是无插管VATS最佳的人选，因为对于这种人群，插管麻醉带来的并发症较大。美国麻醉医师协会认为术前麻醉分值≥3，病态肥胖以及动脉CO_2分压>55 mmHg是手术的禁忌证，出血性疾病以及脊柱畸形也是无插管硬膜外麻醉的特殊禁忌证。

通常情况下，三孔VATS手术是大部分外科医师在无插管情况下使用最成功的方法。最近也有一些医师在单孔下使用胸膜固定法来治疗反复发作的胸腔积液[4]，切除孤立性的肺部肿块[15]，甚至于执行无插管的肺叶切除手术[16]。

2 随机研究实验

在中国，截至目前为止仅有4个关于无插管研究的随机实验结果，包括对性质不定肺部结节进行肺楔形切除术[6]，自发性气胸进行胸膜表面肺大泡切除术[4]，肺减容手术[2]和恶性胸水的胸膜固定术[3]。其中3项研究是对完全清醒的患者使用唯一的硬膜外麻醉的方法进行的[2,4,6]，而仅1项研究是对完全清醒的患者执行硬膜外麻醉+肋间神经阻滞的方法进行。从这些研究中可以发现，同一手术组的医师采取不同的麻醉和插管技术，结果显示住院时间短，花费少是无插管和插管全麻技术最常见的不同点，但其局限性主要是单中心的研究，病例数较少。

基于上述原因，刘和他的团队最近在*Surgical Innovation Journal*杂志上出版的随机研究非常及时和受欢迎。这项单中心的研究是至今最大的，共入组了354例患者，所有手术类型包括肺大泡切除、肺楔形切除以及肺叶切除术。患者按照手术和麻醉的不同分为无插管硬膜外麻醉组($n=174$)和标准的插管全麻组($n=180$)。无插管组中7例患者由于术中麻醉形式的改变退出本项研究。术中中转开胸的原因包括胸膜广泛粘连，二氧化碳潴留或低氧血症，不满意的肺萎陷，术中出血以及术中行楔形切除后需要重新进行肺叶切除术。这项研究报告的结果是非常令人满意的。与插管全麻手术相比，无插管技术可以获得更短的恢复时间和更少的抗生素使用，如肺大泡切除或肺楔形切除术。但在肺叶切除术方面，无插管技术仅在减少术后胸腔引流量上占有优势。此外，对于采用无插管VATS肺大泡切除术前术后的比较上，气管肺泡灌洗液中肿瘤坏死因子-α的水平也无显著性差异。然而，这项研究也存在缺陷，包括协议设计的逻辑分析中，未能排除术中从无插管麻醉向插管全麻转化的具体要求，以及缺少标准的关于出院和生理学数据方面的比较。另一个方面，这项研究中非传统的优势就是评估了术后抗生素使用的时间，其时间的计算是基于患者存在或不存在的症状，肺部感染的征象包括血清中白细胞的水平，血清或气管肺泡灌洗液中炎性因子的水平等等。

3 未来展望

我预测，未来在无插管VATS研究中可能会涉及到的部分包括三个主要的方面：

第一个，执行一个简单且标准的快速康复过程如简单和快速康复的过程如复发性胸腔积液的管理，自发性气胸等，这些疾病都是比较适合无插管VATS技术的。而对于这些疾病，Katlic和Factor[14]认为插管全麻下单肺通气也许被认为是一种奢侈的行为。这种假设要求设计对照的相关性研究来进行评估。在手术中，从自己的导师那里你可能会觉得这种手术方法的总的概念会很好，但术中可能存在危险，往往不愿意去发生危险。

第二，在全麻气管插管单肺通气的情况下会对肺的通气功能产生损害，这往往是容易忽视的危险因素。在这个方面，对于严重肺气肿的患者，有经验的清醒状态下的肺减容手术将会与清醒状态下的肺活检相似。而这也会被认为是有前途的典型例子分别运用到了阻塞性或限制性缺陷的患者。在我的观念中，这种手术方法将会有着美好的前景。

第三，这种无插管VATS手术对于肿瘤学过程是否是最佳的指证仍存在争议。事实上，尽管通过无插管VATS手术已经完成了如纵隔肿瘤切除[8]，肺段切除或肺楔形切除[10]，肺叶切除[7,9]，甚至于全肺切除[7]，但由于大部分肺部手术过程中需要较好的精细血管切除技术，因此大部分胸外科医生仍愿意执行气管插管单肺通气全麻下进行，因为这样可以提供一个更深的镇静和固定萎陷较好的肺。值得注明的是，减少术后应激激素的产生和更小的淋巴细胞反应损伤在预临床研究中也被同时报道。如果在未来的长期随访研究调查中被证实，将有可能是一个乐观的肿瘤治疗前景，包括更好的自身免疫防范肿瘤的播散，提高更好的生存率。

另外，在结果中通过相互补充、联合后可以获得一个思路，那就是有可能获得更准确的最佳手术适应证以及增加各种各样的新颖观点。比如在快速康复外科中增加使用无插管VATS手术，或者是对于过去肺癌手术中被认为是插管麻醉下有高风险的因素包括高龄，其他共存的疾病或者严重的通气功能缺陷等，是否可以通过无插管麻醉下提高手术的可操作性。

4　结论

总之，对于无插管VATS手术的研究是成功的，且已转换到一个新的重要的阶段。早期产生的一些振奋人心的研究结果将会激励我们去设计更好的随机对照研究来证实。我期盼未来在这个有趣话题上能学习到更有价值的见解。

声明

本文作者宣称无任何利益冲突。

参考文献

[1] Chen KC, Cheng YJ, Hung MH, et al. Nonintubated thoracoscopic surgery using regional anesthesia and vagal block and targeted sedation. J Thorac Dis, 2014, 6: 31-36.

2. Pompeo E, Rogliani P, Tacconi F, et al. Randomized comparison of awake nonresectional versus nonawake resectional lung volume reduction surgery. J Thorac Cardiovasc Surg, 2012, 143: 47-54, 54.e1.

3. Pompeo E, Dauri M, Awake Thoracic Surgery Research Group. Is there any benefit in using awake anesthesia with thoracic epidural in thoracoscopic talc pleurodesis? J Thorac Cardiovasc Surg, 2013, 146: 495-497.e1.

4. Pompeo E, Tacconi F, Mineo D, et al. The role of awake video-assisted thoracoscopic surgery in spontaneous pneumothorax. J Thorac Cardiovasc Surg, 2007, 133: 786-790.

5. Pompeo E, Tacconi F, Frasca L, et al. Awake thoracoscopic bullaplasty. Eur J Cardiothorac Surg, 2011, 39: 1012-1017.

6. Pompeo E, Mineo D, Rogliani P, et al. Feasibility and results of awake thoracoscopic resection of solitary pulmonary nodules. Ann Thorac Surg, 2004, 78: 1761-1768.

7. Al-Abdullatief M, Wahood A, Al-Shirawi N, et al. Awake anaesthesia for major thoracic surgical procedures: an observational study. Eur J Cardiothorac Surg, 2007, 32: 346-350.

8. Pompeo E, Mineo TC. Awake pulmonary metastasectomy. J Thorac Cardiovasc Surg, 2007, 133: 960-966.

9. Chen JS, Cheng YJ, Hung MH, et al. Nonintubated thoracoscopic lobectomy for lung cancer. Ann Surg, 2011, 254: 1038-1043.

10. Hung MH, Hsu HH, Chen KC, et al. Nonintubated thoracoscopic anatomical segmentectomy for lung tumors. Ann Thorac Surg, 2013, 96: 1209-1215.

11. Shao W, Wang W, Yin W, et al. Nonintubated thoracoscopic lobectomy plus lymph node dissection following segmentectomy for central type pulmonary masses. Chin J Cancer Res, 2013, 25: 124-127.

12. Matsumoto I, Oda M, Watanabe G. Awake endoscopic thymectomy via an infrasternal approach using sternal lifting. Thorac Cardiovasc Surg, 2008, 56: 311-313.

13. Pompeo E, Rogliani P, Cristino B, et al. Awake thoracoscopic biopsy of interstitial lung disease. Ann Thorac Surg, 2013, 95: 445-452.

14. Katlic MR, Facktor MA. Video-assisted thoracic surgery utilizing local anesthesia and sedation: 384 consecutive cases. Ann Thorac Surg, 2010, 90: 240-245.

15. Rocco G, Romano V, Accardo R, et al. Awake single-access (uniportal) video-assisted thoracoscopic surgery for peripheral pulmonary nodules in a complete ambulatory setting. Ann Thorac Surg, 2010, 89: 1625-1627.

16. Gonzalez-Rivas D, Fernandez R, de la Torre M, et al. Single-port thoracoscopic lobectomy in a nonintubated patient: the least invasive procedure for major lung resection? Interact Cardiovasc Thorac Surg, 2014. [Epub ahead of print].

17. Liu J, Cui F, Li S, et al. Nonintubated Video-Assisted

Thoracoscopic Surgery Under Epidural Anesthesia Compared With Conventional Anesthetic Option: A Randomized Control Study. Surg Innov, 2014. [Epub ahead of print].

18. Tacconi F, Pompeo E, Sellitri F, et al. Surgical stress hormones response is reduced after awake videothoracoscopy. Interact Cardiovasc Thorac Surg, 2010, 10: 666-671.

19. Vanni G, Tacconi F, Sellitri F, et al. Impact of awake videothoracoscopic surgery on postoperative lymphocyte responses. Ann Thorac Surg, 2010, 90: 973-978.

译者：柯宏刚，南通大学附属医院胸外科

Cite this article as: Pompeo E. Nonintubated video-assisted thoracic surgery under epidural anesthesia—Encouraging early results encourage randomized trials. Chin J Cancer Res 2014;26(4):364-367. doi: 10.3978/j.issn.1000-9604.2014.07.06

第二十章　5岁女童接受局麻联合镇静非气管插管下单孔胸腔镜手术的报道

Jinwook Hwang[1], Too Jae Min[2], Dong Jun Kim[2], Jae Seung Shin[1]

[1]Department of Thoracic and Cardiovascular Surgery, [2]Department of Anesthesiology and Pain Medicine, Korea University Ansan Hospital, Korea University College of Medicine, Ansan, South Korea
Correspondence to: Jae Seung Shin. Department of Thoracic and Cardiovascular Surgery, Korea University Ansan Hospital, Korea University College of Medicine, 123, Jeokgeum-ro, Danwon-gu, Ansan-city, Gyeonggi-do 425-707, South Korea. Email: Jason@korea.ac.kr.

摘要：胸腔镜用于胸部疾病的诊断或治疗是可行的，对于依从性良好的成年患者，手术可在无气管插管的局麻下实施。然而，对于学龄前低龄患者，即使简单手术也需在全麻气管插管下完成。本病例中，我们通过对一名5岁女童施行局麻联合镇静非气管插管单孔胸腔镜手术，证实了该方法的安全性。对该例患者，我们在前次手术的胸腔引流管切口周围实施局部麻醉，联合静脉注射右美托咪啶及氯胺酮镇静。对这例接受胸腔镜下简单操作的5岁女童，采用局麻联合镇静非气管插管施行单孔胸腔镜手术是一个较好的选择，该方法不仅减少了局麻药的使用，还增强了胸腔结构的可视性。

关键词：胸腔镜；非气管插管；单孔；局麻；镇静；脑电双频指数(BIS)

View this article at: http://dx.doi.org/10.3978/j.issn.2072-1439.2014.06.36

1　背景

对于胸部疾病的诊断或活检，内科胸腔镜技术是一种耗时短且简单的手段[1]。能够较好配合的成人患者，可在单纯局麻或联合镇静的条件下实施手术[2]。然而，通过上述方法实施儿童胸腔镜手术却缺乏可行性，通常需实施全麻[3]。对于体重不足30 kg的患儿，需通过气密性孔道将二氧化碳注入胸腔，使肺塌陷，以便于手术[4]。

通过该病例已经证实，对这例引流管在胸腔内被不慎误缝的5岁女童，通过局麻联合镇静非气管插管下单孔胸腔镜手术处置具有可行性。

2　病例报告

这例女性患儿年龄为5岁2个月(身高为109 cm，体重为18.6 kg)，过去2年间反复发生肺炎。胸片及CT提示左下肺叶外型肺隔离症。患儿生命体征平稳，术前评估未发现其他异常表现。我们于全麻单腔气管插管下施行手术，经左外侧胸壁第5肋间开胸(切口长3 cm)切除病灶(图1)。切除隔离肺之后，于第7肋间置入一根16-Fr胸腔引流管。以4-0可吸收缝线缝合肋间隙。术后2 d发现胸腔引流管无法拔除，猜测似乎是缝合肋间隙时不慎于切口下方胸腔内将胸管误缝。此时，我们决定在镇静非气管插管下经胸腔引流管入路实施胸腔镜手术。

实施局部麻醉前15 min经静脉注入右美托咪啶(1.0 μg/kg)镇静,随后经静脉注射氯胺酮1 mg/kg及右美托咪啶0.2~1.0 μg/(kg·h)[5]。通过小儿面罩给氧6 L/min,镇静过程中对患儿进行监测,维持脑电双频指数(BIS)在45~65之间。实施胸腔镜手术时,患儿取右侧卧位(图2A),以2%利多卡因于胸腔引流管周围进行局麻。

牵拉并剪短胸腔引流管后,经胸腔引流管切口(5.5 mm长)置入2 mm胸腔镜(图2B)。患儿同侧肺塌陷,对侧肺保持通气。在剖胸切口下方发现肋间缝线贯穿缝入胸腔引流管中部(图2B)。于胸腔内以2 mm腔镜剪刀及抓钳剪断缝线(图2C),将胸腔引流管拔除。

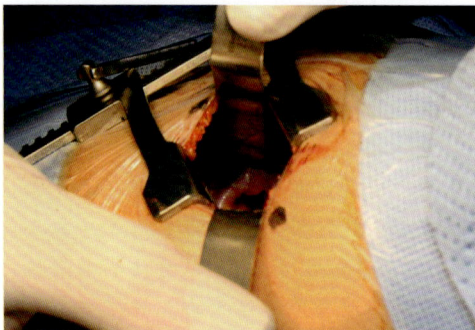

图1 存在降主动脉异常分支的叶外型肺隔离症,经3 cm长的开胸切口切除

经同一切口置入一根新的16-Fr胸腔引流管并固定。

患儿术中生命体征平稳(术中平均动脉压为85~90 mmHg,心率为90~92 次/min,SPO$_2$为99~100%)。当患儿出现不自主运动或反射性咳嗽时,静脉给予氯胺酮0.5 mg/kg。总手术时间为35 min,镇静时间为55 min。术毕停止静脉注射右美托咪啶,改为仰卧位后,将患儿送入复苏室。

复查胸片后立即拔除第二次放置的胸腔引流管。术后1 h饮水,术后2 d出院。随访过程中未发现迟发性并发症。

3 讨论

对体重不足30 kg的患儿实施胸腔镜手术,即使采用全麻,全面观察手术野亦相当困难[3-4]。同侧肺塌陷对于术者在有限的胸腔内实施胸腔镜手术至关重要。成人患者手术时通常采用双腔气管插管行单肺通气,但幼儿患者由于缺乏合适的双腔气管插管,一般只能采用单腔气管插管,同时通过气密性穿刺器向胸腔内注入二氧化碳,使术侧肺塌陷,以建立手术空间[3-4]。

对这例患者,我们设计了局麻联合镇静下带自主呼吸的胸腔镜手术。这是由于我们考虑到对一个3 d前刚接受过全麻手术的患者来说,再次实施全麻手术可能存在危害,尤其是像这种仅仅需切断胸腔内缝线的短时间

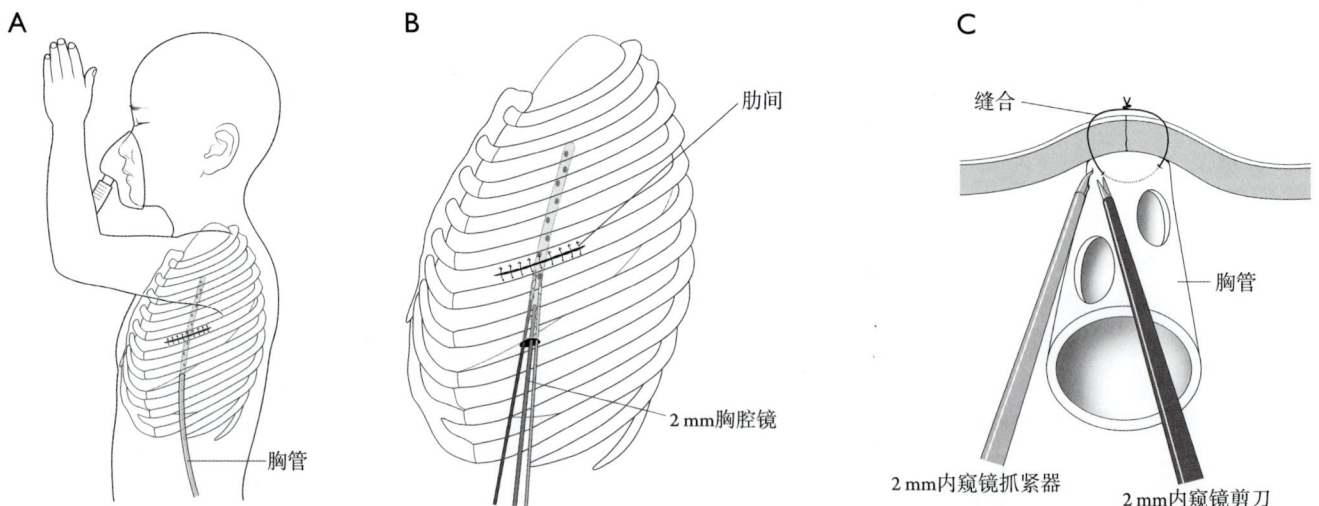

图2 (A)患儿被置于侧卧位,以面罩吸氧,并处于深镇静状态;(B)剪短胸腔引流管的胸腔外部分,在引流管周围注射局麻药液。于胸腔引流管处置入2 mm胸腔镜及其他器械;(C)肋间缝线于剖胸切口下方贯穿胸腔引流管,在胸腔镜下以2 mm腔镜剪刀及抓钳剪断缝线

简单手术。此外，单腔气管插管下行双肺通气对胸腔镜手术的显露亦无帮助。

局麻联合镇静下的自主通气及开放的胸腔可使同侧肺塌陷，并维持对侧肺的通气。既往的研究中，采用不同局麻方式联合镇静下无气管插管的肺大泡或肺叶切除术已有报道[1,6-9]。

通过静脉注射右美托咪啶和氯胺酮可达到镇静的效果，并能使不配合的患儿处于稳定状态。对于学龄前儿童而言，在单纯局麻而无镇静的条件下，由于存在难以控制的运动，即使较为简单的操作亦难以施行[4]。因而，这就需要实施较深的镇静，但这又常常会导致呼吸抑制[3]。对该例患儿，我们选择右美托咪啶和氯胺酮联合静脉给药。右美托咪啶可诱导患儿稳定的镇静状态而无呼吸抑制[10]，并有镇痛作用，且保持血流动力学稳定。此外，右美托咪啶还能预防氯胺酮相关的心动过速、高血压以及危象的发生，而氯胺酮则可预防右美托咪啶所致的心动过缓及低血压[11]。

通过已有的胸腔引流管切口行单孔胸腔镜手术适用于无意识的镇静患者。若有可能，术中尽量减少对创口的刺激将有助于维持镇静状态。与多孔相比，单孔胸腔镜手术减少了对手术切口的刺激。

据作者所知，这是文献中首例在局麻联合镇静非气管插管条件下为学龄前患儿实施的单孔胸腔镜手术。在该病例中，无插管技术改进了儿童胸腔镜手术的手术视野，局麻联合镇静下行单孔手术也是有效的。然而，我们这例患者的手术时间较短，且操作简单。在局麻联合镇静非气管插管条件下施行复杂且操作时间较长的单孔胸腔镜手术，其有效性尚需前瞻性随机对照研究加以确定。

声明

本文作者宣称无任何利益冲突。

参考文献

[1]　Migliore M, Giuliano R, Aziz T, et al. Four-step local anesthesia and sedation for thoracoscopic diagnosis and management of pleural diseases. Chest, 2002, 121: 2032-2035.

[2]　Solak O, Cuhadaroglu S, Sayar A, et al. Thoracic surgical operations performed under local anesthesia and sedation for diagnosis and treatment. Thorac Cardiovasc Surg, 2007, 55: 245-248.

[3]　McGahren ED, Kern JA, Rodgers BM. Anesthetic techniques for pediatric thoracoscopy. Ann Thorac Surg, 1995, 60: 927-930.

[4]　Kumar K, Basker S, Jeslin L, et al. Anaesthesia for pediatric video assisted thoracoscopic surgery. J Anaesthesiol Clin Pharmacol, 2011, 27: 12-16.

[5]　Tseng YD, Cheng YJ, Hung MH, et al. Nonintubated needlescopic video-assisted thoracic surgery for management of peripheral lung nodules. Ann Thorac Surg, 2012, 93: 1049-1054.

[6]　Nezu K, Kushibe K, Tojo T, et al. Thoracoscopic wedge resection of blebs under local anesthesia with sedation for treatment of a spontaneous pneumothorax. Chest, 1997, 111: 230-235.

[7]　Pompeo E, Mineo TC. Awake operative videothoracoscopic pulmonary resections. Thorac Surg Clin, 2008, 18: 311-320.

[8]　Rocco G, Romano V, Accardo R, et al. Awake single-access (uniportal) video-assisted thoracoscopic surgery for peripheral pulmonary nodules in a complete ambulatory setting. Ann Thorac Surg, 2010, 89: 1625-1627.

[9]　Katlic MR, Facktor MA. Video-assisted thoracic surgery utilizing local anesthesia and sedation: 384 consecutive cases. Ann Thorac Surg, 2010, 90: 240-245.

[10]　Levänen J, Mäkelä ML, Scheinin H. Dexmedetomidine premedication attenuates ketamine-induced cardiostimulatory effects and postanesthetic delirium. Anesthesiology, 1995, 82: 1117-1125.

[11]　Luscri N, Tobias JD. Monitored anesthesia care with a combination of ketamine and dexmedetomidine during magnetic resonance imaging in three children with trisomy 21 and obstructive sleep apnea. Paediatr Anaesth, 2006, 16: 782-786.

译者：熊国兵，电子科技大学附属医院四川省人民医院泌尿外科

审校：冯明祥，复旦大学附属中山医院胸外科
　　　梅建东，四川大学华西医院胸外科

Cite this article as: Hwang J, Min TJ, Kim DJ, Shin JS. Non-intubated single port thoracoscopic procedure under local anesthesia with sedation for a 5-year-old girl. J Thorac Dis 2014;6(7):E148-E151. doi: 10.3978/j.issn.2072-1439.2014.06.36

点评

    本文作者报道了一例胸腔引流管于关胸时不慎被误缝的病例，患儿仅5岁2个月，因左肺下叶肺隔离症接受手术治疗，术后3天拔管时发现上述问题，进而采用局麻联合静脉镇静的方法，于非气管插管、保留自主呼吸的情况下，通过单孔胸腔镜手术剪断缝线后拔除胸腔引流管。尽管非气管插管在成人胸腔镜手术中的应用已有较多报道，但该方法在幼儿患者中的应用鲜有报道。虽然这例患者的手术操作较简单，但依然是一次有意义的尝试。从另一个方面来讲，发生在这例患者身上的问题，我们在临床工作中应尽量避免，手术关胸时应仔细检查，避免留下安全隐患，导致患者不必要的痛苦。

——梅建东

第二十一章　利用区域麻醉，迷走神经阻滞以及目标镇静进行非气管插管胸腔镜手术

Ke-Cheng Chen[1,2], Ya-Jung Cheng[3], Ming-Hui Hung[3], Yu-Ding Tseng[1], Jin-Shing Chen[1,2]

[1]Department of Surgery, Taiwan University Hospital Yun-Lin Branch, Yun-Lin County, Taiwan, China; [2]Division of Thoracic Surgery, Department of Surgery, Taiwan University Hospital and Taiwan University College of Medicine, Taipei, Taiwan, China; [3]Department of Anesthesiology, Taiwan University Hospital and Taiwan University College of Medicine, Taipei, Taiwan, China
Correspondence to: Dr. Jin-Shing Chen. Department of Surgery, Taiwan University Hospital, No. 7, Chung Shan South Road, Taipei, Taiwan, China. Email: chenjs@ntu.edu.tw.

目的：不经过气管插管的胸腔镜手术是诊断和治疗胸部疾病的一项新技术。本研究总结了台湾三级医疗中心关于非气管插管胸腔镜手术的经验。

方法：自2009年8月至2013年8月期间，共有446例患有肺或胸膜疾病的连续病例接受了非气管插管胸腔镜手术。区域麻醉通过胸椎硬膜外麻醉或者通过胸腔内肋间神经阻滞完成。目标镇静通过输注丙泊酚并将脑电双频指数维持到40~60范围内。基本资料和临床结果通过回顾性分析来完成。

结果：290例(65.0%)患者采用了胸椎硬膜外麻醉，156例(35.0%)患者使用胸腔内肋间神经阻滞。最终诊断原发性肺癌263例(59.0%)，转移性肺癌38例(8.5%)，肺良性肿瘤140例(31.4%)，气胸5例(1.1%)。麻醉诱导中位时间在胸椎硬膜外麻醉中为30分钟，在肋间神经阻滞方法中为10分钟。其中189例(42.4%)患者行肺叶切除，楔形切除229例(51.3%)，肺段切除28例(6.3%)。16例患者(3.6%)术中中转气管插管，7例由于明显的纵隔摆动，2例出现持续低氧血症，2例患者胸膜腔有致密粘连，2例出现硬膜外麻醉效果不佳，2例出血和1例呼吸急促。其中1例由于出血而中转开胸。该组患者中无一例死亡。

结论：非气管插管胸腔镜手术在技术层面是可行和安全的，针对胸部疾病的诊断和治疗是一种创伤更小的选择。

关键词：麻醉；肺叶切除术；肺癌；肺段切除术；胸腔镜手术；气管插管；楔形切除术

View this article at: http://www.jthoracdis.com/article/view/1950/2641

1 前言

自从有了电视辅助胸腔镜手术(VATS)，就更加倾向于选择这项技术来治疗胸部疾病[1-2]。数十年来，大家都认为必须采用全身麻醉气管插管下单肺通气才能行VATS手术[3-4]。然而，伴随气管插管和单肺通气过后的并发症和不良反应却很难避免，包括插管相关气道损伤，呼吸机相关肺损伤，残余肌松药物反应，心功能受损以及术后的恶心和呕吐[5-10]。

为了降低气管插管和全身麻醉的副反应，非气管插管胸腔镜手术近期已经在气胸的治疗[11]，肺结节切除[12-14]，单一转移灶切除[15]，肺减容手术[16]，肺叶切除术和肺段切除术[17-20]的治疗中有所开展。这些早期开展的手术结果令人鼓舞。

虽然非气管插管麻醉下胸腔镜手术的可行性研究已有部分报道，但大多数局限于较小的样本量。在本研究中，我们总结了4年期间446名连续病例接受非气管插管VATS手术的经验，评估在台湾三级医疗中心其可行性，安全性，以及这项创新技术的适应证。麻醉和手术相关技术也同样做了描述。

2 资料和方法

2.1 研究设计和研究资料

对2009年8月至2013年8月期间在台湾大学医学院附设医院就诊行非气管插管VATS所有患者的临床资料进行回顾性分析。胸外科团队，包括胸外科医生和麻醉医生通过资料筛选出适合手术的患者。适合非气管插管胸腔镜手术的患者也同样适用于气管插管单肺通气手术，这类患者包括临床分期为Ⅰ期或Ⅱ期的肺癌，转移性肺癌或肺良性肿瘤。肿瘤位于外周型并且直径不超过6 cm，没有累及胸壁，膈肌或主支气管。首次或二次出现自发性气胸的患者也适合非气管插管胸腔镜手术。美国麻醉医师协会(ASA)分级超过三级的，具有出血性疾病，睡眠呼吸暂停，气道发育不良或脊柱解剖异常的患者在我院是非气管插管VATS的禁忌证。在充分解释麻醉类型和手术过程后患者签署同意书。

手术方式采用传统的VATS或针式胸腔镜VATS。所有患者均由同一个医疗组管理，使用相同的临床治疗策略，护理方式，以及围术期管理。

2.2 麻醉方案制定，诱导，以及维持

麻醉方法前期研究已有叙述[13-14, 17-20]。简言之，所有患者先静脉给予芬太尼50~100 μg。标准监测包括心电图，动脉压，指脉氧和呼吸频率。呼气末二氧化碳通过置入鼻孔的探测器监测。脑电双频指数传感器(BIS Quatro，Aspect Medical System，Norwood，MA，USA)置于每位患者额部监测意识水平[21]。接着静脉推注丙泊酚(Fresfol 1%，Fresenius Kabi GmbH，Graz，Austria)并通过靶控输注方法(Injectomat® TIVA Agilia，resenius Kabi GmbH，Graz，Austria)使患者镇静。镇静水平设定在脑电双频指数40~60之间[21]，静脉增加注射芬太尼25 μg维持呼吸频率在12~20次/分。接着将患者摆至侧卧位。在这个过程中，患者通过面罩自主吸入氧气。

在2009至2012年期间通过胸椎硬膜外麻醉的方式完成区域麻醉。2012年3月之后，开始使用胸腔内肋间神经阻滞代替胸椎硬膜外麻醉，因为这项技术更加简单并且节省时间。胸椎硬膜外麻醉通过在T5/6置入硬膜外导管，在镇静前对T2到T9区域的皮区进行感觉阻滞，并持续注入2%利多卡因进行维持。胸腔镜下使用0.5%布比卡因(1.5 mL每个肋间隙)在壁层胸膜下从第3到第8肋间神经进行肋间神经浸润阻滞，使用25G头部带翼的注射针头在交感神经链旁2 cm处进针。

在整个过程中，患者使用通气面罩吸入氧气，保持氧饱和度在90%以上。胸壁做切口供胸腔镜使用，同时制造人工气胸使同侧肺脏组织逐渐萎陷。为了避免胸腔镜操作中出现的呛咳，胸腔内使用0.5%布比卡因3 mL局部浸润迷走神经进行阻滞，右侧手术时阻滞部位位于气管下端水平的迷走神经处，左侧手术时选择主肺动脉窗水平处进行操作，这些过程均在胸腔镜的监视下完成。迷走神经阻滞可以有效抑制咳嗽反射三个小时或更长时间，而且在肺叶切除和肺段切除术中，尤其对肺门解剖和分离前必须采取这项手段。只有偶尔在需要延长手术时间时才会反复追加布比卡因。

关胸和放置胸管时，停用丙泊酚。待患者完全清醒后，嘱患者做深呼吸和咳嗽以便使萎陷的肺脏复张。

2.3 胸腔镜手术技巧

胸腔镜肺叶切除，肺段切除，或者楔形切除术都通过3孔方式完成，McKenna[22]已有所描述。总之，患者采用全侧卧位，中胸部区域的手术床轻度折叠。胸

腔镜镜头经腋中线第7或第8肋间隙置入。操作孔位于听枕三角处的第6或第7肋间隙，还有一个3 cm长切口位于腋前线第5肋间隙。肺脏萎陷后，不全的叶间裂，肺血管和支气管通过内镜用切割缝合器分离切断。切除的标本通过标本袋经操作孔取出。纵隔淋巴结清扫完毕后，经位置最低切口放入28F胸管。所有患者均避免了肋骨牵开，肋骨切除以及撑开器的使用，除非需要中转开胸。

2.4 针式镜头VATS技术

针式镜头VATS主要用于诊断不明确的周围型肺结节的活检。在之前研究中已有所叙述[13]。腋中线第6肋间隙处做一约15 mm长切口，然后置入12 mm胸腔套筒。使用两到三个小号皮肤穿刺器，置入小号套筒以便针式胸腔镜器械使用(3 mm的器械，Olympus，Tokyo，Japan)。首先，通过10 mm胸腔镜镜头和两个小号内镜用抓钳来进一步确定结节。一旦找到结节就用抓钳固定。取出另一个操作孔的抓钳，将针式镜头置入观察肿瘤。接着退出10 mm镜头并置入45 mm内镜用切割缝合器将结节在内的部分肺组织切除。由12 mm的套筒置入标本袋，将切除的组织经此孔拿出胸腔。操作完成后，经12 mm套筒孔道放入一根胸管。

2.5 麻醉方式的转变

一旦术中出现无效镇痛，深大的呼吸运动，广泛胸膜粘连，持续低氧血症($S_PO_2 <80\%$)，血流动力学不稳定，或者出现术中出血需要中转开胸，主治医生和麻醉医师需共同决定是否将非插管麻醉转变为气管插管下单肺通气的全身麻醉。当提示需要转变麻醉方式时，放入胸管促使肺复张，然后使用一张透明防水膜覆盖手术切口(Tegaderm Film，3M Health Care，Neuss，Germany)。通过气管镜引导插入单腔气管插管，在不改变患者体位的前提下随之置入支气管封堵器。

2.6 术后镇痛和护理

患者术后镇痛通过自控式硬膜外或静脉注射镇痛药物来完成。术后即刻或第二日清晨完善胸部影像学检查。术后2~4 h即可恢复饮食。引流管在术后无漏气并且24 h引流小于200 mL时予以拔除。

2.7 数据采集和分析

数据包括患者基本资料，并发症情况，通过相关机构的数据库收集手术相关结果，麻醉和手术记录，以及医疗和护理相关记录。

3 结果

从2009年8月至2013年8月，非插管VATS患者446名。其中156例使用胸腔镜下肋间神经阻滞，迷走神经阻滞以及目标镇静以便针对其肺部疾病进行术中管理。其余290例患者使用硬膜外麻醉，迷走神经阻滞和非插管VATS镇静的方式。患者临床资料详见表1。患者平均年龄56.9岁，男性181例(40.6%)。4例患者因病变在两侧肺脏而同时行了双侧VATS。有57例患者(12.8%)结节邻近胸膜并通过针式VATS进行切除，剩余患者均接受传统的VATS手术。胸椎硬膜外麻醉诱导的平均时间为30 min(15~60 min之间)，胸内肋间神经阻滞诱导时间则为10 min(5~30 min之间)。接受肺叶切除的患者189例(42.4%)，楔形切除229例，肺段切除术28例。大多数患者诊断为非小细胞肺癌(59.0%)。

手术和麻醉结果详见表2。术后28例患者(6.3%)出现麻醉相关副反应，包括呕吐，咽喉痛和头痛。14例患

表1 446名患者相关临床资料

例数	N=446
年龄 (y)a	56.9±16.8 [59, 19~90]
性别(男性，%)	181(40.6)
吸烟(%)	127(28.5)
手术方法(%)	
传统VATS	389(87.2)
针式镜头VATS	57(12.8)
手术方式(%)	
肺叶切除	189(42.4)
楔形切除	229(51.3)
肺段切除	28(6.3)
病理学诊断(%)	
肺癌	263(59.0)
转移癌	38(8.5)
肺良性肿瘤	140(31.4)
气胸	5(1.1)

a，平均值±标准差 [中位数，区间]；缩写：VATS，电视辅助胸腔镜手术。

表2　非气管插管胸腔镜手术治疗效果

例数	N=446
麻醉副反应 (%)	
需要药物治疗的呕吐	15(3.4)
咽喉痛	7(1.6)
头痛	6(1.3)
手术并发症 (%)	
漏气 >5 天	9(2.0)
出血	2(0.4)
肺炎	3(0.7)
中转气管插管 (%)	16(3.6)
肺叶切除	11/189(5.8)
楔形切除	3/229(1.3)
肺段切除	2/28(7.1)
中转开胸 (%)	1(0.2)
死亡率 (%)	0(0)

表3　中转气管插管的原因

例数	N=16(%)
明显的纵隔摆动	7(43.8)
持续性低氧血症	2(12.5)
致密胸膜粘连	2(12.5)
无效的硬膜外麻醉	2(12.5)
出血	2(12.5)
呼吸急促	1(6.3)

者(3.1%)出现手术相关并发症，包括肺漏气大于5天，出血和肺部感染。16例患者(3.6%)术中需要转为气管插管，因为出现了明显的纵隔摆动(7例)，持续性低氧血症(2例)，致密的胸膜粘连(2例)，无效的硬膜外麻醉(2例)，出血(2例)以及呼吸急促(1例)(表3)。其中1例患者因术中分离肺动脉时出血并需要中转开胸和输血治疗。本研究中无死亡病例。

4　讨论

　　近期研究和我们先前的报道提示在非插管麻醉技术下，患者保持清醒或镇静状态，使得很多胸部手术过程变得切实可行[11-20]。我们所经历的众多患者中，具有治疗效果满意和较低的麻醉方式中转率的特点，证明非插管胸腔镜肺叶切除，肺段切除和楔形切除是安全的，并且可作为气管插管胸腔镜手术的有效替代方式。使用非插管麻醉做肺切除手术也许会令人担忧，尤其当面临复杂的手术过程和精细的血管解剖时，比如肺叶或肺段切除术。首先，术中单肺自主呼吸时间的延长会导致缺氧和高碳酸血症。其次，在处理肺门时可能会遇到咳嗽反射和无法预料的肺脏活动。而且，偶尔会需要将麻醉方式转变为全麻气管插管[17]。

　　令人吃惊的是，大多数患者在整个手术过程中SpO₂都维持在95%或以上。一些患者出现了高碳酸血症，尤其是手术时间较长的时候。我们的经验表明这种允许性高碳酸血症是不会影响血流动力学和手术过程的，这与近期Dong等[23]报道的结果相似。

　　在非插管肺叶切除或肺段切除处理肺门时出现的咳嗽反射和无法预料的肺脏活动会造成很大的风险。通过胸内迷走神经阻滞，咳嗽反射和无法预料的肺脏活动会很好地避免，而且不会影响心率和血压[17]。

　　虽然非插管胸腔镜手术处理肺部疾病可能是一种更具有吸引力的选择方式，但仍有16例患者(3.6%)需要改为气管插管单肺通气，由于其出现了纵隔摆动，持续性低氧血症，致密的胸膜粘连，无效的硬膜外麻醉，出血和呼吸急促。我们的结果提示体重指数超过30的肥胖患者具有较高风险的术中麻醉中转率，这部分患者通常与剧烈的自主呼吸和明显的纵隔摆动相关。我们建议选择合适的患者，通过较小的手术进行经验积累，以及必要时毫不犹豫地选择中转全麻气管插管，这些都是降低急诊插管和并发症发生风险所必备的条件，尤其对于初学者来说更应如此。

　　在我们研究组中，接近三分之二为女性患者。我们相信非插管胸腔镜手术更适合那些身型较小的女性患者。这些患者的气管直径更小，并且更容易受到插管相关并发症的影响，比如咽喉疼痛，声音嘶哑和声门下狭窄，尤其是那些使用双腔气管插管的患者。使用非插管技术，我们发现术后出现咽喉痛的比例明显下降。虽然在这项研究中并未进一步探索，但也可以合理的推论出声音嘶哑和气管损伤发生率也会有所下降。

　　当实施楔形切除这样手术时间较短且简单的胸腔镜手术时，已经证实清醒状态下手术是可行且安全的[11-12]。我们没有采用清醒状态麻醉技术是因为当遇到手术时间延长或者预料之外原因引起的复杂情况出现时，就需要转为气管插管单肺通气的麻醉方式。使用我们这种非插管目标镇静技术，像肺叶切除以及肺段切除这种较大和复杂的胸腔镜手术是可以做到不中转麻醉方式的。

多亏了可以避免气管插管和肌松药物的使用，我们这组患者术后麻醉副反应降得很低。多数患者术后2 h就开始经口进食和下床活动。术后咽喉痛和呕吐发生率相比较我们之前气管插管研究组的患者也明显降低[17-18]。

我们意识到这项研究在回顾性设计和缺乏对照组方面具有局限性。需要前瞻性对照研究进一步阐明不同麻醉方式对围术期相关指标，肿瘤转移情况以及总生存时间具有哪些影响。

5　结论

我们的研究指出非插管胸腔镜手术是一项安全和可行的技术。避免气管插管，机械通气和肌松药使用可以体现出更多优势，如减少气管插管相关的不舒适感，快速地回归日常生活，包括饮食和行走。虽然患者长期获益情况并不明确，我们建议在前瞻、随机对照数据出来之后，那些需要行气管插管单肺通气手术治疗各种胸腔疾病的患者，可以将非插管胸腔镜手术作为一项具有吸引力的替代术式。

声明

本文作者宣称无任何利益冲突。

参考文献

[1]　Luo Q, Han Q, Chen X, et al. The diagnosis efficacy and safety of video-assisted thoracoscopy surgery (VATS) in undefined interstitial lung diseases : a retrospective study. J Thorac Dis, 2013, 5 : 283-288.

[2]　Jurado J, Javidfar J, Newmark A, et al. Minimally invasive thymectomy and open thymectomy : outcome analysis of 263 patients. Ann Thorac Surg, 2012, 94 : 974-81; discussion 981-982.

[3]　Ovassapian A. Conduct of anesthesia. In : Shields TW, LoCicero J, Ponn RB. eds. General thoracic surgery. Philadelphia : Lippincott Williams & Wilkins, 2000 : 327-344.

[4]　Campos JH. Current techniques for perioperative lung isolation in adults. Anesthesiology, 2002, 97 : 1295-1301.

[5]　Murphy GS, Szokol JW, Avram MJ, et al. Postoperative residual neuromuscular blockade is associated with impaired clinical recovery. Anesth Analg, 2013, 117 : 133-141.

[6]　Murphy GS, Szokol JW, Marymont JH, et al. Residual neuromuscular blockade and critical respiratory events in the postanesthesia care unit. Anesth Analg, 2008, 107 : 130-137.

[7]　Gothard J. Lung injury after thoracic surgery and one-lung ventilation. Curr Opin Anaesthesiol, 2006, 19 : 5-10.

[8]　Fitzmaurice BG, Brodsky JB. Airway rupture from double-lumen tubes. J Cardiothorac Vasc Anesth, 1999, 13 : 322-329.

[9]　Campos JH, Hallam EA, Van Natta T, et al. Devices for lung isolation used by anesthesiologists with limited thoracic experience : comparison of double-lumen endotracheal tube, Univent torque control blocker, and Arndt wire-guided endobronchial blocker. Anesthesiology, 2006, 104 : 261-266, discussion 5A.

[10]　Ishikawa S, Lohser J. One-lung ventilation and arterial oxygenation. Curr Opin Anaesthesiol, 2011, 24 : 24-31.

[11]　Pompeo E, Tacconi F, Mineo D, et al. The role of awake video-assisted thoracoscopic surgery in spontaneous pneumothorax. J Thorac Cardiovasc Surg, 2007, 133 : 786-790.

[12]　Pompeo E, Mineo D, Rogliani P, et al. Feasibility and results of awake thoracoscopic resection of solitary pulmonary nodules. Ann Thorac Surg, 2004, 78 : 1761-1768.

[13]　Tseng YD, Cheng YJ, Hung MH, et al. Nonintubated needlescopic video-assisted thoracic surgery for management of peripheral lung nodules. Ann Thorac Surg, 2012, 93 : 1049-1054.

[14]　Tsai TM, Chen JS. Nonintubated thoracoscopic surgery for pulmonary lesions in both lungs. J Thorac Cardiovasc Surg, 2012, 144 : e95-e97.

[15]　Pompeo E, Mineo TC. Awake pulmonary metastasectomy. J Thorac Cardiovasc Surg, 2007, 133 : 960-966.

[16]　Mineo TC, Pompeo E, Mineo D, et al. Awake nonresectional lung volume reduction surgery. Ann Surg, 2006, 243 : 131-136.

[17]　Chen JS, Cheng YJ, Hung MH, et al. Nonintubated thoracoscopic lobectomy for lung cancer. Ann Surg, 2011, 254 : 1038-1043.

[18]　Wu CY, Chen JS, Lin YS, et al. Feasibility and safety of nonintubated thoracoscopic lobectomy for geriatric lung cancer patients. Ann Thorac Surg, 2013, 95 : 405-411.

[19]　Chen KC, Cheng YJ, Hung MH, et al. Nonintubated thoracoscopic lung resection : a 3-year experience with 285 cases in a single institution. J Thorac Dis, 2012, 4 : 347-351.

[20]　Hung MH, Hsu HH, Chen KC, et al. Nonintubated thoracoscopic anatomical segmentectomy for lung tumors. Ann Thorac Surg, 2013, 96 : 1209-1215.

[21] Chan MT, Cheng BC, Lee TM, et al. BIS-guided anesthesia decreases postoperative delirium and cognitive decline. J Neurosurg Anesthesiol, 2013, 25: 33-42.

[22] McKenna RJ Jr. Lobectomy by video-assisted thoracic surgery with mediastinal node sampling for lung cancer. J Thorac

Cardiovasc Surg, 1994, 107: 879-881; discussion 881-882.

[23] Dong Q, Liang L, Li Y, et al. Anesthesia with nontracheal intubation in thoracic surgery. J Thorac Dis, 2012, 4: 126-130.

译者：冷雪峰，成都大学附属医院心胸外科

Cite this article as: Chen KC, Cheng YJ, Hung MH, Tseng YD, Chen JS. Nonintubated thoracoscopic surgery using regional anesthesia and vagal block and targeted sedation. J Thorac Dis 2014;6(1):31-36. doi: 10.3978/j.issn.2072-1439.2014.01.01

第三部分

非气管插管胸腔镜手术现状与未来

第二十二章　免插管胸外科手术：引领潮流或仅是过客？

Tommaso C. Mineo, Federico Tacconi

Thoracic Surgery Division, Research Unit on Non-General Anesthesia in Thoracic Surgery, 00133, Tor Vergata University, Rome, Italy
Correspondence to: Tommaso C. Mineo. Thoracic Surgery Division, Research Unit on Non-General Anesthesia in Thoracic Surgery, Tor Vergata University, Viale Oxford 81, Floor 7th, 00133, Rome, Italy. Email: mineo@uniroma2.it.

View this article at: http://dx.doi.org/10.3978/j.issn.1000-9604.2014.08.11

随着以患者为中心的医疗保健概念的兴起，现代胸外科医师被要求最大限度地减少手术的创伤，同时尽可能增加安全性和有效性。这种需求推动了微创外科手术的突出发展，现在被广泛应用于胸外科手术。对名为"非插管"的麻醉方式的兴趣增加，代表了这一领域最近的吸引人的进展，这将进一步改善手术后的结果[1-8]。

在21世纪初，我和我的同事开始这种手术。这种新兴的外科技术的基本的理念是，通过避免全身麻醉和双腔气管插管通气使患者明显获益。长期以来，双腔气管插管通气是胸外科手术的标准方法，经过大样本量的观察证实，这种方法可能导致通气的肺组织一系列复杂的炎症反应，甚至影响远处器官[1,7-14]。而避免这一切的发生，也许可以减少围术期并发症的发生率，加快术后恢复，特别是对那些慢性呼吸衰竭的患者。另一个理论上的支持是，免插管手术可以提供肿瘤学方面的获益，降低通气相关应激和减少阿片类药物使用剂量，被认为是保护围术期抗肿瘤免疫监视，使肿瘤患者获益[15-18]。

因此，我们早期的经验是，对切除外周的肺组织病变的患者采用非插管胸腔镜技术，多数是转移瘤和 I 期非小细胞肺癌患者，术中患者完全清醒，这些患者对全麻风险较高[1]。掌握了基本的技术后，我们观察到一些有趣的结果。首先，我们发现几乎所有的患者都可以很好的耐受术侧肺的塌陷(就是外科气胸)。事实上，基本生命指标的变化是无关紧要的，通过面罩给氧可以保持足够的动脉血氧浓度。动脉血中二氧化碳会有轻度的升高，几乎都是无症状的，而且通常低于所谓的允许极限(60~70 mmHg)。此外，我们观察到，尽管保留了膈肌的收缩，术侧肺的呼吸活动很小，在某些病例中，术侧肺甚至无呼吸活动，对手术操作无影响。这些观察结果激励了我们继续进行这项技术，然后我们把指征扩大到其他情况。

包括纤维素性脓性的脓胸[6]和重度肺气肿患者[7]。后面这种情况充满挑战性，由于严重的呼吸功能受损，极高比率的胸膜腔粘连，和冗余的、高度扩张的肺会危及手术的可行性。即使在这个方面，我们仍报道了令人鼓舞的结果。特别是非切除式肺减容技术的使用使我们可以更方便、更安全地达到缩短手术时间和"清醒手术"的效果。

在当时，我们标准的麻醉方案是联合胸部硬膜外阻滞和避免术中镇静。这是由于需要整个手术过程中维持有效的自主通气，同时提供最佳的镇痛。然后，我们和其他团队觉得，是时候将免插管技术在胸外科大手术中进一步推广了，同时，新的问题来了。第一，这些手术的手术时间更长，因此整个手术中患者需要"舒适的镇静"，同时保持中心气道通畅。第二，在靠近肺门结构进行操作时会引起咳嗽反射。这在小手术中可能不是问题，但对解剖性肺切除术的安全性及可行性会造成负面影响。在这个领域最大的进展是：术中开始采用迷走神经阻滞和双光谱指数监测。这两项技术可以防止咳嗽和实时监测镇静深度，对免插管的肺切除术有极大帮助。在如此短的时间内，技术水平就能进展到施行免插管的胸腔镜肺叶、肺段切除术，这在以前是无法想象的。

那么，进行免插管手术的证据级别是什么？不幸的是，我们仍未达到在日常临床工作中推荐使用或不使用免插管胸外科手术的时机。我们不应忘记我们基本的职业准则——患者的安全至上。免插管胸外科手术方式是否已足够安全，而能成为一项可选的技术？即使回答是肯定的，那么还有另外一个问题：是否免插管麻醉技术比全身麻醉安全？已发表的研究表明，相比于传统方法，免插管技术至少没有增加并发症的发生率[1,19]。甚至，在传统麻醉方法具有高风险的患者中，免插管可以减少某些并发症的发生率[19-20]。但这些研究中的大多是小样本量的，观察性的或回顾性研究。

现在，迫切的需要一些在该领域更有说服力的研究。举个例子，为了评估65岁以上少量合并基础疾病(2.3%)的患者中，施行肺癌切除术术后的死亡率。我们需要一个600以上病例的试验研究才能提供必要的可信度，去评估某种手术方式或者麻醉方法是否能降低3倍的术后死亡率。在进行类似于针对胸腔积液的胸膜固定术[21]，或者针对气胸的肺大泡切除术这样的胸腔镜手术中，难度会进一步加大。因为无论采取何种麻醉方式，这些手术的术中、术后与麻醉相关的并发症并不多见[21-22]。在进行针对免插管手术的其他方面，包括患者满意度、住院时间、肿瘤学结果、治疗费用等研究时，道理亦然。一些研究提示免插管胸外科手术具有一定的经济优势。这可能归因于住院时间缩短、手术室使用时间减少以及减少发病率[21]。但是这些优势能在临床工作中真实体现吗？举个例子，免插管手术需要经过充分训练并积累大量胸腔镜手术经验的医生。为了达到并维持这样标准的技术水平，相关培训的费用应纳入统计。各种试验室、仿真训练器和手术室中紧急情况下一次性器械需求的增加等，都是免插管胸外科手术机构必要的经济开支。

在"Surgical Innovation"杂志中，近期发表了一项关于Ⅰ期肺癌患者中行免插管手术的前瞻性随机对照研究[23]。对于提供如此高质量论文的作者及杂志编辑，我们心存感激。作者分析了一系列主要和次要的指标，得出在术后住院时间、康复水平，包括术后进食时间、抗生素使用需求等方面，免插管胸外科手术具有确切的优势。相比于传统手术，免插管手术患者支气管-肺泡灌洗液中TNF-α明显降低，我本人对此尤其感兴趣。血浆C反应蛋白水平也显著降低，这和我们之前的研究结论相符[17]。我们希望这篇文章能够成为未来此类研究报告的基准，同时这篇文章聚焦于外科手术创伤引起的生化指标，值得认真考虑。

目前，至少有两个比较免插管和传统麻醉方法的胸腔镜手术的随机对照研究正在进行。其中一个来自此领域的知名机构之一的台湾大学(NCT01533233)，其将在治疗临床Ⅰ期非小细胞肺癌患者中，施行免插管的胸腔镜肺叶切除、纵隔淋巴结清扫术，旨在评估免插管技术的安全性及肿瘤学结果。另一个试验(NCT02109510)由韩国大学进行，在施行肺大泡切除及胸膜固定术的自发性气胸的患者中，使用合并肋间神经阻滞、氯胺酮及相似药物、以及免插管技术。评估围术期的各项指数，包括术中气体交换，医疗费用等。我们热切地期待着两个试验的结果，试验将会给此领域带来大量新的知识。

还有一些问题值得注意，免插管技术的最优麻醉方法是什么？目前许多不同的方法被提及，但还没有一致的结论。胸部硬膜外麻醉似乎更容易被接受[24]，因为它能提供一个广泛有效的麻醉范围，并带来一系列非镇痛方面的优势[25]。另外可行的方法还有，椎旁阻滞，肋间神经阻滞[26]。我们希望短期内能有合适的随机对照研究来比较这些技术的实施及在特定免插管胸外科手术中的特点。举例来说，在免插管手术中，不同技术对呼吸功能的影响应被研究。在免插管手术中，轻微的压迫支气管、轻度的心血管损伤或者由于神经阻滞[25,27-29]所引起的辅助通气轻度下降都可能引起严重后果，而在传统麻醉手术情况下出现这些情况，也不会有那么严重的后果。

综上，或许，现在评价免插管胸外科手术的意义还为时尚早。目前应该专注于技术本身，挖掘免插管技术的内在潜力。然后在科学评价的基础上，我们终将获得精湛的，具有创新性的胸外科手术。

声明

本文作者宣称无任何利益冲突。

参考文献

[1] Mineo TC, Tacconi F. From "Awake" to "Monitored Anesthesia Care" Thoracic Surgery: a 15 Year Evolution. Thoracic Cancer, 2014, 5: 1-13.

[2] Chen KC, Cheng YJ, Hung MH, et al. Nonintubated thoracoscopic lung resection: a 3-year experience with 285 cases in a single institution. J Thorac Dis, 2012, 4: 347-351.

[3] Chen KC, Cheng YJ, Hung MH, et al. Nonintubated thoracoscopic surgery using regional anesthesia and vagal block and targeted sedation. J Thorac Dis, 2014, 6: 31-36.

[4] Wu CY, Chen JS, Lin YS, et al. Feasibility and safety of nonintubated thoracoscopic lobectomy for geriatric lung cancer patients. Ann Thorac Surg, 2013, 95: 405-411.

[5] Shao W, Wang W, Yin W, et al. Nonintubated thoracoscopic lobectomy plus lymph node dissection following segmentectomy for central type pulmonary masses. Chin J Cancer Res, 2013, 25: 124-127.

[6] Tacconi F, Pompeo E, Fabbi E, et al. Awake video-assisted pleural decortication for empyema thoracis. Eur J Cardiothorac Surg, 2010, 37: 594-601.

[7] Mineo TC, Pompeo E, Mineo D, et al. Awake nonresectional lung volume reduction surgery. Ann Surg, 2006, 243: 131-136.

[8] Hung MH, Hsu HH, Cheng YJ, et al. Nonintubated thoracoscopic surgery: state of the art and future directions. J Thorac Dis, 2014, 6: 2-9.

[9] Belperio JA, Keane MP, Lynch JP 3rd, et al. The role of cytokines during the pathogenesis of ventilator-associated and ventilator-induced lung injury. Semin Respir Crit Care Med, 2006, 27: 350-364.

[10] Schilling T, Kozian A, Huth C, et al. The pulmonary immune effects of mechanical ventilation in patients undergoing thoracic surgery. Anesth Analg, 2005, 101: 957-65, table of contents.

[11] Sugasawa Y, Yamaguchi K, Kumakura S, et al. The effect of one-lung ventilation upon pulmonary inflammatory responses during lung resection. J Anesth, 2011, 25: 170-177.

[12] Kozian A, Schilling T, Röcken C, et al. Increased alveolar damage after mechanical ventilation in a porcine model of thoracic surgery. J Cardiothorac Vasc Anesth, 2010, 24: 617-623.

[13] Licker M, de Perrot M, Spiliopoulos A, et al. Risk factors for acute lung injury after thoracic surgery for lung cancer. Anesth Analg, 2003, 97: 1558-1565.

[14] Misthos P, Katsaragakis S, Theodorou D, et al. The degree of oxidative stress is associated with major adverse effects after lung resection: a prospective study. Eur J Cardiothorac Surg, 2006, 29: 591-595.

[15] Cheng YJ, Chan KC, Chien CT, et al. Oxidative stress during 1-lung ventilation. J Thorac Cardiovasc Surg, 2006, 132: 513-518.

[16] Tønnesen E, Höhndorf K, Lerbjerg G, et al. Immunological and hormonal responses to lung surgery during one-lung ventilation. Eur J Anaesthesiol, 1993, 10: 189-195.

[17] Vanni G, Tacconi F, Sellitri F, et al. Impact of awake videothoracoscopic surgery on postoperative lymphocyte responses. Ann Thorac Surg, 2010, 90: 973-978.

[18] Tacconi F, Pompeo E, Sellitri F, et al. Surgical stress hormones response is reduced after awake videothoracoscopy. Interact Cardiovasc Thorac Surg, 2010, 10: 666-671.

[19] Wu CY, Chen JS, Lin YS, et al. Feasibility and safety of nonintubated thoracoscopic lobectomy for geriatric lung cancer patients. Ann Thorac Surg, 2013, 95: 405-411.

[20] Tacconi F, Pompeo E, Mineo TC. Duration of air leak is reduced after awake nonresectional lung volume reduction surgery. Eur J Cardiothorac Surg, 2009, 35: 822-828, discussion 828.

[21] Mineo TC, Sellitri F, Tacconi F, et al. Quality of Life and Outcomes after Nonintubated versus Intubated Video-Thoracoscopic Pleurodesis for Malignant Pleural Effusion: Comparison by a Case-Matched Study. J Palliat Med, 2014, 17: 761-768.

[22] Katlic MR, Facktor MA. Video-assisted thoracic surgery utilizing local anesthesia and sedation: 384 consecutive cases. Ann Thorac Surg, 2010, 90: 240-245.

[23] Liu J, Cui F, Li S, et al. Nonintubated Video-Assisted Thoracoscopic Surgery Under Epidural Anesthesia Compared With Conventional Anesthetic Option: A Randomized Control Study. Surg Innov, 2014. [Epub ahead of print].

[24] Dong Q, Liang L, Li Y, et al. Anesthesia with nontracheal intubation in thoracic surgery. J Thorac Dis, 2012, 4: 126-130.

[25] Mineo TC. Epidural anesthesia in awake thoracic surgery. Eur J Cardiothorac Surg, 2007, 32: 13-19.

[26] Hung MH, Hsu HH, Chan KC, et al. Non-intubated thoracoscopic surgery using internal intercostal nerve block, vagal block and targeted sedation. Eur J Cardiothorac Surg,

2014, 46: 620-625.

[27] Groeben H. Epidural anesthesia and pulmonary function. J Anesth, 2006, 20: 290-299.

[28] Groeben H. Effects of high thoracic epidural anesthesia and local anesthetics on bronchial hyperreactivity. J Clin Monit Comput, 2000, 16: 457-463.

[29] Kochi T, Sako S, Nishino T, et al. Effect of high thoracic extradural anaesthesia on ventilatory response to hypercapnia in normal volunteers. Br J Anaesth, 1989, 62: 362-367.

译者：范军强，浙江大学医学院附属第二医院胸外科

Cite this article as: Mineo TC, Tacconi F. Nonintubated thoracic surgery: a lead role or just a walk on part? Chin J Cancer Res 2014;26(5):507-510. doi: 10.3978/j.issn.1000-9604.2014.08.11

第二十三章　非气管插管胸外科手术——来自欧洲胸外科医师协会的调查报告

Eugenio Pompeo[1], Roberto Sorge[2], Andrej Akopov[3], Miguel Congregado[4], Tomasz Grodzki[5]; for the ESTS Non-intubated Thoracic Surgery Working Group

[1]Department of Thoracic Surgery, [2]Biostatisticts, Tor Vergata University, Rome, Italy; [3]Department of Thoracic Surgery, Institute of Surgery, Pavlov First State Medical University, Saint-Petersburg, Russia; [4]Department of General Thoracic Surgery, Virgen Macarena University Hospital, Seville, Spain; [5]Department of Thoracic Surgery and Transplantation, Pomeranian Medical University, Szczecin, Poland

Correspondence to: Eugenio Pompeo, MD, FETCS. Section of Thoracic Surgery, Department of Biomedicine and Prevention, Tor Vergata University, Via Montpellier 1, 00133 Rome, Italy. Email: pompeo@med.uniroma2.it.

背景：本次问卷调查在欧洲胸外科医师协会(European Society of Thoracic Surgeons，ESTS)会员中进行，目的是了解自主呼吸状态下非气管插管胸外科手术(non-intubated thoracic surgery，NITS)的流行趋势、接受程度和未来普及的可能性。

方法：一份包含14个问题的调查问卷被通过电子邮件的方式发给每位ESTS会员。为了便于完成问卷，所有问题被设置成定量或多选题的形式。本次调查的内容包括：NITS的经验和数量、麻醉方式的选择(胸段硬膜外麻醉、肋间神经阻滞或椎旁神经阻滞、喉罩、镇静措施的应用)、NITS开展的手术类型、理想的NITS手术对象以及NITS的主要优点和缺点。多项选择问题允许非确定性的答案。

结果：105位返回问卷的被调查者中，有62位曾有过NITS经验。最受欢迎的麻醉方式是肋间神经阻滞联合镇静(59%)或不联合镇静(50%)，其次是喉罩麻醉联合镇静(43%)和胸段硬膜外麻醉联合镇静(20%)。实施最多的手术有：胸腔镜治疗复发性胸腔积液(98%)、胸膜剥脱术治疗脓胸和间质性肺病肺活检(各有26%)、心包开窗术和纵隔活检术(各有20%)。比较复杂的手术(如肺叶切除术、肺减容术和胸腺切除术)仅有少数被调查者做过(各有2%)。NITS理想的手术对象是因合并症而风险较高的患者(70%)和肺功能较差的患者(43%)。NITS的主要优点有：恢复快(67%)、并发症少(59%)和住院时间短、医疗费用低(43%)。主要技术缺点包括：咳嗽(59%)和因为膈肌和肺运动导致的操作困难(56%)。总体上，69%的被调查者认为NITS会越来越多。

结论：本次问卷调查结果表明，NITS已经被ESTS会员广为接受，用来实施简单的胸腔镜手术。预期这一技术在不久的将来会得到进一步推广。

关键词：非气管插管胸外科手术(non-intubated thoracic surgery，NITS)；VATS；清醒胸腔镜手术；问卷调查；局部麻醉；微创外科

View this article at: http://dx.doi.org/10.3978/j.issn.2305-5839.2015.01.34

1　前言

非气管插管胸外科手术(non-intubated thoracic surgery，NITS)，又称为清醒胸外科手术，是为了减少传统的单肺通气、全身麻醉条件下实施胸外科手术的风险，在麻醉时不再进行气管插管而是保留患者的自主呼吸，使得胸腔镜手术(VATS)和微创麻醉的优势得以叠加。

许多单中心的报道(包括几个随机研究)[1-6]已经表明了NITS具有很好的可行性和极佳的临床效果，但有关NITS的适应证、优势和局限性还仍需要进一步全面的阐述。

本文将对在欧洲胸外科医师协会(European Society of Thoracic Surgeons，ESTS)成员中进行的第一次问卷调查的结果进行报告。此次问卷调查的目的是深入了解NITS技术在ESTS中的接受率、流行趋势和未来普及的可能性。

2　材料与方法

为了调查大样本胸外科医师群体对NITS的兴趣，我们制作了一个包含14个问题的网络调查问卷。该问卷的链接被网络调查服务商(Survey Monkey® Inc., 美国加利福尼亚州帕洛阿尔托市)通过电子邮件发送给所有ESTS成员，后者可以在线回复调查问卷。

调查问卷将问题设计成定量或多项选择题的形式。调查项目包括：人口学资料(问题：1 姓名；2 单位；3 单位地址；4 电子邮箱)、NITS经验(问题5~7：图1，表1)、麻醉方式(问题8，9：表2)、NITS手术类型(问题10：表3)、NITS的适应证、NITS的优点和缺点(问题11~13：表4)、个人对NITS将来普及的信心(问题14)。多项选择题允许非确定性的答案。另外，在调查问卷中留有备注空格，以便被调查者在需要阐明答案时更好发表个人看法，也便于与被调查者进行互动和对结果进行解释。网络调查表保持在线状态2个月。

2.1　统计学分析

网络调查一旦结束，所有数据会首先被输入一个Execl数据库中(微软公司，美国华盛顿特区雷德蒙德市)，然后通过SPSS15.0统计学软件(SPSS，美国伊利诺斯州芝加哥市)进行分析。

凡未注明姓名或(和)单位、或者提供了与调查无关的明显不可靠的数据的调查问卷，将被排除，不纳入分析；而那些注明了详细的身份信息的调查问卷，即便未

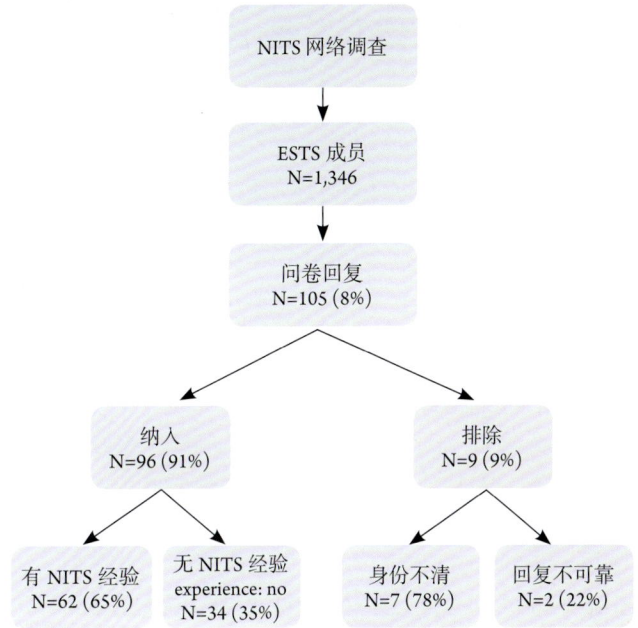

图1　调查实施流程图

NITS：非气管插管胸外科手术；ESTS：欧洲胸外科医师协会。

表1　针对曾有 NITS 经验的被调查者的几个问题

问题	%	n
问题 6：您从什么时候开始开展 NITS？		
2000 年之前	39	21
2001 年—2010 年	55	30
最近几年	6	3
问题 7：您已经完成了多少例 NITS？		
0~50	67	36
51~100	7	4
101~200	9	5
>200	17	9

NITS：非气管插管胸外科手术。

能全部回答所有问题，也将被纳入分析。

对符合正态分布(通过柱状图或Kolgomorov-Smirnov进行正态性检验)的参数，统计描述包括平均数和分布区间或率的计算。

3　结果

本次问卷调查的流程详见图1。共计有62位被调查

表2　有关NITS手术中麻醉方式的问题

问题	%	n
问题8：您曾采用过何种麻醉方式？		
胸段硬膜外麻醉不加镇静	9	5
胸段硬膜外麻醉加镇静	20	11
肋间神经阻滞不加镇静	50	27
肋间神经阻滞加镇静	59	32
椎旁神经阻滞不加镇静	9	5
椎旁神经组织加镇静	9	5
喉罩麻醉	43	23
其它	59	8
问题9：在您实施手术过程中，患者能否与医护人员进行积极互动？		
能	70	38
不能	30	16

NITS：非气管插管胸外科手术。

表3　有关NITS实施的术式的问题

问题	%	n
问题10：您曾完成过什么类型的NITS手术？		
胸腔活检/引流/固定处置复发性胸腔积液	98	53
胸膜剥脱术治疗脓胸	26	14
纵隔活检	20	11
交感神经切除术	6	3
心包开窗术治疗心包积液	20	13
肺大泡切除术或肺大泡切除/胸膜切除术治疗自发性气胸	11	6
大疱切除术治疗大疱型肺气肿	13	7
肺减容术	4	2
间质性肺病的肺活检	26	14
肺楔形切除术治疗不明结节	9	5
肺转移瘤切除术	7	4
肺楔形切除术治疗肺癌	4	2
肺段切除术	4	2
肺叶切除术	2	1
全肺切除术	2	1
纵隔肿瘤切除术	2	1
胸腺切除术	2	1
其它	20	11
问题9：在您实施手术过程中，患者能否与医护人员进行积极互动？		
能	70	38
不能	30	16

NITS：非气管插管胸外科手术。

者宣称有NITS的经验。在还没有NITS操作经验的被调查者中，有9位已经开始计划尽快开展这项技术(图2)。

共有54位被调查者完成了整个的调查问卷。能够提供详细单位信息的被调查者中，包括71个大学附属医院(74%)、16家社区医院(17%)和9家私立医院(9%)。

96位完成问卷的被调查者中，55位来自欧共体国家，而41位来自非欧共体国家。

回答有NITS经验的被调查者的区域分布详见图3。

有关NITS开始时间和手术量的问题，如表1所示。大部分被调查者开始NITS的时间在2001—2010年之间；少数则在2000年之前就已经开始该项技术；而平均开始时间是2004年(分布区间：1990—2012)。

将各家医院完成的NITS手术量进行汇总后发现，大多数医院完成的NITS手术量在0~50例之间；仅有17%的医院具有200例以上NITS经验。平均每家医院完成的NITS的数量为30例(2~1200之间)，平均每家每年5例(1~52)。

NIST时最常用的麻醉方式是肋间神经阻滞(联合或不联合镇静)，其次是联合镇静的喉罩麻醉和联合镇静的胸段硬膜外麻醉(表2)。

最常开展的手术类型(表3)，按照频率由高到低依次是：胸腔镜治疗复发性胸腔积液、胸膜剥脱术治疗脓胸及间质性肺病肺活检术、心包开窗术和纵隔活检术。更加复杂的手术，如肺切除术、肺减容术和胸腺切除术仅有少数被调查者开展。

有关NITS手术的适应证、优点和缺点，详见表4。有关NITS的最佳手术对象，最为被调查者认可的是那些因为合并症而导致手术风险增高的患者，其次是肺功能较差的患者和老年患者。

恢复快、并发症少和医疗费用低被认为是NITS的主要优点；而咳嗽、膈肌和/或肺运动导致手术操作困难以及患者不自主移动则被认为是主要缺点。

针对最后一个有关NITS未来前景的问题，69%的被调查者相信NITS的数量在不久的将来会有增长(图4)。

表4　有关NITS的适应证、优势和缺点的问题

问题	%	n
问题11：您认为哪些是理想的 NITS 手术对象？		
老年患者	41	22
肺功能差的患者	43	23
合并多种疾病，手术风险高的患者	70	38
所有患者	20	11
其他	11	6
问题12：您觉得 NITS 的主要优势是什么？		
患者容易接受	28	15
应激激素反应减少	9	5
早期免疫损害减少	4	2
恢复快	67	36
并发症少	59	32
住院时间短	43	23
费用低	43	23
无优势	7	4
其它	13	7
问题13：您觉得 NITS 的主要技术缺点是什么？		
膈肌和肺运动导致操作困难	56	30
不受控制的患者移动	41	22
咳嗽	59	32
低氧合	13	7
高碳酸血症	7	4
患者恐慌	20	11
无缺点	13	7
其它	7	4

NITS：非气管插管胸外科手术。

4　讨论

现在，在医务人员中采集基本定量数据的问卷调查非常普遍，由此可以获得非常有效、可靠和有辨识力的数据[7-8]。本次网络问卷首次在ESTS成员中进行了有关NITS现状和信心的调查，预期会为进一步合作研究开启一个良好的平台，对一些颇具争议、悬而未决的议题进行深入的洞察。

总体而言，对NITS展现出兴趣的被调查者的数量具有充分的代表性，可以代表欧洲和非欧洲国家的大学

您是否有 NITS 手术经验？

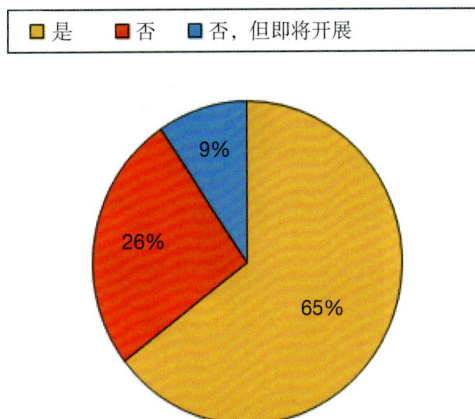

图2　欧洲胸外科医师协会会员中回复问卷者在非气管插管胸外科手术方面的经验

附属医院、社区医院和私立医院的情况。

对NITS表现出兴趣的胸外科医生在被调查者中的比例达到了74%，而宣称曾实施过NITS的胸外科医生的数量也出乎意料的高，尽管NITS目前还不属于标准的手术方式，而已经发表的NITS报道也仅来自少数几个研究团队。同时，承认尚无NITS经验的被调查者中有9%已经计划于近期开展该技术。值得注意的是，在最后一个有关NITS未来普及的问题上，大约70%的被调查者相信NITS的数量在不久的将来会有增长。这一预期反映出被调查者对NITS很高的满意度，会增加人们深入研究相关课题进行的信心。

4.1　开始开展NITS的时间和完成数量

在有关个人开始开展NITS的时间的问题上，39%的被调查者表示已经具备比较成熟的NITS经验，实施NITS的时间平均已达到9年。总体上看，67%的被调查者具有平均30例手术的经验，而具备200例以上NITS手术经验的比例仅为17%。这些结果与文献发表趋势是一致的，目前仅有少数几个中心致力于NITS的研究[1-3,5-6]；不过，这些结果也揭示了业内对NITS的兴趣正在令人满意地增加。

4.2　麻醉方法

本次问卷调查发现，在众多被提及的麻醉方案中，绝大多数被调查者最喜欢采用肋间神经阻滞方案。导致

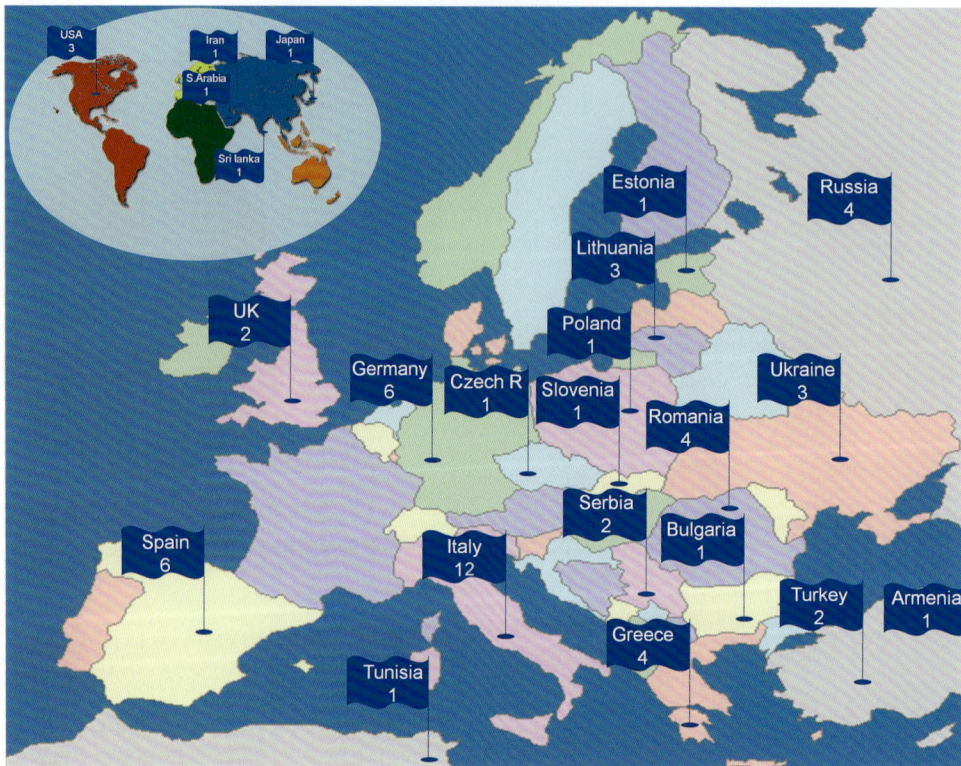

图3　有非气管插管胸外科手术经验，并提供详细信息的欧洲胸外科医师协会成员地理分布图

您是否相信 NITS 手术的数量在不久的将来会有增长？

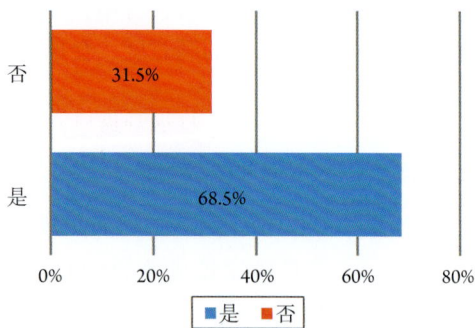

图4　有关第14个问题的回答的柱状图

这一偏好的原因很容易理解：肋间神经阻滞方法简单、容易操作；而且，多数被调查者实施的NITS主要限于快速简单的胸腔镜手术，而这些手术最适合在肋间神经阻滞麻醉下进行。另一方面，经NITS实施技术复杂的手术的外科医生，则更喜欢采用胸段硬膜外麻醉，这是因为胸段硬膜外麻醉虽然技术上要求高，但可以保证上胸段区域的有效止痛[1-2]。

4.3　手术过程

近年来，NITS被越来越多的应用于胸外科手术中，包括复发性胸腔积液的处置[3,9]、自发性气胸[4,10]和巨大肺大泡的切除[11]、肺部结节的切除[1,12]、肺部转移瘤的切除[13]和肺癌的切除治疗[2,5,6]、胸膜剥脱术[14]、胸腺切除术[15]、肺减容术[16]，甚至还有气管切除术[17]和支气管袖式肺叶切除术[18]。

本次调查中，大多数被调查者表示NITS主要用于一些简单的术式，包括胸腔镜手术处理复发性胸腔积液、胸膜剥脱术治疗脓胸及肺活检诊断间质性肺病等。仅有很少数的外科医生以NITS开展了技术要求较高的术式，如肺叶切除术、肺减容术和胸腺切除术。这一结果验证了一个观点，即：对许多简单的手术如复发性胸腔积液和气胸的外科处置来说，全身麻醉和单肺通气是不必要的，而且并不能降低手术风险[3]，因为这些手术完全可以在更简单的麻醉方式基础上安全可靠地实施。

4.4 理想的手术对象

有种凭主观想象产生的担心，认为处在自主呼吸和清醒状态下的患者会无法耐受手术过程中的气胸状态。这种观点早已为许多文献报道所推翻，因为在整个手术过程中，绝大多数患者(甚至包括肺功能严重损害的患者)都可以得到充分的气体交换和满意的氧合状态[16,19,20]。

这些文献结果与此次有关NITS的理想手术对象的问卷调查结果一致。事实上，大多数被调查者认为，有合并症、肺功能较差和高龄患者应该是NITS主要的适用对象。这一结果很值得关注，因为如果能被将来的研究所证实，就有可能提高接受手术的患者比例——至少一部分原先因为合并多种疾病或肺功能差而视为无法手术的患者将可以得到手术的机会。同样值得注意的是，也有20%的被调查者认为，NITS可作为所有患者的治疗选择。

4.5 优势和缺点

至于NITS的主要优势和缺点，多数被调查者认为恢复快、并发症少、住院时间短和医疗费用低是NITS的主要优势，这一结果与现有的文献结果一致。文献报道认为，与气管内插管胸外科手术相比，NITS手术后患者恢复更顺利，也更快速。进一步的优势可能与NITS降低了术后应激激素反应和淋巴细胞活性损伤有关，这在个别报道中曾被提到[21-22]，但还需要进一步研究证实。

另一方面，咳嗽、操作困难(源自膈肌或/和肺的运动)和不能控制的患者的移动则被认为是NITS的主要缺点。这些结果提示，相对于气管插管麻醉，一些因素影响了良好的手术视野显露，导致手术操作难度增加，这被认为是NITS的主要瑕疵。

因此，为了促进NITS策略的更广泛的认可和应用，应当进行技术凝练和标准化，减少患者的咳嗽和不自主的移动[6]。

4.6 研究的局限性

本次问卷调查的主要局限是较低的问卷回复率。不过，至少在某些情况下我们要注意到，某一个单位内的一个ESTS成员对问卷进行的回复，应该可以代表整个团队的意见，而这团队内往往会包括多名ESTS成员。

尽管我们不能提供准确的数字，但是显而易见的是，现有的粗略的问卷回复率低估了真实的回复率。而且，该问卷调查优先从曾开展过NITS手术或对此有兴趣的外科医生收回。因此，我们相信本次问卷调查很有意义，因为相比于仅从文献发表来考虑NITS的接受度，本次问卷调查的结果反映出NITS已经在更大范围内得到了认可。另外，在同一群体中进行的其他问卷调查，回复率也会因问卷题目和问卷特点的不同而高低不一。

在一份由Internullo等[7]发表的问卷调查中，内容是有关ESTS成员对肺部转移瘤切除术的态度，结果问卷回复率为30%。而最近由Ruffini等[8]完成的有关胸腺肿瘤的问卷调查中，仅有44份可靠的问卷回复，而总回复率并未提及。

我们本次问卷调查的回复率低于Internullo等。但是，要知道NITS目前还未被作为一种标准方案。而相比之下，肺转移瘤切除术和胸腺瘤切除术已经被广为接受，并已在胸外科临床实践中得到了普遍采用。

我们承认，调查研究的结果不能被视为共识或建议。但是，它可以提供展开进一步的多中心合作的平台，便于人们对一些悬而未决的问题进行更加明确的深入洞察和理解。

5　结论

本次调查研究提示，NITS已经为ESTS成员广泛接受，主要用于实施一些较为简单的胸腔镜手术。NITS的数量将会继续增加，这一点为多数被调查者所支持，这NITS具有合理的理论基础，且该领域已经引起了人们广泛的兴趣。

我们希望，将来在ESTS内外进行的多中心、多学科的合作研究可以更好的探索NITS的适应证、操作方法和临床效果，以便于达成有关NITS的可靠共识。

声明

本文作者宣称无任何利益冲突。

参考文献

[1] Pompeo E, Mineo D, Rogliani P, et al. Feasibility and results of awake thoracoscopic resection of solitary pulmonary nodules. Ann Thorac Surg, 2004, 78: 1761-1768.

[2] Al-Abdullatief M, Wahood A, Al-Shirawi N, et al. Awake

anaesthesia for major thoracic surgical procedures: an observational study. Eur J Cardiothorac Surg, 2007, 32: 346-350.

[3] Katlic MR, Facktor MA. Video-assisted thoracic surgery utilizing local anesthesia and sedation: 384 consecutive cases. Ann Thorac Surg, 2010, 90: 240-245.

[4] Pompeo E, Tacconi F, Mineo D, et al. The role of awake video-assisted thoracoscopic surgery in spontaneous pneumothorax. J Thorac Cardiovasc Surg, 2007, 133: 786-790.

[5] Liu J, Cui F, Li S, et al. Nonintubated Video-Assisted Thoracoscopic Surgery Under Epidural Anesthesia Compared With Conventional Anesthetic Option: A Randomized Control Study. Surg Innov, 2014. [Epub ahead of print].

[6] Chen JS, Cheng YJ, Hung MH, et al. Nonintubated thoracoscopic lobectomy for lung cancer. Ann Surg, 2011, 254: 1038-1043.

[7] Internullo E, Cassivi SD, Van Raemdonck D, et al. Pulmonary metastasectomy: a survey of current practice amongst members of the European Society of Thoracic Surgeons. J Thorac Oncol, 2008, 3: 1257-1266.

[8] Ruffini E, Van Raemdonck D, Detterbeck F, et al. Management of thymic tumors: a survey of current practice among members of the European Society of Thoracic Surgeons. J Thorac Oncol, 2011, 6: 614-623.

9] Pompeo E, Dauri M, Awake Thoracic Surgery Research Group. Is there any benefit in using awake anesthesia with thoracic epidural in thoracoscopic talc pleurodesis? J Thorac Cardiovasc Surg, 2013, 146: 495-497.e1.

[10] Nezu K, Kushibe K, Tojo T, et al. Thoracoscopic wedge resection of blebs under local anesthesia with sedation for treatment of a spontaneous pneumothorax. Chest, 1997, 111: 230-235.

[11] Pompeo E, Tacconi F, Frasca L, et al. Awake thoracoscopic bullaplasty. Eur J Cardiothorac Surg 2011, 39: 1012-7.

[12] Hung MH, Cheng YJ, Chan KC, et al. Nonintubated uniportal thoracoscopic surgery for peripheral lung nodules. Ann Thorac Surg, 2014, 98: 1998-2003.

[13] Pompeo E, Mineo TC. Awake pulmonary metastasectomy. J Thorac Cardiovasc Surg, 2007, 133: 960-966.

[14] Tacconi F, Pompeo E, Fabbi E, et al. Awake video-assisted pleural decortication for empyema thoracis. Eur J Cardiothorac Surg, 2010, 37: 594-601.

[15] Matsumoto I, Oda M, Watanabe G. Awake endoscopic thymectomy via an infrasternal approach using sternal lifting. Thorac Cardiovasc Surg, 2008, 56: 311-313.

[16] Pompeo E, Rogliani P, Tacconi F, et al. Randomized comparison of awake nonresectional versus nonawake resectional lung volume reduction surgery. J Thorac Cardiovasc Surg, 2012, 143: 47-54, 54.e1.

[17] Macchiarini P, Rovira I, Ferrarello S. Awake upper airway surgery. Ann Thorac Surg 2010, 89: 387-90, discussion, 390-391.

[18] Shao W, Phan K, Guo X, et al. Non-intubated complete thoracoscopic bronchial sleeve resection for central lung cancer. J Thorac Dis, 2014, 6: 1485-1488.

[19] Pompeo E, Rogliani P, Cristino B, et al. Awake thoracoscopic biopsy of interstitial lung disease. Ann Thorac Surg, 2013, 95: 445-452.

[20] Kiss G, Claret A, Desbordes J, et al. Thoracic epidural anaesthesia for awake thoracic surgery in severely dyspnoeic patients excluded from general anaesthesia. Interact Cardiovasc Thorac Surg, 2014, 19: 816-823.

[21] Vanni G, Tacconi F, Sellitri F, et al. Impact of awake videothoracoscopic surgery on postoperative lymphocyte responses. Ann Thorac Surg, 2010, 90: 973-978.

[22] Tacconi F, Pompeo E, Sellitri F, et al. Surgical stress hormones response is reduced after awake videothoracoscopy. Interact Cardiovasc Thorac Surg, 2010, 10: 666-671.

译者：宋伟安，海军总医院胸外科

第二十四章 非插管胸腔镜肺切除术：单中心3年285例的手术经验

Ke-Cheng Chen[1,3], Ya-Jung Cheng[2], Ming-Hui Hung[2], Yu-Ding Tseng[3], Jin-Shing Chen[1,3]

[1]Division of Thoracic Surgery, Department of Surgery, Taiwan University Hospital and Taiwan University College of Medicine, Taipei, Taiwan, China; [2]Department of Anesthesiology, Taiwan University Hospital and Taiwan University College of Medicine, Taipei, Taiwan, China; [3]Department of Surgery, Taiwan University Hospital Yun-Lin Branch, Yun-Lin County, Taiwan, China
Correspondence to: Dr. Jin-Shing Chen, M.D, PhD. Department of Surgery, Taiwan University Hospital, No. 7, Chung Shan South Road, Taipei, Taiwan, China. Email: chenjs@ntu.edu.tw.

目的：单肺通气气管插管是胸腔镜手术的常规性操作，本研究报告一个单中心的非气管插管的胸腔镜肺切除术经验。

方法：从2009年8月至2012年7月，在一个三级医疗中心，连续285例患者经非插管胸腔镜手术采用硬膜外麻醉，胸内迷走神经阻断，清醒状态下行肺叶切除，肺段切除术或楔形切除术，对这种技术的可行性和安全性进行了评价。

结果：手术的最终诊断包括原发性肺癌159例(55.8%)，转移性肺癌17例(6%)，良性肺肿瘤104例(36.5%)，气胸5例(1.8%)。手术方法包括传统的胸腔镜(83.2%)和针型胸腔镜(16.8%)手术。手术过程包括：肺叶切除术137例(48.1%)，楔形切除术132例(46.3%)，肺段切除术16例(5.6%)。大多数患者的手术侧肺的塌陷和咳嗽的抑制是满意的。14例患者(4.9%)需要中转为气管插管，主要由于显著的纵隔摆动[5]，顽固性低氧血症[2]，严重的胸膜粘连[2]，无效的硬膜外麻醉[2]，出血[2]和呼吸急促[1]。1个患者(0.4%)因出血而中转开胸。所有患者中没有死亡病例。

结论：非插管胸腔镜肺切除术对于经过一定筛选的患者而言技术上是可行的并且是安全的，在对肺部疾病患者的处理上可以作为一种有效的备选及有效的替代技术。

关键词：麻醉；气管插管；肺叶切除术；肺癌；胸腔镜；肺段切除术；楔形切除术

View this article at: http://jtd.amegroups.com/article/view/457/html

1 引言

自从采用双腔气管插管，气管插管全麻加单肺通气已被认为是开放和电视胸腔镜手术(VATS)的常规麻醉方案[1]。然而，气管插管全麻术后经常发生严重的不良反应，包括插管相关并发症、机械通气相关的肺损伤，心脏功能的降低，术后恶心和呕吐[2-5]。为了减少气管插管和全身麻醉的不良影响，最近不用气管插管的胸腔镜手术已开始用于一些外科手术，包括气胸[6-8]，肺结节切除术[9-12]，单发转移瘤切除术[13]，肺减容术[14]，甚至进行肺叶切除术[15]。这种方法早期应用于目前这些手术所取得的成果是令人鼓舞的。

尽管在一些报道表明，非插管麻醉胸腔镜手术是可行的，但是他们中大多数只限于极少数病例。在我们做的这项研究中，我们报道了3年内连续285例接受非插管胸腔镜或针式胸腔镜手术的病例，并评估了这一创新技术的可行性、安全性和手术指征。

2 患者和方法

2.1 研究设计和患者

我们回顾分析了从2009年8月至2012年7月接受非插管胸腔镜患者的病历资料。这些患者来自台湾大学医院和台大医院云林分院，这是一家3 200张床位的三级医疗中心。我们的手术团队，包括外科医生和麻醉师，主要根据以往的医疗记录来选取病例。那些认为适合非插管VATS的病例同样适合插管胸腔镜的指征。在我们医院，美国麻醉医师协会(ASA)评分得分大于3，包括出血性疾病，睡眠呼吸暂停，或困难气道或脊柱畸形认为是非插管胸腔镜手术的禁忌证。患者在经过我们介绍麻醉方法和手术方式后，获得了知情同意。在这段时间，我们实施了非插管胸腔镜肺切除术285例，包括楔形切除，肺段切除术、肺叶切除术。手术方法仍采用常规胸腔镜或针式胸腔镜。所有患者均由一个单一的胸科手术团队完成手术，使用相同的临床治疗方案，护理模式，以及围术期管理方式。

2.2 麻醉的建立，引导和维持

麻醉技术和方法如前所述[10-11,15]。患者麻醉前给药为芬太尼50~100 μg静脉注射(intravenously，IV)，术中连续监测心电图、血氧饱和度、呼吸频率、血压、体温、尿量。部分患者同时监测了中心静脉压。行胸段硬膜外麻醉时用硬膜外导管插入在T5/6胸椎间隙，达到T2和T9节段的感觉阻滞平面，持续注入2%利多卡因以维持麻醉效果。将一个探测器插入鼻孔进行呼气末二氧化碳($ETCO_2$)的连续监测。然后让患者自己翻身摆成侧卧位。通过静脉输注异丙酚(10 mg/mL)来进行镇静，采用靶控输注的方法，适当调节增加芬太尼注射液以维持患者在中度镇静，但具有沟通和合作能力(拉姆齐镇静评分Ⅲ)，并对命令有反应[16]。

在手术过程中，患者主要通过一个通气面罩来吸氧，保持血氧饱和度在90%以上。医源性气胸是通过胸腔镜戳卡形成的，让同侧肺逐渐缓慢萎陷形成气胸。针对部分受选患者，在为了抑制胸腔镜手术操作时的咳嗽，我们通常采用胸内迷走神经阻滞的方法，在右侧手术时在气管下段的水平用0.25%布比卡因2 mL浸润迷走神经，而在左侧手术时在主肺动脉窗水平阻滞迷走神经，在胸腔镜下直接注射。本方法能有效地抑制咳嗽反射3 h或更长的时间，肺叶或肺段切除时通常采用这种方法，尤其是在进行肺门解剖的关键时候。在手术时间延长的情况下则需多次进行布比卡因浸润。胸腔镜手术时，呼吸频率控制在12~20次/分左右。

当缝合伤口和留置胸管时，停止丙泊酚的输注。患者完全清醒后，患者被要求进行深呼吸，咳嗽以膨胀手术时塌陷的肺。在接下来的几天使用硬膜外导管给药来控制术后的疼痛。

2.3 胸腔镜外科技术

我们组详细的手术方案和操作程序如前所述[10,15]。胸腔镜肺叶切除、肺段切除术，或楔形切除术均使用三孔法完成，如McKenna所述[17]。简言之，患者被放置在全侧卧位，手术床在胸中部水平轻微弯曲。胸腔镜放在第7或第8肋间腋中线水平，一个操作孔设置在第6或第7肋间听诊三角处，另在第5肋间前侧做一约3 cm切口。肺塌陷后，不完全的肺裂、肺血管、支气管的切断都是用内镜切缝器来完成的。切除的标本通过一个标本袋经前面的切口取出。纵隔淋巴结清扫后，在下胸部置入一根28号胸管。除非术中必须中转开胸，否则尽量避免肋骨撑开，肋骨切断，或使用肋骨牵开器。从非插管的麻醉转为插管麻醉或者由胸腔镜转为开胸手术是由主刀医师和麻醉师共同决定的。只有当硬膜外麻醉无效，持续低氧血症(SpO_2<80%)，血流动力学不稳定，或术中出血需要开胸手术者，才从非插管的麻醉转换为插管麻醉。当转换手术方式的指征很明显后，手术者立即用透明防水敷料封闭伤口(Tegaderm膜、3M医疗保健，诺伊斯，德国)，并置入胸管后膨肺。在气管镜的指导下，先插入单腔气管插管，然后置入一个支气管封堵塞，封闭另一侧支气管，在不改变患者的体位情况下完成这些操作。

可以在术后即刻或第二天早晨进行胸部X线摄片检查。一般在术后2~4 h喝水和进食。在24 h内，如果没有胸腔漏气，引流液也不到200 mL，就可以及时拔除胸管。

2.4 针式胸腔镜外科技术

针式胸腔镜主要用于无法明确诊断的肺外周结节的活检,方法如前所述[10]。简而言之,需要用到两套独立电视胸腔镜设备和监视器(高清内窥镜系统, Karl Storz, Tuttlingen, 德国),一个针式胸腔镜,另一个为10 mm胸腔镜,两者同时使用以节省中转镜头需要的时间[18-19]。在第6肋间腋中线上做一个长约15 mm的切口,12 mm的镜筒通过该切口插入。用两个或三个小戳卡制作针型胸腔镜器械(3 mm的设备,奥林巴斯,东京,日本)操作孔。最初,10 mm的胸腔镜和两个小型内镜抓钳用来识别结节。一旦识别出肺结节,就使用小型内镜抓钳来固定结节。取出另外一个操作孔中的小型内镜抓钳,置入针式胸腔镜对肿瘤进行可视化操作。10 mm戳卡撤出,置入45 mm的内窥镜下吻合器进行肺结节的局部切除。切除的组织被放置在一个标本袋子里,通过12 mm的操作孔从胸腔取出。手术完成后,通过12 mm的操作孔插入胸管并放置到位。

2.5 数据采集与分析

我们通过医院的数据库,麻醉和手术记录,以及医疗和护理记录等来采集患者的统计学数据,并发症和手术结果。

3 结果

从2009年8月至2012年7月,非插管胸腔镜肺切除术一共有285例。患者的统计学资料见表1。患者平均年龄为59.2岁,107例(37.5%)为男性。常规VATS 237例(83.2%),而针式胸腔镜手术48例。一个患者因双肺部病变接受双边VATS手术[11]。手术操作方式包括肺叶切除术137例(48.1%),其次是楔形切除和肺段切除术。

手术和麻醉的结果见表2。平均麻醉诱导时间为34.3 min。14例(4.9%)患者需要转换到气管插管,主要由于显著的纵隔摆动[5],顽固性低氧血症[2],胸腔严重粘连[2],无效的硬膜外麻醉[2],出血[2]和呼吸急促[1](表3)。1例患者在解剖肺动脉时因出血需中转开胸并进行了输血处理。术后有23例(8.1%)患者出现麻醉副作用,包括呕吐,喉咙痛,头痛。手术并发症11例(3.9%),包括胸腔漏气大于5天,出血,肺炎。全组无死亡或严重并发症的发生。

表1 患者临床特点	
变量	N=285
年龄[y]a	59.2±12.3 [60,19-89]
性别(男)	107(37.5%)
吸烟(%)	75(26.3%)
手术方法	
传统VATS	237(83.2%)
针型VATS	48(16.8%)
术式	
肺叶切除	137(48.1%)
楔形切除	132(46.3%)
肺段切除	16(5.6%)
病理诊断	
肺癌	159(55.8%)
转移性肿瘤	17(6.0%)
良性肺肿瘤	104(36.5%)
气胸	5(1.8%)

a, 均数±标准差(中位数,范围);VATS=电视胸腔镜手术。

表2 非插管胸腔镜肺切除术的治疗结果	
变量	N=285
麻醉副作用(%)	
需要药物处理的呕吐(%)	12(4.2%)
喉咙痛(%)	6(2.2%)
头痛(%)	5(1.8%)
手术并发症(%)	
漏气大于5天	6(2.1%)
出血	2(0.7%)
气胸	3(1.1%)
中转为气管插管(%)	14(4.9%)
肺叶切除	10/137(7.3%)
楔形切除	3/132(2.3%)
肺段切除	1/16(6.3%)
中转开胸(%)	1(0.4%)
死亡率	0(0%)

表3 中转为气管插管的原因	
	N=14
明显的纵隔摆动	5(35.7%)
持续低氧血症	2(14.3%)
胸膜严重粘连	2(14.3%)
无效的硬膜外麻醉	2(14.3%)
出血	2(14.3%)
呼吸急促	1(7.1%)

4 讨论

随着胸腔镜手术技术的发展，气管插管全麻加单肺通气行肺切除术已被认为是经典和规范性的操作模式。为了避免气管插管相关或机械通气相关的并发症，在严格选择的病例中，目前已经逐渐开始应用非气管插管胸腔镜手术。然而，在已发表的报告中应用该技术的患者数量还是较少的[2,6-15]。本文是非插管胸腔镜肺切除术大量应用的首次报道。我们的研究结果表明，在进行肺叶切除，肺段切除和楔形切除时，非插管胸腔镜手术是安全、可行的。

在非插管硬膜外麻醉肺切除术的应用中，有些问题可能越来越受到关注，如其对患者呼吸功能的损伤。首先，在手术过程中长时间单肺呼吸，可能会导致患者的低氧血症和高碳酸血症，尤其是那些呼吸功能已经有损伤的患者。其次，硬膜外麻醉相关的交感神经阻滞可导致支气管张力的增加及气道高反应性。第三，肺的活动和不充分的肺塌陷，会使肺门解剖更加困难。第四，偶尔还需要中转为气管插管全身麻醉的常规手术方式[15]。

为了防止呼吸衰竭，在本研究的学习曲线期间，我们所选择的那些病例都是具有良好的心肺储备的患者。在大多数患者，在整个手术期间血氧饱和度可以维持在90%或以上。在一些患者会发生高碳酸血症，尤其是当手术很长的时候。我们的经验表明，高碳酸血症是许可的，而且不影响血流动力学和外科手术，这与最近由董博士等发表的一篇报道相符[12]。

在非插管肺叶切除或肺段切除术中，对肺门操作过程中的一个主要干扰和障碍是支气管张力的增加和气道高反应性的发生。在使用简单的胸内迷走神经阻断术后，我们发现咳嗽反射能被有效地消除，而且不影响心率、呼吸频率和血压[15]。

虽然非气管插管胸腔镜肺切除术可以提供一个有吸引力的替代传统方法治疗肺部疾病的手术方案，但是他们的应用应该是在谨慎地评估收益和风险之后。非插管组中14例患者(4.9%)需要中转为插管的单肺通气，主要由于显著的纵隔摆动，持续性低氧血症，胸腔严重粘连，无效的硬膜外麻醉，出血，呼吸急促。我们建议，术前做好充分的病例选择，通过一些简单的非插管胸腔镜手术经验一定的积累，必要时毫不犹豫地转化为气管插管全麻，可以减少急救气管插管和发生并发症的风险，特别是在学习曲线的初始阶段。

在我们的研究中，几乎有三分之二的患者是女性。我们认为，非插管胸腔镜手术最适合于那些小身材的女性患者。这些患者更易于出现小气管口径，且容易引起一些插管相关并发症，如咽喉疼痛、声音嘶哑、声门下狭窄，尤其是必须使用粗大的双腔气管插管时。使用非插管技术，我们发现术后咽喉疼痛率明显下降。这理所当然地提示这种技术可以减低声音嘶哑，气管损伤的发病率，虽然他们不是本研究的主要内容。

我们的许多患者在胸腔镜手术中表现为一个未明确诊断的孤立性肺结节。此前的一项研究表明，肺良性结节的楔形切除术可以在清醒状态下进行胸腔镜手术[9]。采用这种清醒技术时人们关注的主要问题是：一旦当冰冻切片显示为恶性肿瘤，必须转换为气管插管全麻后再进行肺叶切除手术。而使用我们的非插管技术，无论肺结节的诊断，还是肺癌根治术均可以在同样的麻醉下进行手术。我们的技术将非插管麻醉技术扩展到一个更广的应用范围。不同类型的非插管的麻醉技术和在胸腔镜手术中的应用比较见表4。

这个患者队列研究中的麻醉副作用是非常小的。而在以往的针对插管单肺通气胸腔镜肺叶切除术患者的研究中，40%的呕吐和37%喉咙痛需要药物来控制[15]。在本研究中，这种几率分别为4.2%和2.2%，我们将这些结果归因于避免了气管插管和肌松药的使用。

表4 不同类型的非插管的麻醉技术和在胸腔镜手术中的应用比较[改自曾博士等的作品[10]]

麻醉技术	胸膜疾病ᵃ	楔形切除	肺叶切除或肺段切除
局麻+静脉镇静	+	+	–
硬膜外麻醉+静脉镇静	+	+	–
硬膜外麻醉+静脉镇静+迷走神经阻滞	+	+	–

ᵃ，包含胸膜活检和气胸及肺气肿手术；+，技术可行；–，技术不可行；IV，静脉注射。

我们承认，这项研究是受限于其是一种回顾性设计同时缺乏一个对照组来比较。然而，非插管转为插管麻醉的几率以及并发症发生率均低，这表明非插管胸腔镜手术可以安全地应用于一些经过选择的患者。

5　结论

非插管胸腔镜肺切除术是安全可行的。由于这些患者避免了气管插管、机械通气、肌松药的使用，术中常规使用一些硬膜外麻醉药物，这种优势体现在减少了插管引起的不适，并能够立即返回许多日常生活活动中，包括喝水、进食、走路。由于胸部损伤更小且麻醉更加微创，所以非插管胸腔镜手术是一种比传统的胸腔镜手术更加微创的手术方式。虽然远期结果和受益仍不明确，我们相信，在处理那些需要行肺切除术的患者时，它可以作为一种单肺通气胸腔镜手术的有效替代方式。

声明

本文作者宣称无任何利益冲突。

参考文献

[1] Ovassapian A. Conduct of anesthesia. In: Shields TW, LoCicero J, Ponn RB. eds. General thoracic surgery. Philadelphia: Lippincott Williams & Wilkins, 2000: 327-344.

[2] Mineo TC. Epidural anesthesia in awake thoracic surgery. Eur J Cardiothorac Surg, 2007, 32: 13-19.

[3] Wang XA, Tong WP, Jiang GN, et al. The clinical features of postoperative ventilator-associated pneumonia after lung surgery. Zhonghua Wai Ke Za Zhi, 2006, 44: 1225-1228.

[4] Fitzmaurice BG, Brodsky JB. Airway rupture from double-lumen tubes. J Cardiothorac Vasc Anesth, 1999, 13: 322-329.

[5] Huang CC, Chou AH, Liu HP, et al. Tension pneumothorax complicated by double-lumen endotracheal tube intubation. Chang Gung Med J, 2005, 28: 503-507.

[6] Mukaida T, Andou A, Date H, et al. Thoracoscopic operation for secondary pneumothorax under local and epidural anesthesia in high-risk patients. Ann Thorac Surg, 1998, 65: 924-926.

[7] Sugimoto S, Date H, Sugimoto R, et al. Thoracoscopic operation with local and epidural anesthesia in the treatment of pneumothorax after lung transplantation. J Thorac Cardiovasc Surg, 2005, 130: 1219-1220.

[8] Pompeo E, Tacconi F, Mineo D, et al. The role of awake video-assisted thoracoscopic surgery in spontaneous pneumothorax. J Thorac Cardiovasc Surg, 2007, 133: 786-790.

[9] Pompeo E, Mineo D, Rogliani P, et al. Feasibility and results of awake thoracoscopic resection of solitary pulmonary nodules. Ann Thorac Surg, 2004, 78: 1761-1768.

[10] Tseng YD, Cheng YJ, Hung MH, et al. Nonintubated needlescopic video-assisted thoracic surgery for management of peripheral lung nodules. Ann Thorac Surg, 2012, 93: 1049-1054.

[11] Tsai TM, Chen JS. Nonintubated thoracoscopic surgery for pulmonary lesions in both lungs. J Thorac Cardiovasc Surg, 2012, 144: e95-e97.

[12] Dong Q, Liang L, Li Y, et al. Anesthesia with nontracheal intubation in thoracic surgery. J Thorac Dis, 2012, 4: 126-130.

[13] Pompeo E, Mineo TC. Awake pulmonary metastasectomy. J Thorac Cardiovasc Surg, 2007, 133: 960-966.

[14] Mineo TC, Pompeo E, Mineo D, et al. Awake nonresectional lung volume reduction surgery. Ann Surg, 2006, 243: 131-136.

[15] Chen JS, Cheng YJ, Hung MH, et al. Nonintubated thoracoscopic lobectomy for lung cancer. Ann Surg, 2011, 254: 1038-1043.

[16] Ramsay MA, Savege TM, Simpson BR, et al. Controlled sedation with alphaxalone-alphadolone. Br Med J, 1974, 2: 656-659.

[17] McKenna RJ Jr. Lobectomy by video-assisted thoracic surgery with mediastinal node sampling for lung cancer. J Thorac Cardiovasc Surg, 1994, 107: 879-881; discussion 881-882.

[18] Chen JS, Hsu HH, Kuo SW, et al. Needlescopic versus conventional video-assisted thoracic surgery for primary spontaneous pneumothorax: a comparative study. Ann Thorac Surg, 2003, 75: 1080-1085.

[19] Chang YC, Chen CW, Huang SH, et al. Modified needlescopic video-assisted thoracic surgery for primary spontaneous pneumothorax: the long-term effects of apical pleurectomy versus pleural abrasion. Surg Endosc, 2006, 20: 757-762.

译者：郭家龙，湖北医药学院附属太和医院胸外科

Cite this article as: Chen KC, Cheng YJ, Hung MH, Tseng YD, Chen JS. Nonintubated thoracoscopic lung resection: a 3-year experience with 285 cases in a single institution. J Thorac Dis 2012;4(4):347-351. doi: 10.3978/j.issn.2072-1439.2012.08.07

第二十五章　非气管插管麻醉下全胸腔镜解剖性肺段切除术的可行性与安全性分析

Zhihua Guo[1,2*], Wenlong Shao[1,2*], Weiqiang Yin[1,2*], Hanzhang Chen[1,2], Xin Zhang[1,2], Qinglong Dong[3], Lixia Liang[3], Wei Wang[1,2], Guilin Peng[1,2], Jianxing He[1,2]

[1]Department of Cardiothoracic Surgery, The First Affiliated Hospital of Guangzhou Medical University, Guangzhou 510120, China;
[2]Guangzhou Institute of Respiratory Disease & China State Key Laboratory of Respiratory Disease, Guangzhou 510120, China;
[3]Department of Anesthesiology, The First Affiliated Hospital of Guangzhou Medical University, Guangzhou 510120, China
*These authors contributed equally in this study.
Correspondence to: Jianxing He, MD, PhD, FACS. Department of Cardiothoracic Surgery, The First Affiliated Hospital of Guangzhou Medical University, No. 151, Yanjiang Rd, Guangzhou 510120, China. Email: drjianxing.he@gmail.com.

目的：探讨非气管插管麻醉下全胸腔镜解剖性肺段切除术在治疗早期肺癌(T1N0M0)、肺良性疾病和肺转移瘤中的可行性与安全性。

方法：回顾性分析2011年7月至2013年11月在广州医科大学附属第一附属医院接受非气管插管麻醉下全胸腔镜解剖性肺段切除术患者的临床资料，对这一技术的可行性与安全性进行评价。

结果：共为15例患者成功实施了该项手术，包括男性4例，女性11例，平均年龄47(21~74)岁。其中肺腺癌10例、肺转移瘤1例、肺良性疾病4例。切除部位包括：右肺上叶尖段，2例；右肺下叶背段，1例；右肺下叶基底段，2例；左肺上叶舌段，3例；左肺上叶尖段，1例；左肺上叶尖前段，2例；左肺上叶后段，1例；左肺下叶基底段，1例；左肺上叶尖后段，1例；左肺上叶尖前段加部分后段，1例。1例患者发生术中意外出血，在胸腔镜操作下顺利控制而无需输血。无中转开胸或围术期死亡病例。2例患者在术后发生出血但不需要输血治疗，最终治愈出院。所有原发性肺癌患者的病理学分期都是ⅠA期，且经4~19个月的随访后均未发现肿瘤复发或转移。平均手术时间166 min(65~285 min)，平均出血量75 mL(5~1450 mL)，平均术后胸腔引流量294 mL(0~1165 mL)，平均胸腔引流时间2 d(0~5 d)，平均术后住院时间5 d(3~8 d)。

结论：非气管插管麻醉下全胸腔镜肺段切除术是一项安全可行的技术，可以用于治疗经过筛选的ⅠA期原发性肺癌、肺转移瘤和肺良性疾病。

关键词：胸腔镜手术；肺段切除术；肺癌

View this article at: http://www.jthoracdis.com/article/view/1951/2642

1　引言

肺癌是全世界最常见的癌症，占全球所有癌症病例数的15%及因癌症死亡病例数的28%[1]。肺癌也是中国所有的恶性疾病中发病率和死亡率最高的癌症[2]。经开胸或胸腔镜实施外科切除是治疗早期非小细胞肺癌的首选方法[3]。从1990年代早期开始，胸腔镜手术得到了迅速发展并在全世界广泛应用，涉及到普胸外科的几乎所有领域。与开胸手术相比，胸腔镜手术切口更小，无需切除或撑开肋骨，可以保留呼吸肌避免损伤，从而可以使肺功能的损失降到最低。除此之外，较小的切口使得患者术后疼痛减轻，因而可以更好地咳嗽排痰，降低了术后肺部感染和其他并发症的发生率[4]。胸腔镜肺叶切除术是胸腔镜技术在胸外科的典型应用。

随着高分辨率CT和低剂量螺旋CT等影像技术的发展和广泛应用，性质不明的肺部小结节的发现几率增加了。肺切除术被认为是治疗早期肺癌(T1N0M0)、肺转移瘤和肺局部良性病变(如支气管扩张症和肺结核)的主要方法[5-8]。与肺叶切除术相比，肺段切除术可以在小结节病变切除时更好地保留肺功能[9]。随着社会人口老龄化加剧，许多患者常因合并心血管疾病而无法耐受肺叶切除术；因此，肺段切除术也被作为心肺功能差的原发性肺癌患者的治疗手段[3]。

到目前为止，气管插管单肺通气条件下的全身麻醉仍是胸外科手术的标准麻醉方式。然而，气管插管全麻常常导致术后喉部不适，主要表现为刺激性咳嗽，还有喉部疼痛症状。相反的，非气管插管麻醉则可以减少全身麻醉相关的并发症。许多研究者因此开始对这一麻醉方式在普胸外科的应用展开了研究探索。Dong等报道认为，非气管插管麻醉下实施胸腔镜肺楔形切除术是可行和安全的[10]。Chen等报道了285例患者在非气管插管麻醉下实施胸腔镜切除手术(肺叶切除术、肺切除术和楔形切除术)的安全性和可行性。Huang等报道了21例非气管插管麻醉下实施的肺段切除术，发现这一技术可以最大程度地保留正常肺组织，减少肺功能损失和全身麻醉有关的副反应[12]。我们的这一研究汇总了在非气管插管麻醉下接受全胸腔镜解剖性肺段切除术的15例患者。

2　研究对象与方法

2.1　临床资料

2011年7月至2013年11月间接受全胸腔镜解剖性肺段切除术的患者纳入了本次研究。所有患者均在术前行胸部高分辨率薄层CT扫描和肺功能检查。对疑诊为肺癌的患者，还需要进行上腹部CT、头颅MRI、全身骨扫描或PET-CT检查以排除远处转移。术前美国麻醉医师协会(ASA)评分为Ⅰ~Ⅱ级、体重指数(BMI)<25、无明显呼吸道分泌物及无硬膜外穿刺禁忌证者方符合入组条件[11]。所有手术均由同一组胸外科医生和麻醉师团队合作完成。主要测量指标包括：手术时间、术中出血量、住院时间、胸腔引流量、胸管引流时间和肺切除术的类型。

2.2　肺段切除术的适应证

肺段切除术的适应证包括：①肺部肿块靠近肺门，无法实施楔形切除；②有肺叶切除史，肺部新生原发性病变；③有其它部位恶性肿瘤史而肺部出现孤立性肿瘤，无法通过术中冰冻切片与原发性肺癌相鉴别；④肺部多发磨玻璃影，疑诊为不典型腺瘤样增生、原位腺癌或微侵袭性腺癌；⑤有源自心肺疾病的并发症，导致患者无法耐受肺叶切除术；和⑥周围型早期肺癌，直径≤2cm。

2.3　手术方法

麻醉：静脉补液通路建立后，在胸T6~7椎间隙置入硬膜外导管。患者仰卧位，经硬膜外导管注入2 mL 2%利多卡因溶液。如果在5 min内脊髓麻醉的效果未显现，则再分次给予12 mL 0.375%的罗哌卡因。在手术之前麻醉平面应达到胸T2和胸T10之间。手术过程中使用丙泊酚和瑞芬太尼进行镇静和止痛，并将脑电双频指数(BIS)维持在40~60之间。术中采用面罩或口咽通气道进行辅助通气，吸入氧浓度(FiO_2)为0.33。显示器在患者头端分别放置于两侧。患者一般以术侧的对侧躺卧，垫起脐和腰部以加宽肋间隙。术者站立于患者前方，第一助手站在患者背侧，第二助手负责掌握胸腔镜。第一个切口一般位于腋前线第7或8肋间，为观察孔。需要注意的是，如果胸部X片提示膈肌太高或显示不清，那么第一个切口应抬高一个肋间切开，以避免伤及腹腔内脏器。第二个切口一般位于腋后线第7肋间，而第三个切口则靠近病变的位置。这样，三个切口就在胸壁形成了一个三角。所有切口均置入柔软的切口保护器作为手术通道。所有胸腔镜手术均采用史塞克的1288型三晶片高清内窥镜摄像系统及我科专门设计的内镜下手术器械。经第一个切口置入胸腔镜后，先行全胸腔探查，目的是确认是否存在病变无法切除的情形，如胸膜转移或其他转移征象。在胸腔镜引导下，使用2 mL 2%利多卡因在胸腔内完成迷走神经区域阻滞，然后在迷走神经表面喷洒适量同等浓度的利多卡因，目的是减少因牵拉肺组织可能引起的咳嗽，维持稳定的手术环境。

胸腔镜下肺切除术遵从肺叶切除术的基本原则，一般按照动脉、支气管、静脉和肺组织的顺序实施手术。但是，对于左肺上叶几个段的切除手术，则应先行处理静脉。这是因为上肺静脉上部的分支位于相应的动脉前面，故而对后者形成了部分阻挡，需要先行横断。切割缝合器或血管夹的选用，应由术者根据手术中血管的粗细程度灵活掌握。根据我科医生的经验，应避免使用Hemolok或钛夹来钳夹血管，这主要是因为它们会影响其他器械如切割缝合器的操作(比如，如果夹子卡在切割缝合器里面，就可能会影响到切割缝合器的顺利击发)。在血管良好显露的情况下，可以用切割缝合器直接闭合或结扎后切断；不过，有许多因素可能会影响这些操作，导致切割缝合器在通过血管时对其造成过度牵拉甚至损伤。在这种情况下，直线切割缝合器头端可使用一个引导导管进行引导，安全地穿过血管后方后再将其成功切断。同样的方法也可用来切断支气管，效果满意。血管和支气管切断以后，肺段就处于不张状态。此时让麻醉师维持低量、低压的通气以帮助确定肺段间平面。另外，当围绕目标肺段的静脉和周围预期保留的肺段的静脉被清晰地显露出来后，这些静脉也可用来帮助确定肺段间平面。纵隔淋巴结评估在胸腔镜肺段切除术治疗非小细胞肺癌时是一个必要的步骤。系统性淋巴结清扫术在肺段切除术完成之后进行。段支气管残端和淋巴结都做冰冻切片进行病理学检查。当存在段间或叶间转移灶时，只要患者身体状况允许，就将术式转为肺叶切除术。如果在肺段切除术后残留组织过少，以至于有肺扭转的可能时，Gossot等建议用TA系列闭合器连接相邻肺叶以减少术后并发症[10]。如果术中SpO₂下降到90%以下，就要通过面罩辅助通气来提高氧饱和度。如果血气分析提示动脉血中CO_2分压≥80 mmHg，就应暂停手术，进行面罩辅助下的气体交换。如果这样处理仍不能改善患者的通气状况，那么就需要进行气管插管[9]。术后常规留置胸管；当不存在肺漏气、每日胸腔液体引流量少于200 mL时，就可以考虑将胸管拔除。

2.4 肺段切除术的具体方法

(1)右肺上叶尖后段切除术：尖段和后段可以被分别进行处理，但它们常常需要被同时切除。位于上叶支气管前方的后升动脉是先于支气管被处理的。将上叶向前方牵拉以显露后纵隔，然后用电凝钩、"花生米"或两者合用将靠近纵隔的上叶支气管胸膜打开。用45-mm的内镜下切割缝合器打开斜裂后部，显露出后升动脉后将其结扎、切断。交替使用电凝钩、直角钳和超声刀，分离尖段支气管周围组织直至将其完全游离出来。尖段动脉就位于尖段支气管后方。用切割缝合器将尖段支气管闭合，注意保护该支气管后方的动脉。横断尖段支气管后，尖段动脉也就游离出来了。将肺上叶向后牵拉以使尖段静脉在肺门处显露出来，然后将其闭合、切断。在切断肺组织时，需让麻醉师维持低压通气以显现出通气与不通气区域之间的界限，然后沿该界限切断肺组织。

(2)右肺下叶上段切除术：组合使用电凝钩和超声刀，打开右肺下叶肺门周围的胸膜。用切割缝合器打开斜裂。逐渐显露肺动脉，在上段动脉游离出来并被切断后，后段支气管就显露出来了，然后将其游离、闭合并切断。在下肺静脉下方横断下肺韧带。使用"花生米"将下肺静脉中的上段静脉分支向上显露出来，然后用血管夹或切割缝合器将这一静脉分支切断。

(3)右肺下叶基底段切除术：打开斜裂前部以显露基底动脉，将其横断、闭合。将基底段支气管从动脉深部的结构中分离出来，让麻醉师膨肺以帮助确认该段支气管是否闭合。在下肺静脉下方横断下肺韧带。将下叶向上牵拉，使用电凝钩和"花生米"将下肺静脉显露出来，然后游离出基底支静脉并将其横断。

(4)左肺上叶舌段切除术：游离并切断舌段动脉，显露上叶支气管和舌段支气管。钳闭舌段支气管，低容量通气确定该段支气管已经闭合后将其横断。游离上肺静脉，直至显露出其最下方的舌段静脉分支。如果舌段静脉可以定位，就在切断肺组织之前将该静脉处理掉；否则，就在舌段肺组织完全打开之后再处理舌段静脉。

3 结果

共为15例患者成功实施了该项手术，包括4例男性和11例女性，平均年龄为47(21-74)岁。患者的基本特征如表1所列。病理学检查证实：10例患者为肺腺癌、1例为肺转移瘤，还有4例为肺良性病变(表2)。

表1　患者的基本特征

特征	患者数量 (n=15)	百分比 (%)
平均年龄（岁）	47[21-74]	
性别		
男性	4	27
女性	11	73
吸烟史		
无吸烟史	15	100

表2　术后病理

病理学类型	患者数量 (n=15)	百分比 (%)
原发性支气管肺癌		
腺癌	10	66.7
转移瘤		
乳腺癌肺转移	1	6.7
良性疾病		
肺硬化性血管瘤	1	6.7
肺大泡	1	6.7
肺纤维结缔组织增生	1	6.7
肺动静脉瘘	1	6.7

表3　胸腔镜肺段切除术

部位	数量
左肺	
S4 + S5	3
S1 + S3 + PS2	1
S1	1
S2	1
S7 + S8 + S9 + S10	1
S1 + S3	2
S1 + S2	1
Total	10
右肺	
S1	2
S6	1
S7 + S8 + S9 + S10	2
合计	5

注：S1，尖段；S2，后段；S3，前段；S4+S5，舌段；S6 上段；S7，内基底段；S8，前基底段；S9，外基底段；S10，后基底段。

表4　肺段切除术的术中和术后状况

特征	值 / 患者数量
平均手术时间 (min)	166 [65-285]
平均术中出血量 (mL))	75 [5-1,450]
平均胸腔引流量 (mL)	294 [0-1,165]
平均引流天数	2 [0-5]
平均术后住院时间（天）	5 [3-8]
术后并发症	
术后出血, n(%)	2 (13.4)

所有患者均成功实施了肺段切除术，无中转开胸或中转肺叶切除术病例。切除部位包括：右肺上叶尖段，2例；右肺下叶后段，1例；右肺下叶基底段，2例；左肺上叶舌段，3例；左肺上叶尖段，1例；左肺上叶尖前段，2例；左肺上叶后段，1例；左肺下叶基底段，1例；左肺上叶后段和前段，1例；左肺上叶尖前段，外加部分后段楔形切除，1例。切除的肺段如表3所示。

1例患者术中出血达到1450 mL，在胸腔镜下顺利控制出血，无需输血。无围术期死亡病例。2例患者在术后出现异常出血，经止血药物治疗后控制出血，未输血，也未发生其他严重并发症。所有患者均治愈出院。平均手术时间为166 min(65~285 min)，平均出血量为75 mL(5~1450 mL)，平均术后胸管引流量为294 mL(0~1165 mL)，平均胸腔引流时间为2 d(0~5 d)，平均术后住院时间为5 d(3~8 d)(表4)。

10例原发性肺癌患者中，9例接受了纵隔淋巴结清扫术或系统性淋巴结采样术，术后病理均显示为ⅠA期肺癌；另1例患者为左肺微侵袭性腺癌，未给予实施淋巴结清扫或采样。随访4~19个月后，均未发现有肿瘤复发或转移。

4　讨论

肺段切除术能否在治疗早期肺癌上获得与肺叶切

除术相同的效果至今仍存在争议。之前曾有研究表明，对于早期肺癌尤其是肿瘤直径≤2cm的肺癌来说，肺段切除术能够获得与肺叶切除术等同的长期生存结果[13-14]。然而，支持这一观点的证据主要来自回顾性的病例对照研究和荟萃分析。肺段切除术在非小细胞肺癌治疗中的作用还需要得到大型的国际多中心随机对照临床研究(美国的CALGB 140503研究和日本的JCOG0802/WJOG4607L研究)的进一步证实。

全胸腔镜下肺段切除术是一种过程复杂、技术要求高的术式，需要术者对每个肺段的血管和支气管的解剖结构都极为熟悉。主要的技术难点之一是判定肺段平面。传统上，多数研究者建议在夹闭或横断段支气管后进行低压通气，通过塌陷肺组织与膨胀肺组织之间的平面来确定肺段平面。这种通气方式可以避免肺组织过度通气对腔镜术野和手术操作的影响。根据我们的经验，在进行低压通气后，可以用长柄钳夹闭段平面，这一操作的优点主要是基于两点：①鉴于肺段之前存在交通，所以在通气过程中相邻肺段可以被膨起来，导致肺段界限不清；②切割缝合器提供的角度有限，容易在通过较厚的肺组织时引起损伤，导致在切割操作后还需要再进行手工缝合来控制出血，这会增加手术的时间。而使用这一推荐的器械进行夹持，可以对肺组织产生局部挤压，使切割缝合器能够更容易地通过肺段界限。有研究者则建议，在患有慢性阻塞性肺病(COPD)的患者进行选择性肺通气，即将目标肺段经支气管镜进行通气并由此将其与萎陷的肺段分开，这样可以降低肺膨胀对胸腔镜术野的影响[15]。肺段静脉也可为段间平面的判断提供帮助，沿着肺静脉和肺段内的疏松结缔组织进行段静脉分离一般不会损伤到大的支气管和肺动脉分支。有些病变位于肺段之间，如果这种情况下无法确定可靠的手术边界，可以考虑将相邻肺段一并切除。

与传统全麻下手术相比，硬膜外麻醉减少了气管插管相关的并发症，并有助于患者术后早期活动[10-11,16]。硬膜外麻醉还减少了术中麻醉药物的使用量，这有助于恢复呼吸和消化功能。非气管插管麻醉下肺段切除术后4~6 h，患者即可开始进食、饮水和下床。术后第一天可以进行胸部X平片检查，如果胸片提示肺复张良好无漏气，且24 h胸腔引流量少于200 mL，即可拔除引流管。采用非气管插管麻醉后，因喉部不适引起的术后咳嗽明显减少。咳嗽会加重伤口疼痛，进而抑制咳嗽反射，导致患者术后肺排痰困难，浅快的呼吸会间接导致肺泡通气不足；有些患者甚至在术后出现肺不张和肺部

感染。因此，非气管插管麻醉下胸腔镜肺段切除术可以减少肺部并发症的发生率，最大程度地保护肺功能，并减少术后疼痛，缩短胸管引流时间和住院时间，让患者的活动能力更快地恢复到术前水平。

非气管插管麻醉下全胸腔镜肺段切除术应是目前最微创的肺癌手术。在非气管插管麻醉下，外科医生面临的最大挑战是明显的纵隔摆动。应对这一挑战需要外科医生、麻醉师和助手的通力合作。纵隔摆动是因为术侧开放性气胸状态下压力明显高于对侧，导致纵隔向对侧移动，进一步限制对侧肺的膨胀。在吸气和呼气过程中，双侧胸腔内压力的不平衡会发生循环交替。在吸气时，纵隔往对侧胸腔移动；而在呼气时，纵隔移动方向则相反。在非气管插管肺段切除手术过程中，患者的自主呼吸必须保留，目的是让术侧肺不张而对侧肺良好通气，这样既能保证充分的氧气供应又能保证舒适的手术视野。开胸后由于单侧肺塌陷，有些患者会出现明显的纵隔摆动，这将影响术者的手术操作，尤其是在处理血管时，过度的牵拉可能会引起出血。为缓解纵隔摆动对手术过程可能造成的影响，麻醉师可以酌情增加阿片类药物的使用量以减少呼吸频率和潮气量，进而降低纵隔摆动的幅度。与此同时，还可以根据血气分析的结果进行适当的辅助通气，目的是避免低氧血症并维持机体的酸碱平衡。

基于在我科接受非气管插管麻醉下全胸腔镜肺段切除术的15例患者，证实这一技术在经验丰富的麻醉师的帮助下是可行和安全的，这些麻醉师具有胸腔镜肺叶切除术和非气管插管麻醉经验。迄今为止，没有发生中转开胸或中转肺叶切除术的情况。尽管有1例患者出现了术中出血，但是最终在内镜下顺利控制，不需输血。至于2例术后出血病例，也无需输血治疗且未发生其他并发症。围术期并发症的发生率为13.4%。平均手术时间为166 min，平均术中出血量为75 mL，平均术后胸腔引流时间为2 d，而平均术后住院时间为5 d。手术时间和术后住院时间与文献报道的全麻下胸腔镜手术的数据相当；而术中出血量、胸腔引流时间和围术期并发症则均好于后者(表5)。

总之，非气管插管麻醉下全胸腔镜解剖性肺段切除术治疗早期肺癌(T1N1M0)、肺部良性疾病和肺转移瘤是安全和可行的，而且可以减少术后疼痛、通过小切口改善外观，还缩短了胸腔引流时间和术后住院时间，最大程度地保留了肺功能，避免了全麻相关的并发症。不过，这需要外科医生具有丰富的胸腔镜肺切除手术的经

表5　胸腔镜肺段切除术(17—29)

第一作者	发表年份	病例数量	手术时间(min)	术中出血量(mL)	胸管引流时间(天)	术后住院时间(天)	围手术期并发症(%)
气管插管，胸腔镜肺段切除术							
Shiraishi	2004	34	240±72	169±168	4.5±3.2	–	11.8
Atkins	2007	48	136±45	250±200	3.5±4.0	–	25.8
Watanabe	2009	41	220±56	183±195	3.0±2.0	–	31.3
Shapiro	2009	31	–	–	2 [1-33]	4 [1-98]	26.0
Schuchert	2009	104	136 [120-152]	171 [133-209]	–	5	6.9
Oizumi	2009	30	216 [146-425]	100 [3-305]	1 [1-7]	–	0
Leshnower	2010	15	145±55	–	2.8±1.3	–	11.6
Gossot	2011	50	188±54	91±82	3.3±1.0	–	19.0
Moroga	2011	20 a	303±103	182±291	4.6±3.4	–	20.0
Moroga	2011	63 b	241±82	118±127	5.1±3.8	–	34.5
Dylewski	2012	35	146 [82-229]	50 [20-100]	–	2 [1-15]	33.9
Yamashita	2012	90	257±91	132±181	4.8±3.4	–	34.6
Pu	2012	20	155 [120-235]	50 [10-600]	3 [1-6]	6 [3-9]	25.0
Lin	2012	20	133 [90-240]	85 [50-200]	3.2 [2-7]	6.7 [4-11]	0
非气管插管麻醉下胸腔镜肺段切除术							
本研究		15	166 [65-285]	75 [5-1,450]	2 [0-5]	5 [3-8]	13.4

注：a，有隆突下淋巴结活检；b，无隆突下淋巴结活检。

验，且能与麻醉医生进行良好的合作。鉴于本研究随访时间较短，长期效果还有待进一步确认。非气管插管麻醉下胸腔镜解剖性肺段切除术的长期效果还需要通过大样本的研究得到进一步的研究和证实。

声明

本文作者宣称无任何利益冲突。

参考文献

[1] American cancer Society，Lung Cancer Statistics，2010.

[2] Globocan 2012：Estimated Cancer Incidence，Mortality and Prevalence Worldwide in 2012. Available online：http：// globocan.iarc.fr/Pages/fact_sheets_population.aspx

[3] Ettinger DS，Akerley W，Borghaei H，et al. Non-small cell lung cancer，version 2.2013. J Natl Compr Canc Netw，2013，11：645-653；quiz 653.

[4] He J，Xu X. Thoracoscopic anatomic pulmonary resection. J Thorac Dis，2012，4：520-547.

[5] Shapiro M，Weiser TS，Wisnivesky JP，et al. Thoracoscopic segmentectomy compares favorably with thoracoscopic lobectomy for patients with small stage I lung cancer. J Thorac Cardiovasc Surg，2009，137：1388-1393.

[6] Zhong C，Fang W，Mao T，et al. Comparison of thoracoscopic segmentectomy and thoracoscopic lobectomy for small-sized stage IA lung cancer. Ann Thorac Surg，2012，94：362-367.

[7] Donahue JM，Morse CR，Wigle DA，et al. Oncologic efficacy of anatomic segmentectomy in stage IA lung cancer patients with T1a tumors. Ann Thorac Surg，2012，93：381-387；discussion 387-388.

[8] Xiong X，Shao W，Yin W，et al. Video-assisted thoracoscopic surgery for stage I non-small cell lung cancer：long-term survival and prognostic factors. Tumour Biol，2013. [Epub ahead of print].

[9] Yoshimoto K，Nomori H，Mori T，et a1. Quantification of the impact of segmentectomy on pulmonary function by perfusion single-photon-emission computed tomography and multidetector computed tomography. J Thorac Cardiovasc Surg 2009，137：1200-1205.

[10] Dong Q, Liang L, Li, Y, et al. Anesthesia with nontracheal intubation in thoracic surgery. J Thorac Dis, 2012, 4: 126-130.

[11] Chen KC, Cheng YJ, Hung MH, et al. Nonintubated thoracoscopic lung resection: a 3-year experience with 285 cases in a single institution. J Thorac Dis, 2012, 4: 347-351.

[12] Hung MH, Hsu HH, Chen KC, et al. Nonintubated thoracoscopic anatomical segmentectomy for lung tumors. Ann Thorac Surg, 2013, 96: 1209-1215.

[13] Read RC, Yoder G, Schaeffer RC. Survival after conservative resection for T1 N0 M0 non-small cell lung cancer. Ann Thorac Surg, 1990, 49: 391-398; discussion 399-400.

[14] Koike T, Togashi K, Shirato T, et al. Limited resection for noninvasive bronchioloalveolar carcinoma diagnosed by intraoperative pathologic examination. Ann Thorac Surg, 2009, 88: 1106-1111.

[15] Okada M, Mimura T, Ikegaki J, et al. A novel video-assisted anatomic segmentectomy technique: Selective segmental inflation via bronchofiberoptic jet followed by cautery cutting. J Thorac Cardiovasc Surg, 2007, 133: 753-758.

[16] Shao W, Wang W, Yin W, et al. Nonintubated thoracoscopic lobectomy plus lymph node dissection following segmentectomy for central type pulmonary masses. Chin J Cancer Res, 2013, 25: 124-127.

[17] Shiraishi T, Shirakusa T, Iwasaki A, et al. Video-assisted thoracoscopic (VATS) segmentectomy for small peripheral lung cancer tumors. Surg Endosc, 2004, 18: 1657-1662.

[18] Atkins BZ, Harpole DH Jr, Mangum JH, et al. Pulmonary segmentectomy by thoracotomy or thoracoscopy: reduced hospital length of stay with a minimally-invasive approach. Ann Thorac Surg, 2007, 84: 1107-1112; discussion 1112-1113.

[19] Watanabe A, Ohori S, Nakashima S, et al. Feasibility of video-assisted thoracoscopic surgery segmentectomy for selected peripheral lung carcinomas. Eur J Cardiothorac Surg 2009, 35: 775-780; discussion 780.

[20] Shapiro M, Weiser TS, Wisnivesky JP, et al. Thoracoscopic segmentectomy compares favorably with thoracoscopic lobectomy for small stage I lung cancers. J Thorac Cardiovasc, Surg, 2009, 137: 1388-1393.

[21] Schuchert MJ, Pettiford BL, Pennathur A, et al. Anatomic segmentectomy for stage I non-small-cell lung cancer: comparison of video-assisted thoracic surgery versus open approach. J Thorac Cardiovasc Surg, 2009, 138: 1318-1325.e1.

[22] Oizumi H, Kanauchi N, Kato H, et al. Total thoracoscopic pulmonary segmentectomy. Eur J Cardiothorac Surg, 2009, 36: 374-377; discussion 377.

[23] Leshnower BG, Miller DL, Fernandez FG, et al. Video-assisted thoracoscopic surgery segmentectomy: a safe and effective procedure. Ann Thorac Surg, 2010, 89: 1571-1576.

[24] Gossot D, Ramosa R, Brian E, et al. A totally thoracoscopic approach for pulmonary anatomic segmentectomies. Interact Cardiovasc Thorac Surg, 2011, 12: 529-532.

[25] Moroga T, Yamashita S, Tokuishi K, et al. Thoracoscopic segmentectomy with intraoperative evaluation of sentinel nodes for stage I non–small cell lung cancer. Ann Thorac Cardiovasc Surg, 2012, 18: 89-94.

[26] Dylewski MR, Ohaeto AC, Pereira JF. Pulmonary resection using a total endoscopic robotic video-assisted approach. Semin Thorac Cardiovasc Surg, 2011, 23: 36-42.

[27] Yamashita S, Tokuishi K, Anami K, et al. Thoracoscopic segmentectomy for T1 classification of non-small cell lung cancer: a single center experience. Eur J Cardiothorac Surg, 2012, 42: 83-88.

[28] Pu Q, Mei JD, Liao H, et al. Complete video-assisted thoracoscopic anatomic segmentectomy for pulmonary diseases: the early experiences. Zhonghua Wai Ke Za Zhi, 2012, 50: 823-826.

[29] Lin ZW, Jiang W, Wang Q, et al. Total thoracosenpic anatomic pulmonary segmentectomy for 20 patients. Chin J Clin Thorac Cardiovasc Surg, 2012, 19: 270-273.

译者：宋伟安，海军总医院胸外科

第二十六章　无管胸腔镜手术的术中危机管理

Jose Navarro-Martínez[1], Carlos Gálvez[2], María Jesus Rivera-Cogollos[1], María Galiana-Ivars[1], Sergio Bolufer[2], Francisco Martínez-Adsuar[1]

[1]Anesthesiology and Surgical Critical Care Department, [2]Thoracic Surgery Department, Hospital General Universitario de Alicante, Alicante, Spain

Correspondence to: Jose Navarro-Martínez, MD, EDAIC. Anesthesiology and Surgical Critical Care Department, Hospital General Universitario de Alicante, C/Pintor Baeza 12, 03010 Alicante, Spain. Email: jnavarro.martinez@gmail.com.

摘要：术中手术和医疗危机管理具有高敏感性和低概率性两大特点。其中高敏感性指其潜在的对患者造成严重后果及影响，低概率性指其发生概率低，医疗团队相应对应对经验不足。这两大特点使医疗差错发生频率增高。医疗差错普遍存在且难以避免，医务人员应有高效团队合作所需的丰富的知识及技巧储备，端正态度，沉着应对紧急情况。这一策略可降低医疗差错发生概率，改善决策制定，最初被应用于航空业，在外科手术中该策略遵循危机管理(crisis resource management，CRM)原则。CRM不仅包括危机状况下所需的所有非技术性技能，也包括预防危机状况发生的方法。本文旨在评价及总结无管胸腔镜手术的模拟危机管理训练课程的设计、应用及效果。

关键词：危机；术中并发症；胸外科手术；麻醉

View this article at: http://dx.doi.org/10.3978/j.issn.2305-5839.2015.04.14

作者介绍：图1是我们团队的部分成员，由胸外科医生(Dr. C. Galvez, Dr. S. Bolufer)、麻醉师(Dr. J. Navarro-Martinez, Dr. MJ. Rivera, Dr. M. Galiana)、护士(Mrs. M. Perez, Mrs. E. Ortuño, Mrs. F. Rey)组成。我们从2013年7月开始进行无管单孔胸腔镜手术，并制定了麻醉、手术及快速流程等一系列规范来减少对患者的损伤。

1　引言

在胸外科手术的日常实践中引入一项新技术常富有挑战性。所有的医疗团队成员包括医生、护士及麻醉师都必须有清晰的职责定位，对可能发生的并发症有充分的认识及了解。"清醒"麻醉又称局部麻醉，其在胸外

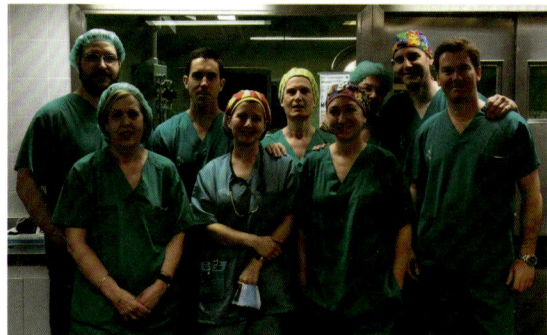

图1　从左到右(第二排)：Dr. F. Lirio(胸外科住院医师)、Dr. C. Gálvez (外科医生)、Mrs M. Perez (护士)、Dr. M.J. Rivera (麻醉师)、Dr. J. Navarro-Martínez (麻醉师)、Dr. S. Bolufer(外科医生)；(第一排)Mrs. Fini Rey(助理护士)、Dr. M. Galiana (麻醉师)、Mrs. Eva Ortuño(护士)

科手术的应用仍一直是争议的焦点[1]，尽管越来越多的研究支持这一麻醉方式[2-4]。其理论上的优点显而易见[5]，可避免经口双通道气管插管的副作用，开放性气胸有助于肺的塌陷和膈肌向尾端移动[6]。其潜在的风险包括低氧血症、高碳酸血症、咳嗽、严重出血及焦虑。这些并发症可演化为危机状况，需要技巧及经验丰富的受训的医务人员及时应对处理。是否值得这么做[7]及能否更好的降低这些风险是我们需要回答的问题。

2 危机管理的定义

术中危机管理是极具挑战及重要的任务之一，需要麻醉师和医生的共同参与，用来培训危机管理的方法一直在革新。一方面，传统的培训方法是从书中获取知识后在实践中应用，另一方面，我们尝试事先模拟危机状况。因此，Gaba教授20多年前就已引入CRM的概念，近期又在新书中对这一概念作了新的综述[8]。CRM指的是危机状况下以保证患者安全为首要目标，高效的团队合作所需的非技术性技能[8]。CRM的概念最初来自于航空领域。最初它被称为"驾驶舱资源管理"，后被称作"乘务员资源管理"，其核心是模拟各种危机事件及团队应对。

CRM由三个单词组成。第一个词是危机(crisis)，其定义是重大改变下疾病的转折点，通常提示治愈或死亡的结局[9]。第二个词是资源(resource)，其定义是供给、支持或帮助的来源，尤其是在需要时易于获取。第三个词是管理(management)，其定义是经营、处理、领导及控制的行为或方法。这三个词很好地阐释了医学知识和技巧是危机状况下决策制定的重要组成部分，医疗团队必须掌握全局才能更好应对。危机状况包括环境、器械及医疗团队。由于危机状况难以预测且不断变化，医务人员必须迅速及安全地应对。危机管理的主要目的是保证患者安全，最大程度减少人为错误的发生率[10]。

3 危机管理的要素

CRM的关键原则是：
(1)知晓环境及可用的资源
(2)尽早预期、计划及寻求帮助
(3)训练领导力及追随力
(4)分配工作量

(5)动员所有可用资源
(6)高效交流
(7)运用所有可用信息
(8)预防及处理固有错误
(9)双重检查
(10)运用认知帮助
(11)反复再次评估
(12)良好的团队合作
(13)明智的注意力分配
(14)机动的优先设定

可用的资源可被分为自身资源、手术室工作人员、器械、认知帮助、计划、系统及其他外部资源。自身资源是指自身的知识及技能。自身的表现易受疲劳、睡眠剥夺、情绪干扰、疾病、缺乏经验及知识的影响而不稳定。冒险的态度及生产压力必须被降到最低。为了避免器械故障，医务人员需在术前确保危机备用器械必须随时可用(如紧急通气用的自动充气包)，并会操作器械的每个部分，包括其在正常和异常状态下的工作特性。冒险的态度及生产压力是两个特殊的重要问题。冒险的态度举例来说有：反权威("不要告诉我该怎么做")，冲动性("做事快一些")，不可摧感("这不会发生在我身上")，大男子主义("我会向你证明我可以")，顺从性("我们没有什么可以做的")。对于这些态度，医务人员应当寻找解决方案，甚至咨询心理学家。为了避免生产压力，医务人员必须掌握患者术前准备的多学科共识或指南。该指南需指出不同外科急症下患者所需的恰当的检查。这意味着医务人员必须适应根据患者情况而不是数量制定的每日手术计划。

第二步是运用认知帮助，多篇研究支持这一观点[11-12]。手术室或医生脑海中的清单非常实用，尤其是处于压力之中时。系统及其他外部资源包括知晓紧急状况下医务人员可向谁寻求帮助及所需物品的放置位置。

对于手术的预期和计划是十分必要的，即使手术已完美实施，患者也可能暴露在危机状况中。医务人员必须对意外情况有所预期，就像飞行员说的"总是飞在飞机前方"。

CRM的另一大类是危机发生时的应对。良好的团队合作是基石，所有医务人员应知道何时成为领导者，何时成为追随者。领导者应具有高效的沟通能力而不是提高音量，尽可能清晰及精确地提出要求，要求得到确认信息反馈以保证信息的正确传达。追随者必须听从领导者的指挥，完成需要做的事，但又要有开放的头脑去帮助领导者，或提出自己的顾虑。

务必在危机状况或可疑的危机状况下尽早寻求帮助。年轻医生可能会有很多这样的情况发生。寻求帮助是年轻医生的职责，并不代表缺乏自信。年轻医生须知道需要何种形式的帮助，比如力量、运输、一般技术、思考或仅仅是带来信心的人。

危机状况下一种特殊错误是固有错误。这种错误在充满变数的手术中十分普遍。产生这一错误的原因是临床证据提示需要修改诊断或手术计划时的持续失误。三个最常见的场景是："该诊断且仅有该诊断"，没有考虑到其他诊断；"除了该诊断以外的诊断"，忽略了一个诊断；"一切进展顺利"，没有意识到需要进入紧急状态。

为了避免上述错误，医务人员应对所有操作进行双重检查及反复评估，即使认为自己已正确操作。急症充满变数，此刻正确的操作下一分钟可能是错误的。

在危机状况发生前就应建立良好的团队合作，每个团队成员应了解其他成员将要做的事情。为了明智的分配注意力，应像心肺复苏那样建立操作顺序，在关注大局和细节间转换。

就像之前说的，急症充满变数，医务人员需要机动地设定优先处理的事情。你作的决策可能不是最好的决策。然而你优先考虑的是保证患者生命体征稳定，所有的团队成员应知晓这一点。

4　危机管理在无管胸腔镜手术的应用

4.1　知晓环境及可用资源

4.1.1　自身资源

首先，有经验的医疗团队才可进行无管胸腔镜手术。有经验的团队的标准是：外科医生、麻醉师及手术室护士需完成超过50例传统胸腔镜手术，克服了传统多孔胸腔镜手术和单孔胸腔镜手术的学习曲线(即每种手术都完成超过50例)，有复杂肺切除术病例的经验[巨大肿瘤、中央型肺癌、支气管–血管成形术、肺尖部肿瘤、有周围浸润(纵隔、胸壁、心包)的肿瘤]，可处理如术中中至重度出血等并发症。此外，麻醉师至少有20例侧卧位气管插管(左侧或右侧)的训练。在危机状况下，麻醉师对侧卧位患者能进行侧卧位气管插管十分重

要。通常的培训并未包括这一技术，因此在进行无管胸腔镜手术前需进行专项培训。

4.2　侧卧位气管插管的问题

侧卧位气管插管的难度并不比仰卧位气管插管高，患者侧卧位对于整个团队来说非常实用。患者处于最舒服的体位(可预防医源性臂丛神经牵拉损伤)。主刀医生可以在不造成损伤的情况下更好地进行手术，麻醉师可在不增加风险的情况下进行气管插管，护士无需在患者麻醉后搬运患者。理论上所有团队成员都有受益。怎样正确进行侧卧位气管插管？从图2来看，患者的头部需居中，用手术枕及枕托来预防头部在喉镜检查时向后滑动。患者侧卧位通气比仰卧位更容易，事实上这是一种防止肺吸气的安全体位，下咽部的结构不会轻易导致气道阻塞。不论在哪一侧进行气管插管，通常都可建立正确的人工通气，双侧都不需要借助Guedel气道。与左侧相比，在右侧进行喉镜检查及气管插管通常更加冒险。在右侧较难引导双腔管，但通常仍可不借助引导装置。一旦双腔管进入气管，通常最初都位于良好的位置。医务人员需特别关注那些困难气道的可疑患者。这些患者并不是无管胸腔镜手术的禁忌证，医务人员可直接使用Airtraq®可视咽喉镜及纤维支气管镜[13]。

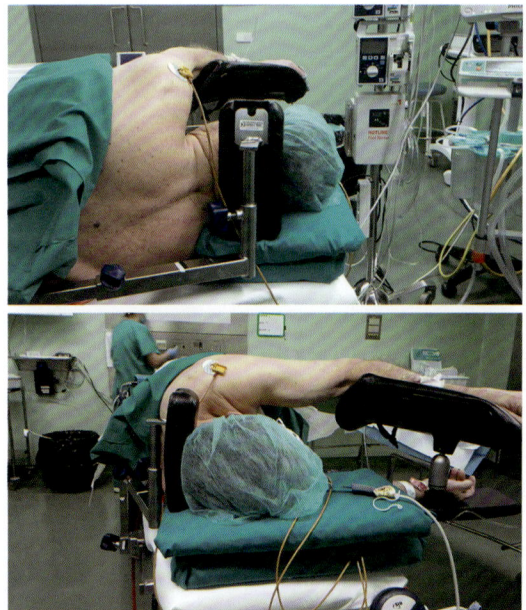

图2　头部的正确位置。患者的头部需居中，用手术枕及枕托来预防头部在喉镜检查时向后滑动

4.2.1 冒险的态度及生产压力

不是所有的外科医生及麻醉师都可进行无管胸腔镜手术，只有那些知道自身的不足之处并尝试改进的医务人员可以进行该手术。无管胸腔镜手术应被安排为当日的第一台手术。

4.2.2 器械

医务人员运用的是标准胸腔镜手术器械，应准备好中转开胸或全麻的特殊器械。应急器械台由以下物品组成(详见表1)：24Fr胸腔引流管、两种尺寸的双腔管(35-37)、两种尺寸的单腔经口气管插管(7号及7.5号内径)、Guedel导管、全麻所需药品(200 mg丙泊酚、300 mg芬太尼、100 mg罗库溴铵)、橡胶喉镜及两种尺寸的刀片、Airtraq®可视咽喉镜及纤维支气管镜。

4.2.3 认知帮助

列出表1中提到的物品清单，所有的物品都必须为无管胸腔镜手术准备好。现在我们正在推行在手术室中

表1　无管胸腔镜手术清单
术前
无管胸腔镜手术和麻醉知情同意书
WHO 手术安全清单
提醒患者可能出现的呼吸困难
两名麻醉师及两名外科医生参与手术
手术室准备高通量鼻导管 (Optiflow®)
应急器械台
头部居中、枕托
Guedel 导管
Macintosh 喉镜及两种尺寸的刀片
双腔 Airtraq® 可视咽喉镜
两种尺寸的双腔管 (35-37)
两种尺寸的单腔经口气管插管 (7号及7.5号内径)
Arndt 气管阻断管 (7Fr)
备用的纤维支气管镜 (3.7mm)
麻醉药物 (丙泊酚、芬太尼、罗库溴铵)
肌松药拮抗剂 (Sugammadex®)
胸腔引流管 (24Fr)

列出各种不同术中危机所需的物品清单。

4.2.4 系统及其他外部资源

在我们医院手术开始阶段通常有两位麻醉师及两位外科医生参与。另外，我们也有一位应急人员。

4.2.5 预期及计划

为了预防患者相关问题，我们有严格的筛选流程。外科医生和麻醉师需向患者阐明无管胸腔镜手术的优点及缺点。患者若有疑虑，我们将选择传统的手术方式。我们会遵循我们的清单。

4.2.6 训练领导力及追随力

如果出现手术危机，比如严重出血，患者生命体征尚稳定，此时的领导者应为外科医生。如果出现医学急症，比如氧饱和度下降，此时领导者应为麻醉师，麻醉师有权暂停手术。分配护士等其他人力资源也很重要。进行无管胸腔镜手术时手术室内有三名护士。出现危机状况时，一名护士协助外科医生，一名护士协助麻醉师。我们医院没有麻醉护士，所以需要器械护士帮助麻醉师。

4.2.7 寻求帮助——预防及管理固有错误

我们刚开始进行无管胸腔镜手术时，手术室内有两名麻醉师。现在在手术的开始阶段有两位麻醉师，手术区域还有一位应急人员。当出现危机状况时，为了避免固有错误，我们会向高年资外科医生或麻醉师求助。

4.2.8 良好的团队合作

每时每刻所有的医疗团队成员都知道该做什么，术前我们会举行一些简短的讨论会。

4.2.9 明智的分配注意力——机动地设定优先事物

为了训练这些技能，我们有模拟人(SimMan® Laerdal)可以模拟不同危机状况。情景模拟也是CRM的基础之一。

4.3 临床和危机状况

为了更好地了解情况，首先我们要知道无管胸腔镜

手术气胸的病理生理。大气进入胸腔后，塌陷侧肺即开始塌陷，塌陷的程度与开放胸腔的大小有关。若患者处于侧卧位，采取自主呼吸，气胸会导致两种情况，我们必须注意两件事(图3)。首先，由于缺乏塌陷肺部的负压，纵隔将向未塌陷的一侧肺部摆动。其次，吸气时塌陷侧肺塌陷，呼气时塌陷肺扩张的反常呼吸。这些病理生理改变降低了自主呼吸的效率，导致反复吸入呼出的气体。由于硬膜外麻醉及额外的镇静要求，肋间肌功能下降，这一受损的呼吸功能可进一步恶化。

4.3.1　呼吸性酸中毒

无管胸腔镜手术中容许性高碳酸血症十分常见，通常患者耐受较好。其具体的机制未明，可能的原因是上述讨论的机体病理生理改变导致的肺换气不足。最初进行无管胸腔镜手术时，我们习惯用鼻导管来监测二氧化碳，但我们发现呼出气体中的二氧化碳含量与空气中二氧化碳含量有巨大区别。即使是同一患者，根据肺塌陷程度的不同，该变异是非线性的，因此我们不运用这种方式监测。现在我们通过桡动脉有

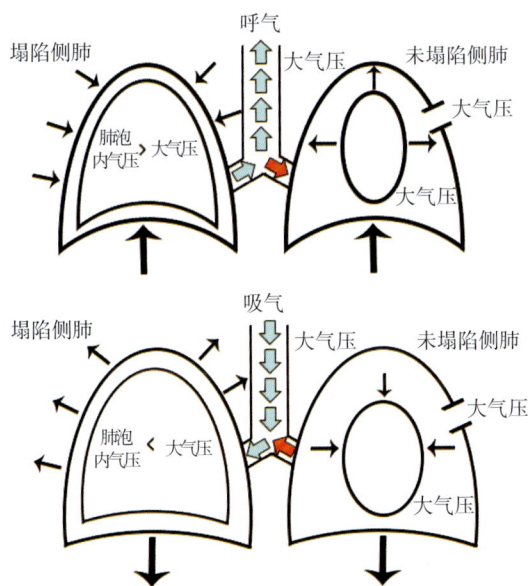

图3　侧卧位患者双侧肺通气分布，及塌陷侧胸膜腔手术气胸的创建。呼气时，由于未塌陷侧肺泡内气压大于大气压，气体从未塌陷侧呼出(蓝色箭头)。部分呼出的气体会进入塌陷侧肺(红色箭头)，该侧肺泡内气压与大气压相等。吸气时，大气进入未塌陷侧肺，此时该侧肺泡内气压低于大气压，塌陷侧肺内气体将流入未塌陷侧肺(红色箭头)

创动态血压监测直接监测血pH、PCO_2及PO_2。我们的经验是无需处理严重的高碳酸血症，但为以防万一，我们准备了无创呼吸机。

4.3.2　低氧血症

低氧血症的程度与患者类型有关。就胸外科患者来看，没有既往肺通气/血流比例失调相关疾病的"健康患者"PaO_2下降较严重[14-16]。术中我们的目标是维持血氧饱和度在95%以上，通过Venturi面罩给氧后通常均可实现，也有患者在术中并不需要额外的吸氧。患者出现严重低氧血症时，用高通量通气装置(Optiflow®)进行较低流量的吸氧，来增加塌陷侧肺的容量，通常为20~30 L/min，氧浓度100%。若患者仍出现低氧血症，我们将使用无创呼吸机通气。我们的经验是，如果患者不能耐受高流量吸氧，侧卧位气管插管是唯一的解决方法。

4.3.3　呼吸困难

在手术的开始阶段，外科医生建立气胸后，患者可在无氧饱和度下降的情况下感到呼吸困难。我们在术前评估时就向患者说明这一情况，在建立气胸前再次向患者重复。如果患者事先有所准备，其耐受度将提高。如果患者持续出现呼吸困难，我们将给予患者镇静药物。

4.3.4　咳嗽

患者咳嗽是无管胸腔镜手术会遇到的常见问题之一。咳嗽受体主要位于咽、气管、支气管黏膜的后壁。刺激通过迷走神经通路传至延髓，触发咳嗽反射。TEA阻断交感神经后，迷走神经占据优势，可增加支气管紧张度及反应性。

有许多方法可阻断咳嗽反射，但没有一种方法可无风险的100%阻断这一反射。第一种方法是使用1~2 mg/kg的利多卡因其后采用维持剂量维持，其风险是距局部麻醉安全剂量过近。第二种方法是术前30 min吸入高流量氧气的情况下吸入雾化2%~4%利多卡因。第三种方法是使用2 mL 0.25%布比卡因进行胸内迷走神经阻滞，通常在胸腔镜视野下选择右侧奇静脉水平，低于左侧主肺动脉窗水平，以此来避免喉返神经麻痹。此种方法有影响心率、呼吸频率及血压的风险。还可在脏层胸膜以上、后纵隔胸膜迷走神经处运用雾化0.25%布比

卡因。最后一种方法是使用10 mL 0.25%布比卡因阻断患侧星状神经节。阻断咳嗽反射的方法仍在不断改进，我们通常综合了多种方法。首先，术前30 min使用雾化利多卡因麻醉气管支气管树，然后阻滞胸内迷走神经，或使用雾化布比卡因麻醉脏层胸膜及后纵隔胸膜。如果这些方法效果不佳，我们会使用静脉利多卡因提高效果。

4.3.5 焦虑

为预防患者焦虑，术前我们会对患者进行仔细评估。若患者仍有疑虑，我们将选择传统的手术方式。若患者术中出现焦虑症状，我们将给予咪达唑仑。

4.3.6 大出血

在手术对侧，我们一般会开放两条静脉通路。这是因为在紧急情况下，我们会通过其中一条通路引入快速输液装置(RIC®Teleflex®)，以便加快补液速度。除非患者已经接受气管插管并使用上述装置(RIC)，我们一般不进行中心静脉置管。

4.4 术中改变手术方式(中转多孔胸腔镜、开胸手术)或麻醉方式(全麻)的标准

标准如下(表2)。区分手术危机及医疗危机是十分重要的。面对医疗危机(如咳嗽、焦虑、低氧血症)时，我们将对患者进行全身麻醉及气管插管，通过切口置入胸腔引流管，连接水封系统，用无菌透明敷贴密闭引流管周围的切口，以使肺复张，改善氧饱和度及呼吸困难。主要指征如下：

(1) 呼吸性酸中毒，pH<7.1，并伴有呼吸加快(超过30 次/分)；

(2) 在高流量吸氧或无创辅助通气的情况下，低氧血症(PO$_2$<60 mmHg)无改善；

(3) 雾化吸入利多卡因或进行迷走神经阻滞后，咳嗽症状无缓解；

(4) 镇静后焦虑症状无改善；

(5) 患者主观意愿。

面对手术危机(如出血)时，我们反应的时间更加紧迫，在双腔管未插到位(通过纤维支气管镜确认)前，麻醉师不应进行辅助通气。否则，单孔无管胸腔镜手术中塌陷的肺复张会使紧急情况难以处理。

我们通常通过一个4~5 cm的切口使用单孔胸腔镜技

表2 术中改变手术方式(中转多孔胸腔镜、开胸手术)或麻醉方式(全麻)的标准

转全身麻醉

呼吸性酸中毒，pH<7.1，并伴有呼吸加快(超过30次/分)

在高流量吸氧或无创辅助通气的情况下，低氧血症(PO$_2$<60 mmHg)无改善

雾化吸入利多卡因或进行迷走神经阻滞后，咳嗽症状无缓解

镇静后焦虑症状无改善

患者主观意愿

转多孔胸腔镜

肺与胸壁广泛粘连超过50%

巨大肿瘤，尤其是位于中央前部的肿瘤，使得单切口下处理肺门结构异常困难

肺塌陷不足导致肺游离困难

少量出血

转开胸手术

在清醒患者中无法通过单切口触及结节(结节过小，结节位于中央)，且术前未通过经皮肺穿刺定位

转全麻下开胸手术

中等量或大量出血，无法在单切口、清醒状态下控制，需要更积极的处理(阻断肺动脉，初步缝合，重建)

GA，全身麻醉。

术来进行清醒状态无管手术。这一术式是最常用的肺叶及肺段切除术术式，它仅损伤一个肋间隙的肋间神经，对肺门结构和胸膜腔的暴露更加清晰。此外，单孔胸腔镜大尺寸的切口相较胸腔镜孔更有利于气胸的形成，导致的膈肌和纵隔移位便于术中对肺的操作。

如果术中发生并发症，我们会根据实际情况选择中转多孔胸腔镜或开胸手术。

4.4.1 中转多孔胸腔镜手术的原因

需要中转多孔胸腔镜的情况通常会对外科医生在单切口下处理提出挑战，但尚无需紧急处理：

(1) 在自主呼吸的患者中，肺与胸壁广泛粘连超过50%；

(2) 巨大肿瘤，尤其是位于中央前部的肿瘤，使得单切口下处理肺门结构异常困难；

(3) 肺塌陷不足导致肺游离困难；

(4) 少量出血(肺小动脉和静脉的分支以及支气管动脉)。

通过既有切口的位置确定一个或两个额外的胸腔镜孔位。在我们的多孔胸腔镜实践中，第二孔位于几个肋间隙下方、同一腋前线处，第三孔位于肩胛下线(横膈上方2到3个肋间隙)、与第二孔同一水平线处，形成一个三角形。若需置入胸腔镜镜头，我们会使用套管；否则，我们会直接通过切口使用内镜器械对肺进行操作，以避免套管对肋间神经的损伤。

4.4.2　中转开胸手术的原因

需要中转开胸手术的危机情况通常更严重且更具挑战性，需护理团队、麻醉师及外科医生共同协作，高效及迅速处理，不允许差错。未接受气管插管的患者对危机状况有部分了解，无肌肉放松，这将使情况恶化，尤其是患者产生焦虑情绪时。需要中转开胸手术的情况通常需要中转全身麻醉，但不是所有情况都需要：

(1) 中等量或大量出血，无法在单切口、清醒状态下控制，需要更积极的处理(阻断肺动脉，初步缝合，重建)；

(2) 在清醒患者中无法通过单切口触及结节(结节过小，结节位于中央)，且术前未通过经皮肺穿刺定位。

如果并发症危及生命，且无法安全确保全身麻醉，延迟手术过程以保持单孔或多孔胸腔镜，并以此暂时控制情况，在麻醉师开始全麻的同时尽快向前、向后延长切口，并置入Finochietto牵拉器。造成这种紧急情况最常见的原因是大出血，此时需要在中转开胸的同时通过切口用海绵压迫止血。开胸后，我们可以移除压迫的海绵，通过超声刀或双极电凝、缝合、阻断肺动脉、切断血管等方式止血。

另一方面，也有一些罕见的情况下，我们需要延长切口，但无需全身麻醉，例如未被诊断的小结节、结节位于中央无法扪及，且术前未通过经皮肺穿刺定位。此时我们需要延长切口以利于探查。

许多外科医生都害怕无管胸腔镜手术潜在的并发症。我们的经验是，有许多肺叶及肺段切除术的经验后，实施无管胸腔镜需要根据病理、解剖及心理特征严格挑选合适的患者。第二步，像我们一样制定紧急流程以在危机状况下来进行规范化操作。第三步，手术的顺利实施依赖于外科医生、麻醉师及护士的信心。

5　结论

无管胸腔镜手术过程中手术和医疗意外的处理必须遵守CRM原则。了解环境及可用资源、预期、计划、运用认知帮助是减少并发症发生的基础。即使我们处理完美，意外仍有可能发生，因此必须早期寻求帮助，训练领导力及追随力，分配工作量，动员所有可用资源，有效沟通，预防和处理固着错误，双重检查，运用认知帮助，反复评估，有良好的团队合作，合理分配注意力，机动地设置优先事物。保持和提高患者健康水平的唯一方法是整个医疗团队一起训练他们。

声明

本文作者宣称无任何利益冲突。

参考文献

[1]　Pompeo E, Mineo TC. Awake thoracic surgery: a historical perspective. In: Pompeo E. eds. Awake thoracic surgery. Sharja: U.A.E. Bentham Sci Pub, 2012: 3-8.

[2]　Pompeo E. State of the art and perspectives in non-intubated thoracic surgery. Ann Transl Med, 2014, 2: 106.

[3]　Kiss G, Claret A, Desbordes J, et al. Thoracic epidural anaesthesia for awake thoracic surgery in severely dyspnoeic patients excluded from general anaesthesia. Interact Cardiovasc Thorac Surg, 2014, 19: 816-823.

[4]　Chen KC, Cheng YJ, Hung MH, et al. Nonintubated thoracoscopic lung resection: a 3-year experience with 285 cases in a single institution. J Thorac Dis, 2012, 4: 347-351.

[5]　Dauri, M, Celidonio, L, Nahmias, S, et al. Adverse effects of general anesthesia in thoracic surgery. In: Pompeo E. eds. Awake thoracic surgery, London: Bentham Sci Pub, 2012: 34-42.

[6]　Pompeo E. Pathophysiology of Surgical Pneumothorax in the Awake Patient. in: Pompeo E. eds. Awake Thoracic Surgery (Ebook). Sharja: U.A.E. Bentham Sci Pub, 2012: 9-18.

[7]　Pompeo E. Awake thoracic surgery--is it worth the trouble? Semin Thorac Cardiovasc Surg, 2012, 24: 106-114.

[8]　Gaba DM, Fish KJ, Howard SK, et al. eds. Crisis management in anesthesiology. 2nd edition. Philadelphia, PA: Elsevier/Saunders, 2015.

[9]　Crisis: definition of crisis in Oxford dictionary (British & World English) [Internet]. Accessed on Jan 22th, 2015. Available online: http://www.oxforddictionaries.com/definition/english/crisis

[10]　Reason J. Human error: models and management. BMJ, 2000, 320: 768-770.

[11]　Arriaga AF, Bader AM, Wong JM, et al. Simulation-based trial of surgical-crisis checklists. N Engl J Med, 2013, 368: 246-253.

[12]　Marshall S. The use of cognitive aids during emergencies in

anesthesia: a review of the literature. Anesth Analg, 2013, 117: 1162-1171.

[13] Galvez C, Bolufer S, Navarro-Martinez J, et al. Awake uniportal video-assisted thoracoscopic metastasectomy after a nasopharyngeal carcinoma. J Thorac Cardiovasc Surg, 2014, 147: e24-e26.

[14] Lohser J. Managing hypoxemia during minimally invasive thoracic surgery. Anesthesiol Clin, 2012, 30: 683-697.

[15] Lumb AB, Slinger P. Hypoxic pulmonary vasoconstriction: physiology and anesthetic implications. Anesthesiology, 2015,

122: 932-946.

[16] Ishikawa S, Lohser J. One-lung ventilation and arterial oxygenation. Curr Opin Anaesthesiol, 2011, 24: 24-31.

[17] Chen KC, Cheng YJ, Hung MH, et al. Nonintubated thoracoscopic surgery using regional anesthesia and vagal block and targeted sedation. J Thorac Dis, 2014, 6: 31-36.

译者：陈醒狮，上海交通大学医学院附属瑞金医院胸外科
审校：李鹤成，上海交通大学医学院附属瑞金医院胸外科

Cite this article as: Navarro-Martínez J, Gálvez C, Rivera-Cogollos MJ, Galiana-Ivars M, Bolufer S, Martínez-Adsuar F. Intraoperative crisis resource management during a non-intubated video-assisted thoracoscopic surgery. Ann Transl Med 2015;3(8):111. doi: 10.3978/j.issn.2305-5839.2015.04.14

第二十七章　非置管胸外科手术的现状与展望

Eugenio Pompeo

Department of Thoracic Surgery, Policlinico Tor Vergata University, Rome, Italy
Correspondence to: Prof. Eugenio Pompeo, MD. Section of Medical and Surgical Lung Diseases, Department of Biomedicine and Prevention, Tor Vergata University, Via Montpellier, 1, Rome, Italy. Email: pompeo@med.uniroma2.it.

摘要：非置管胸外科手术(NITS)，通过区域性麻醉的方法使患者维持清醒或轻度镇静，保持自主呼吸的麻醉状态进行手术。它的基本原理是避免气管插管全身麻醉引起的副作用，维持肌肉、神经以及心肺的生理状态，减少操作相关的损伤，以达到快速康复及优化治疗的效果。初步报告包括一些随机研究表明了最适合应用NITS的外科手术治疗，包括胸腔积液、自发性气胸，不明性质肺结节楔形切除，重度肺气肿的肺减容术(LVRS)以及治疗肺癌的解剖性肺切除术。到目前为止，NITS的适应证更加广泛，包括简单的手术以及需要进行手术治疗但对气管插管全麻存在显著风险的患者。另一方面，对于复杂的手术，如解剖性肺切除术和LVRS是否能够应用NITS仍存在着争议。这需要更进一步的详细研究，期待会有更深入的随机试验帮助明确NITS的适应证、优势以及局限性，这可能代表在不久的将来会有卓越的超微创手术治疗策略能够可靠地提供给越来越多的患者。

关键词：非置管胸外科手术(NITS)；清醒下胸腔镜手术(VATS)；肺癌；肺减容术(LVRS)；胸段硬膜外阻滞(TEA)；自主呼吸

View this article at: http://dx.doi.org/10.3978/j.issn.2305-5839.2014.10.01

1　介绍(视频1)

非置管胸外科手术(NITS)，通过胸段硬膜外阻滞或区域性麻醉的方法，使患者维持清醒或轻度镇静，保持自主呼吸的麻醉状态进行手术。

NITS的原理是能够避免气管插管全身麻醉下单肺机械通气产生的副作用[2]，维持肌肉、神经以及心肺的生理状态，以减少手术及麻醉相关损伤，达到快速康复、优化治疗效果并可能会降低医疗费用[3-8]。

一些已经被认为是NITS理论上的优势，包括更容易的手术接受能力；减少术后高级护理监护的需要；术后早期更好的呼吸功能恢复；降低手术死亡率；降低发病率；缩短住院时间；降低手术相关费用；减弱应激反应的应答；减少免疫应答产生的损伤；并可能在肿瘤术后获得更高的生存率。

现代胸外科的诞生与1959年双腔支气管导管实施单肺通气的发展是一致的。事实上，全身麻醉下单肺通气能够确保肺部维持更安全、更容易地进行外科操作的最佳状态，并且到目前为止，这种麻醉方法被认为是大多数胸外科手术所必需的。

尽管有一些无可争辩的优势，但全麻下单肺通气会与一些潜在的不利影响相关，包括肺炎获得风险增加；

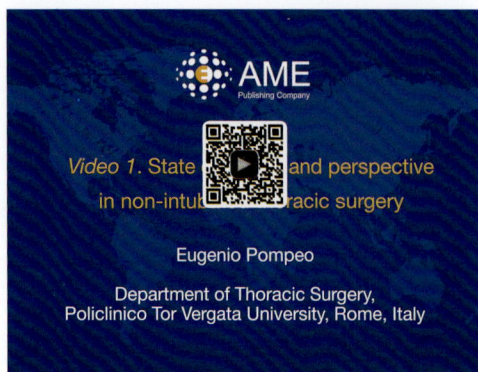

视频1　非置管胸外科手术的现状与展望[1]
Pompeo教授在哈尔滨举行的中国微创胸外科研讨
会现场作"非置管胸外科手术"报告。
视频链接：http://www.asvide.com/articles/368

心脏功能受损；神经肌肉损伤；主气管损伤风险；呼吸机相关的复合性损伤——气压伤、容积伤、不张伤和生物伤；还有通气与非通气侧肺同时发生的肺不张[2]。

全身麻醉之后，术后早期的肺功能会受到残余肌肉松弛，拔管时间，疼痛的治疗和警觉度的影响。特别是在术后第一时间，患者的咳嗽能力似乎成为了影响肺功能的最重要因素之一，这很大程度上取决于横膈膜收缩及止痛的效果。

NITS与气管插管全身麻醉之间的主要生理差异是，后者的横膈膜是通过药物麻痹并且机械地驱动通气的，而NITS是通过侧卧位维持自主呼吸和横膈膜的有效收缩以达到通气侧肺的最佳通气/灌注。

胸段硬膜外阻滞(TEA)已被多数人作为进行NITS的麻醉选择，即通过局部麻醉使肋间及椎旁神经阻滞，以及喉罩镇静的应用，这些都已得到可靠地应用，并出现了正反两种不同的观点。

Chen和他的同事[3]首先报道了应用创新的NITS进行胸腔镜肺叶和段切除，包括使用TEA/肋间神经阻滞，使用目标控制镇静和脑电双频指数监测。他们还使用胸腔内局部注射利多卡因来达到迷走神经阻滞，这可以中断咳嗽反射长达2~3 h。

在我们的手术中，我们通常会对完全清醒并且合作的患者采用TEA，以确保神经性警觉来达到我们想要的理想生理监控并保持与手术人员持续的言语交流[5,6,8]。

最近对于简单手术，如胸腔积液的治疗和活检，目前我们更喜欢采用更容易以及更快速的肋间阻滞方法，并且还能确保令人满意的胸椎止痛效果[9]。

有学者提出通过TEA可以阻滞T1~T5脊段，肺活量和一秒用力呼气量可下降5%~6%，这可以通过肋间肌的直接运动受阻来说明这个效果。这也被假设为交感神经的潜在不利影响，这可能会导致迷走神经不受抑制而引起支气管的兴奋性和反应性提高[2]。

然而，值得注意的是，由Gruber和他的同事[10]在2001年发表的一项关于TEA对最大吸气压力影响的研究提示，合并严重肺气肿患者的呼吸模式、通气力学和气体交换影响没有受到清醒下TEA的影响。相反，TEA可以诱导增加潮气量来提高每分钟通气量，增加吸气峰流量和降低肺阻力。

总的来说，这些研究结果表明，TEA对支气管兴奋性无显著的不利影响，反而它能够增加横膈肌收缩和呼吸模式，并能够提供给患者比自控静脉给药更好的术后镇痛效果。

有理由认为，NITS之所以能够有助于有效地保持呼吸功能，一个主要原因，是能够维持横膈肌的运动，这可以减少在全身麻醉期间腹压引起的横膈肌麻痹使通气侧肺压缩的不利影响[8]。

硬膜外麻醉对心血管影响包括心肌耗氧量降低，心肌血流量和左室功能改善，并减少血栓相关并发症的发生。此外，已有研究表明，硬膜外麻醉可降低心率和心律失常的发生[2]。

进行NITS，通常会将医源性气胸的肺萎陷程度与气管插管单肺通气进行比较。

医源性气胸，表现出首先的生理变化从而使NITS变得实际可行。事实上，在大多数情况下，新建立的大气压胸腔内，会使肺容积降低至功能残气量以确保有足够的空间便于手术操作。

开放性气胸的氧合效果，主要是基于临床证据，因为目前仍缺乏对这种方法的实验研究。一些人和动物的研究表明，通气/血流比例的变化与通气受损更相关。然而，医源性气胸似乎会出现动脉氧合度的下降，通常是在有限的程度里，可以容易通过文丘里面罩进行简易的氧疗纠正。

NITS期间会频繁出现一定程度的允许性高碳酸血症。低氧血症和高碳酸血症的产生可能是由于再呼吸效应也称摆动通气诱发的潮气量减少，并且是随着医源性气胸的建立肺压力梯度发展产生的。然而，允许性高碳酸血症的程度通常是可耐受的，呼吸功能受损的患者在术后大多数情况下会得到纠正[8]。

应用TEA进行NITS最早是由美国外科医生

Buckingham在1950年报道的607例通过这种方法完成的大型胸外科手术系列研究提出的。

在同一时期，俄罗斯Vischnevski开发了多步骤镇痛方法，包括颈膈神经和迷走神经阻滞，接着通过普鲁卡因进行广泛的肋间和肺门阻滞。膈神经阻滞的原理是为了避免在手术过程中的膈肌运动，而副交感神经阻滞旨在限制危险的迷走神经反射的可能性，这会通过手术操作或医源性气胸或两者同时引起。采用这种方法，Vishnevski完成了超过600例的大型胸部手术，包括大型的肺切除术，甚至是食管癌切除术[11]。

到目前为止，一些初步的报告提出了若干最佳的可行的小型和大型NITS手术，大多数是小型手术，其中包括合并或不合并胸膜固定术的胸腔积液治疗[7,9]；包括肺大泡及部分胸膜切除术的自发性气胸治疗[12]；脓胸，巨大疱性肺气肿的肺大泡切除术或成形术；大的性质未明的纵隔包块活检术；间质性肺病的肺活检术[13]；性质未明的肺结节/孤立性肺转移的楔形切除[5-6]。

大型手术，包括重度肺气肿的肺减容术(LVRS)[8]；胸腺切除术[14]；肺癌的解剖性肺切除术，包括肺段切除[15]，肺叶切除[3,16]和全肺切除[4]；甚至是气管切除术。

中转插管全身麻醉率的报道为2.3%~10.0%，这取决于手术的类型和手术团队经验的熟练程度[3]。

尽管如此，由于插管全身麻醉可以在紧急情况下迅速被转换，因此，必须追求综合多学科团队的经验包括专业的胸外科医生和麻醉师，以达到优化NITS的疗效。

NITS的适应证到目前为止仍未明确划定。然而，其中的一部分手术已被相对一致地接受，而另一部分则还在广泛争论当中。

其中更广泛接受的包括简单的和易于执行的手术以及患者进行气管插管全身麻醉具有显著风险的手术治疗。

相反，关于NITS适应证的争论包括进行大型手术，如解剖性肺切除术，肺减容术和胸腺切除术。

NITS的主要禁忌证包括血流动力学不稳定；体重指数>25~30的病态肥胖；考虑为致密的和长期的胸膜粘连的存在；依从性差的患者；无经验的外科小组以及存在最大直径超过6 cm的大型中心型肿瘤。TEA的具体禁忌证包括胸椎畸形或凝血功能障碍。

虽然NITS需要通过开放性手术或胸腔镜手术(VATS)进行，但在多数情况下NITS联合VATS是根据全球微创手术治疗原理。

通过对欧洲胸外科协会(STS)成员的调查，我已研究得出了NITS的当前趋势、接受率以及潜在的未来发展。在105个受访者中，有68个已经开始采用NITS。选择麻醉的类型为采用或不采用镇静的肋间阻滞，随后采用TEA及镇静。

最常进行的手术类型包括VATS下的复发性胸腔积液治疗，脓胸的胸膜剥除术和肺间质病变的肺活检术。更复杂的手术类型，如肺叶切除术，肺减容术和胸腺切除术已有少数调查者进行。

有合并症和年老的低风险患者被大多数受访者认为是NITS的理想候选者，而恢复更快，发病率降低和住院时间较短以及成本降低被认为是主要的潜在优势。

主要的技术缺点，据报道包括咳嗽和由于横膈肌和肺部运动导致的可操作性变差。

总体而言，68%的受访者表示NITS将有可能在不久的将来被推广。

到目前为止，已经有几个关于NITS的随机研究。

在我们团队进行的首个随机研究中[5]，60例为性质未明的孤立性肺结节通过TEA进行NITS楔形切除(30例，清醒组)或全麻双腔气管插管合并TEA进行(30例，对照组)。目前在技术上的可行性没有区别，虽然每个组里均有两名患者由于预料外的肺癌需要进行肺叶切除需要进行转换。

对比各组的结果表明，清醒组的麻醉满意度评分，动脉氧合度的变化，看护需要和中位住院时间显著优于对照组。特别是，47%的清醒组患者可以在术后第二天出院，而对照组中只有17%。

2007年，在一个小型随机试验中[12]，我们对VATS肺大泡切除术伴胸膜磨损手术治疗自发性气胸患者通过单独TEA或全麻单肺通气进行对比。这项研究结果表明，清醒下VATS肺大泡切除术伴胸膜磨损手术是简单可行的，能够缩短住院时间，比一般的通过常规麻醉的手术降低了手术相关的费用，同时达到了同样的复发率。

至于中重度肺气肿患者的手术治疗而言，已经由几个随机和非随机研究明确，LVRS可提供比最佳药物治疗更高级的优势，包括上叶为主的肺气肿和呼吸运动能力受损患者的呼吸恢复。然而，LVRS的高发病率以及不可忽略的手术死亡率导致提出了关于临床上高效手术的成本效益提高问题。

由于需要对肺气肿区域脆弱的肺组织进行深部切

除以及使用气管插管全身麻醉，可导致与切除性LVRS相关的显著发病率上升，这也是肺气肿患者的重要危险因素。为了减少此显著发病率，我们必须开发一种新颖的无需切除的LVRS方法，即对肺气肿区域进行折叠，并且能够只用清醒下TEA维持患者的自主呼吸理想地进行手术。这种新颖的方法尊重LVRS切除的基本原理，包括减少总肺体积约30%，使用吻合器沿线缝合。然而，它多了一些潜在的优点，包括周边缝合，更灵活的线性但间断地缝合，可避免任何胸膜中断，并且通过折叠肺大泡组织本身形成4倍的嵌入支撑，可以促进术后肺的再膨胀和减少空气泄漏的发生。

随着几个令人鼓舞的非对照研究的进行，在2012年，我们的团队[8]公布了一项随机研究包括63例接受清醒下TEA非切除性LVRS或全身麻醉下的标准切除性LVRS的结果。

这项研究的结果表明，清醒组6 d内出院患者比例优势显著更大(21例 vs. 10例，P=0.01)。此外，非致命性的不良事件，包括清醒组的空气泄漏发生率显著较低(7 vs. 16，P=0.01)。

在6个月内，研究各组的1秒用力呼气量、用力肺活量、余气量、6 min步行测试和36个生理功能与健康相关的生活质量域得到显著提高，这显著优于24个月的基线值。在36个月内，对侧的治疗和生存率的自由度，也在各组之间进行了对比。

恶性胸腔积液患者常与合并症相关，因此进行气管插管全身麻醉时会有额外的风险。

值得注意的是，慢性肺萎陷是由于胸水的存在使患者在维持自主呼吸的情况下顺利地耐受医源性气胸，作为NITS治疗的最佳候选。

在一个小型的对照研究中[9]，40例恶性胸腔积液者随机接受TEA下NITS的VATS胸膜胸膜切除术或在全身麻醉单肺通气下进行。

NITS组中没有患者需要镇静或中转为全身麻醉。30 d死亡率认为对照组中的一名患者由于癌症进展而死亡。

NITS组的早期出院和整体费用比例显著优于对照组，而两组的24 h氧合和术后疼痛与积液复发率和生存率是相当的。

最近，由Liu和他的同事发表了最大的Unicenter随机试验结果[17]。

该试验纳入了354例接受TEA和镇静下NITS的VATS肺大泡切除术、肺楔形切除术和肺叶切除术(174例)或标准插管麻醉下VATS治疗(180例)。

NITS组7名患者被撤销，因为必须改变麻醉类型。转换的原因包括术中胸膜粘连，二氧化碳潴留和低氧血症，不满意的肺萎陷程度，术中出血，以及需要从楔形转为肺叶切除术。

该报告的结果已经非常令人满意。特别是，独立于外科手术的类型，NITS能够缩短禁食时间和术后抗生素使用的持续时间。

经NITS肺大泡切除术或肺叶切除术后组的住院时间更短，胸腔引流量减少仅发生在经NITS肺叶切除术组中。

最后，在那些经肺大泡切除术的患者中，NITS与术前和术后支气管肺泡灌洗液肿瘤坏死因子α水平浓度的差异减少相关。

我认为，关于NITS未来临床研究的主要方向有三个[18]。

第一个是将可行NITS的简单和快速的手术类型标准化，包括那些采用NITS治疗的复发性胸腔积液和自发性气胸已被证明是疗效好的。

第二个方向包括如清醒下LVRS和间质性肺疾病的肺活检，这些都可以在呼吸功能受损的患者中进行，其中全身麻醉单肺通气本身代表着一个不容忽视的危险因素。

第三个方向为肺癌的NITS治疗，其中包括转移病灶切除和解剖性肺切除。这些手术的适应证目前仍存在争议。事实上，这可能是大多数胸外科医师还是宁愿选择全身麻醉单肺通气来保证术中更深的镇静和固定的肺萎陷状态来执行需要精细血管切除的操作。

尽管如此，值得注意的是，NITS术后的应激激素反应和淋巴细胞活性的减少[19]均已报道在我们的初步临床研究中。这些特点让我们推测出新的肿瘤学观点，包括降低早期癌症扩散的风险，也许甚至会有更好的生存率。

值得认真考虑的关键问题是，应试图去展望NITS的未来，其中包括最近的可作为非手术的替代品，能够提供同等于小型或没有住院必要的优势的挑战；全球人口老龄化将会增加医疗保健的总体负担，因其作为老年及伴有多种并发症的患者来说越来越需要得到专业的手术护理；微创技术和成本效益的发现很可能会成为胸外科主要的驱动力。

总之，NITS，其目的是在减少手术和麻醉两者相关的损伤，代表在不久的将来会有卓越的超微创手术治疗策略能够可靠地提供给越来越多的患者。

声明

本文作者宣称无任何利益冲突。

参考文献

[1] Pompeo E. State of the art and perspective in non-intubated thoracic surgery. Asvide 2014, 1: 350. Available online: http://www.asvide.com/articles/368

[2] Groeben H. Epidural anesthesia and pulmonary function. J Anesth. 2006, 20: 290-299.

[3] Chen KC, Cheng YJ, Hung MH, et al. Nonintubated thoracoscopic surgery using regional anesthesia and vagal block and targeted sedation. J Thorac Dis, 2014, 6: 31-36.

[4] Al-Abdullatief M, Wahood A, Al-Shirawi N, et al. Awake anaesthesia for major thoracic surgical procedures: an observational study. Eur J Cardiothorac Surg, 2007, 32: 346-350.

[5] Pompeo E, Mineo D, Rogliani P, et al. Feasibility and results of awake thoracoscopic resection of solitary pulmonary nodules. Ann Thorac Surg, 2004, 78: 1761-1768.

[6] Pompeo E, Mineo TC. Awake pulmonary metastasectomy. J Thorac Cardiovasc Surg, 2007, 133: 960-966.

[7] Katlic MR, Facktor MA. Video-assisted thoracic surgery utilizing local anesthesia and sedation: 384 consecutive cases. Ann Thorac Surg, 2010, 90: 240-245.

[8] Pompeo E, Rogliani P, Tacconi F, et al. Randomized comparison of awake nonresectional versus nonawake resectional lung volume reduction surgery. J Thorac Cardiovasc Surg, 2012, 143: 47-54, 54.e1.

[9] Pompeo E, Dauri M, Awake Thoracic Surgery Research Group. Is there any benefit in using awake anesthesia with thoracic epidural in thoracoscopic talc pleurodesis? J Thorac Cardiovasc Surg, 2013, 146: 495-497.e1.

[10] Gruber EM, Tschernko EM, Kritzinger M, et al. The effects of thoracic epidural analgesia with bupivacaine 0.25% on ventilatory mechanics in patients with severe chronic obstructive pulmonary disease. Anesth Analg, 2001, 92: 1015-1019.

[11] Pompeo E, Mineo TC. Awake thoracic surgery: a historical perspective. In: Pompeo E. eds. Awake thoracic surgery (Ebook). Sharja: U.A.E., Bentham Science Publishers, 2012: 3-8.

[12] Pompeo E, Tacconi F, Mineo D, et al. The role of awake video-assisted thoracoscopic surgery in spontaneous pneumothorax. J Thorac Cardiovasc Surg, 2007, 133: 786-790.

[13] Pompeo E, Rogliani P, Cristino B, et al. Awake thoracoscopic biopsy of interstitial lung disease. Ann Thorac Surg, 2013, 95: 445-452.

[14] Matsumoto I, Oda M, Watanabe G. Awake endoscopic thymectomy via an infrasternal approach using sternal lifting. Thorac Cardiovasc Surg, 2008, 56: 311-313.

[15] Hung MH, Hsu HH, Chen KC, et al. Nonintubated thoracoscopic anatomical segmentectomy for lung tumors. Ann Thorac Surg, 2013, 96: 1209-1215.

[16] Chen JS, Cheng YJ, Hung MH, et al. Nonintubated thoracoscopic lobectomy for lung cancer. Ann Surg, 2011, 254: 1038-1043.

[17] Liu J, Cui F, Li S, et al. Nonintubated video-assisted thoracoscopic surgery under epidural anesthesia compared with conventional anesthetic option: a randomized control study. Surg Innov, 2014. [Epub ahead of print].

[18] Pompeo E. Nonintubated video-assisted thoracic surgery under epidural anesthesia——Encouraging early results encourage randomized trials. Chin J Cancer Res, 2014, 26: 364-367.

[19] Vanni G, Tacconi F, Sellitri F, et al. Impact of awake videothoracoscopic surgery on postoperative lymphocyte responses. Ann Thorac Surg, 2010, 90: 973-978.

译者：彭隽晖，广东省佛山市顺德中医院外科

Cite this article as: Pompeo E. State of the art and perspectives in non-intubated thoracic surgery. Ann Transl Med 2014;2(11):106. doi: 10.3978/j.issn.2305-5839.2014.10.01

第二十八章　非气管插管胸腔镜手术：技术现状与未来方向

Ming-Hui Hung[1,2], Hsao-Hsun Hsu[3], Ya-Jung Cheng[1], Jin-Shing Chen[3,4]

[1]Department of Anesthesiology, Taiwan University Hospital and Taiwan University College of Medicine, Taipei, Taiwan, China;
[2]Graduate Institute of Clinical Medicine, Taiwan University College of Medicine, Taipei, Taiwan, China; [3]Division of Thoracic Surgery, [4]Division of Experimental Surgery, Department of Surgery, Taiwan University Hospital and Taiwan University College of Medicine, Taipei, Taiwan, China
Correspondence to: Jin-Shing Chen, MD, PhD. Department of Surgery, Taiwan University Hospital and Taiwan University College of Medicine, Taipei, Taiwan, China; 7, Chung-Shan South Road, Taipei 10002, Taiwan. Email: chenjs@ntu.edu.tw; Ya-Jung Cheng, MD, PhD. Department of Anesthesiology, Taiwan University Hospital and Taiwan University College of Medicine, Taipei, Taiwan, China; 7, Chung-Shan South Road, Taipei 10002, Taiwan, China. Email: chengyj@ntu.edu.tw.

摘要：胸腔镜技术已经成为一种可处置多种胸外科疾病的常用技术，并在全球范围内广为接受。传统的胸腔镜手术实施过程需要通过双腔气管插管或支气管阻塞导管来获得单侧肺通气。近来有研究报道认为，无气管插管的胸腔镜手术也是安全可行的，这包括一系列胸腔镜手术：气胸处置、肺部肿瘤楔形切除、纵隔肿瘤切除、肺减容术、肺段切除术和肺叶切除术。非气管插管的患者接受局部麻醉，在建立开放性气胸后维持单肺自主呼吸状态。在长时间剧烈手术操作过程中，一般需要给予必要的镇静处理，同时进行术侧胸内迷走神经阻滞，目的是控制手术过程中的咳嗽反射。与气管插管全麻相比，非气管插管麻醉下实施胸腔镜手术的短期效果包括更快的术后康复和更少的并发症发生率。未来非气管插管胸腔镜手术的方向应着眼于其长期效果，尤其是着眼于肺癌患者的生存获益方面。现在得出结论认为这一技术确实有益还为时尚早；不过，对胸外科医生和麻醉师提供相关教育和培训仍然是必要的，目的是让他们在为患者提供医疗服务的过程中有更多的选择。

关键词：胸腔镜；肺癌；气管插管；麻醉；肋间神经阻滞；胸段硬膜外麻醉

View this article at: http://www.jthoracdis.com/article/view/1946/2637

1　引言

过去20年来，胸腔镜手术已经发展成为一项普遍应用和广为接受的技术，可以替代开胸手术治疗各种需要外科处理的肺、胸膜和纵隔疾病[1-3]。微创的手术入路在减少术后住院时间、减少术后疼痛、改善术后肺功能和减少术后并发症等方面具有优势[4-6]。传统上进行气管内插管全麻时，需要通过双腔气管插管或支气管内堵塞导管获得单肺通气，这对胸腔镜手术的实施是必不可少的，可以为手术提供一个安静、视野良好和利于操作的环境[7]。即便患者耐受良好，由气管插管全麻和单肺通气引起的并发症和副作用常常无法避免，包括气管插管引起的气道损伤、通气引发的肺损伤、神经肌肉阻滞剂残留、心功能损害和术后恶心与呕吐等[8-10]。

近年来，人们的兴趣和工作开始转向非气管插管麻醉下的胸腔镜技术，目标是避免气管插管相关的并发症，使得术后康复过程更加顺利。成功的案例在不断积累，不再只有个别特殊的病例报道(因为技术困难和高风险而不适合气管插管全麻的患者)[11-14]，而是包括这一技术在胸外科各种手术中的广泛应用：气胸处置、肺部肿瘤楔形切除、纵隔肿瘤切除、肺减容术、肺段切除术和肺叶切除术[15-35]。令人鼓舞的是，在前期的研究中这一外科技术的安全性和可行性已经得以确立。尽管它与传统气管插管全麻相比的短期和长期益处尚未得到明确的证实，但是几个前瞻性研究现在正招募患者，试图为这一问题给出答案。

本篇文章中，我们将复习现有文献，阐述非气管插管胸腔镜手术的麻醉管理及其在各种胸外科疾病中临床效果，同时对该技术在胸外科领域的未来地位提出建议。

2　非气管插管胸腔镜手术的麻醉管理

非气管插管胸腔镜手术是在局麻下实施的胸腔镜手术，患者处于自主呼吸状态(可给予或不给予镇静)。相应的麻醉技术包括局部麻醉、肋间神经阻滞、椎旁阻滞或者胸段硬膜外麻醉。大多数情况下，单纯的胸段硬膜外麻醉下就足以实施非气管插管胸腔镜手术[36]。

为了能够安全可行地实施非气管插管胸腔镜手术，麻醉管理应当顺应手术过程中的生理变化。患者在术中出现的病理生理学波动主要源自单肺自主呼吸时所处的开放性气胸状态，以及所选择的麻醉方式和手术类型的影响[37]。

Troca置入后的开放性气胸可以让无支撑的术侧肺逐渐萎陷，然后才可以实施非气管插管胸腔镜手术。在此过程中，由于开放性气胸的存在，患者可能会出现呼吸困难或呼吸频率加快。这种情况下，对清醒患者要进行安抚，并指导他们控制呼吸使呼吸频率慢下来。如果患者表现得非常焦虑和恐惧，就给予必要的镇静。给接受镇静的患者适当加入阿片类药物，将有助于调低开放性气胸状态对其呼吸的过度影响。

低氧血症和高碳酸血症一直是单肺通气条件下胸外科手术的主要困扰。这种情况也会发生在非气管插管胸腔镜手术过程中。在侧卧位时，与应用了神经肌肉阻滞药物的气管插管全麻下的单肺通气不同，非气管插管胸

腔镜手术的患者在单肺自主呼吸条件下仍然有单侧膈肌的有效收缩，所以其通气/血流匹配可以较好地得以保持。但是，建立开放性气胸后出现的纵隔摆动也可能会降低对侧有呼吸支撑的肺的顺应性和潮气量，形成反常呼吸，导致术侧无呼吸支撑的塌陷肺内的二氧化碳被重新吸入体内。幸运的是，尽管有时候可能会发生低氧血症，但大多数情况下的低氧血症都是轻度和可耐受的。在手术结束患者恢复双肺通气后，二氧化碳的水平也会恢复正常。而且，经面罩补充氧气后一般都能维持较满意的氧合状态[29]。

3　非气管插管胸腔镜手术现状

3.1　肺部肿瘤的处置

随着癌症筛查和治疗技术的发展，肺部肿瘤患者的数量在持续增加。这些患者需要通过胸腔镜手术对其肺部肿瘤进行处置，既可以明确诊断，也可以进行治疗。肺部肿瘤的外科处置方法包括楔形切除术、解剖性肺段切除术、肺叶或全肺切除术(加或不加纵隔淋巴结清扫术)，具体手术方式取决于肺部肿瘤的性质[38]。

2004年，Pompeo及其同事在单纯胸段硬膜外麻醉下为30例患者实施了清醒状态下的胸腔镜孤立性肺结节切除术，并对此进行了可行性评价[15]。与气管插管全麻患者相比，上述患者的结果表明清醒麻醉技术安全可行，患者满意度更高，护理负担更小，住院时间更短。不过值得注意的是，有两例患者因为诊断为肺癌而需要接受胸腔镜肺叶切除术，所以将麻醉方式中转为气管插管全身麻醉[15]。类似的结果也在一些肺部转移瘤患者中取得，他们接受清醒状态下胸腔镜[19]甚至单孔胸腔镜[39]肺转移瘤切除术。

对原发性肺癌患者的外科治疗，肺切除术(包括肺段切除术和肺叶切除术)并纵隔淋巴结清扫术一般是必要的[38]。不过，这些手术方式手术时间长、肺牵引动作频繁且对肺门的触摸刺激强烈，会诱发清醒的患者出现明显的咳嗽反射。在使用胸段硬膜外麻醉时，由于交感神经阻滞而副交感神经相对活跃，所以咳嗽反射会加重[36]。Al-Abdullatief等采用星状神经节阻滞的方法来缓解咳嗽反射[18]。而Chen及其同事则通过胸内单侧迷走神经阻滞的方法实现了对咳嗽反射的有效控制[29-33,40]。他们还在麻醉深度监测下使用适量的阿片类药物和丙泊酚，以进一步控制患者的呼吸频率并缓解

患者的焦虑情绪。他们报道，采用他们这种非气管插管麻醉的方法，可以安全地实施非气管插管麻醉下的胸腔镜手术(肺叶切除术和肺段切除术并纵隔淋巴结清扫术)治疗早期非小细胞肺癌[29-33]。最终需要中转为气管插管全麻的患者比例在2.3%~10.0%，这主要与手术类型有关，而且在度过学习曲线后还会进一步下降[29-33]。除了安全可行，与气管插管全麻相比，为肺癌患者在非气管插管胸段硬膜外麻醉下实施胸腔镜肺叶切除术还可以更好地控制术后疼痛、降低咽喉刺激，更早地恢复饮食并减少术后住院时间，降低术后并发症发生率[29,30,32]，尤其是在老年肺癌患者[32]。

3.2 自发性气胸

非气管插管胸腔镜下实施肺大泡楔形切除术和胸膜摩擦术治疗原发性或继发性自发性气胸效果良好，许多研究已经对此进行过报道[11-13,20,39,41-48]。一般认为，对具有气胸高风险的患者在气管插管单肺通气时维持足量肺通气是困难的，甚至是有害的。这包括气胸患者[1,13,41-42]、肺移植后的患者[47]和孕妇[43,46]。而对这些高危患者实施局部麻醉、肋间神经阻滞或胸段硬膜外麻醉等则效果良好。

Pompeo等实施的一项小型随机对照研究中，43例自发性气胸患者在清醒状态下接受了单纯胸段硬膜外麻醉胸腔镜肺大泡切除和胸膜摩擦术[20]。结果表明，与气管插管全麻相比，这一清醒状态下的手术方式不但简单可行，而且患者术后住院时间短，医疗费用少[20]。Noda等进行了结果类似的报道，15例患者因继发性气胸在清醒状态下接受非气管插管胸腔镜手术后，在手术室滞留的时间缩短，呼吸系统并发症也减少[42]。

3.3 胸腔积液和脓胸

胸腔积液患者多伴随其他疾病。因此，这些患者在接受气管插管全麻时具有更多风险。然而，术侧肺的慢性萎陷却使得这些患者对单肺自主呼吸条件下的手术气胸状态耐受良好。因此，他们接受这种手术时很少因为低氧血症而需要额外的呼吸支持，几乎是非气管插管胸腔镜手术的最佳实施对象[49]。

在胸腔镜治疗胸腔积液时采用局部麻醉，同时给予或不给予镇静，对此已经有许多报道[16,21,50-53]。除此之外，胸段椎旁阻滞或硬膜外麻醉也是可采用的麻醉方法，可用于非气管插管胸腔镜下手术实施更精细的胸膜活检术或广泛的胸膜固定术[14,22]。

另外，Tacconi等报道了19例脓胸患者，采用单纯胸段硬膜外麻醉或椎旁阻滞麻醉在清醒状态下实施胸腔镜胸膜剥脱术[24]。值得注意的是，有4例患者因为重度胸膜粘连而改为侧面开胸的手术方式。手术过程中氧合状况良好。仅有3例患者出现了轻度的高碳酸血症，但无需中转为气管插管全麻。他们的手术结果是成功的，没有出现需要接受再次手术的病例[24]。不过，对脓胸患者实施胸段硬膜外导管置入术时需要额外小心，应避免细菌感染导致硬膜外脓肿[54]。

3.4 肺气肿和肺减容术

肺减容术是治疗因患严重肺气肿而运动耐力受损的患者的姑息性手术，目的是改善肺功能、提高运动能力，改善生活质量[55-56]。不过这一手术仍有较高的并发症和死亡发生率，尤其是术后迁延不愈的肺漏气[57-58]。2006年，Mineo等提出了一种崭新的非气管插管技术，在硬膜外麻醉下为患者实施清醒状态下的肺减容术[17]。他们进一步的研究中包括一项随机研究，结果提示：非气管插管麻醉实施清醒状态下的肺减容术可以明显改善患者的功能状态，包括1秒钟用力呼气容积、功能潮气量、残气量，还能够提高患者的运动耐力指数和6分钟步行测试成绩。而且，这些功能改善至少可以维持24个月[26-27,59]。与传统气管插管全麻相比，非气管插管胸腔镜下实施肺减容术后肺漏气的时间和住院时间明显下降，而3年生存率则完全堪比气管插管全麻手术[26,60]。在大疱型肺气肿患者中也有类似结果报道[25,61]。

3.5 间质性肺病肺活检

患有间质性肺病的患者常常有肺功能损害[62]。尽管经肺活检手术获取精准的组织病理学诊断有助于指导治疗和判断预后，但是气管插管全麻胸腔镜活检术仍然有着不容忽视的死亡发生率[63]。2012年，Pompeo及其同事报道了30例患者，因为间质性肺病在胸段硬膜外麻醉或肋间神经阻滞下接受了胸腔镜活检术，最终无死亡病例发生，仅有1例患者出现了轻度的并发症(3.3%)[28]。而且，有29例患者(97%)获得了精准的组织病理学诊断。他们由此认为，清醒状态下局部麻醉胸腔镜肺活检术可能会成为获得精准的组织病理学诊断的最安全和最准确的方法，预期能够更好地处理间质性肺病[28]。

3.6 重症肌无力与纵隔肿物活检

重症肌无力患者往往对神经肌肉阻滞药物非常敏感，围术期使用肌松剂会延长机械通气的时间，或会导致患者二次气管插管。而且，如果前纵隔肿物压迫呼吸道，还会使气管插管全麻的风险增加。为了避免给这些患者使用肌松剂，Matsumoto等[64]和Al-Abdullatief等[18]均采用了胸段硬膜外麻醉实施清醒状态下的胸腔镜胸腺切除术，可行性高，效果满意。前纵隔肿物的胸腔镜活检术也可以满意的获得诊断结果，而且无死亡率，并发症少[23]。

也有通过非气管插管胸腔镜手术处理心包积液[14]、通过胸段交感神经切断术治疗手汗症[65]的报道。

4 非气管插管胸腔镜手术的潜在优势和未来方向

尽管从传统源头上说，胸外科手术最开始是在非气管插管的局麻条件下实施的，但现代胸腔镜技术真正发展起来却是得益于气管插管全麻条件下有效的单肺通气[7]。重症患者的救治有时候仍然颇具挑战性，气管插管全麻带给他们的风险使得他们不适合接受这种麻醉方式[9]。举例来说，肺功能不全或神经肌肉疾病(如重症肌无力)的患者使用机械通气和在重症监护室的时间延长的情况并不少见。因此，重新为胸腔镜手术启用非气管插管技术(无论是在清醒患者还是镇静的患者)，不再只是适用于个别困难病例，而是已经被应用于多种胸腔镜手术中。

目前文献报道的研究都证实了非气管插管麻醉下实施胸腔镜手术治疗胸膜、纵隔和肺部疾病的可行性和安全性。非气管插管胸腔镜手术的潜在优势包括更快的术后康复和更少的并发症发生率，这会减少患者的住院时间。因此，采用非气管插管胸腔镜手术可能会发展为一个快速康复过程，术后不再需要重症监护或呼吸机支持。对那些具有气管插管全麻风险高的患者，这一技术能够为他们提供手术治疗的机会。

除了这些短期的益处，与气管插管全麻相比，胸段硬膜外麻醉下的非气管插管胸腔镜手术还可以减少手术带来的应激反应，降低应激激素的水平，保护自然杀伤细胞的功能[66-67]。近来还有观点认为，局部麻醉和止痛可能会保护癌症患者免受肿瘤复发或转移之苦[68-70]。这提示未来需要大型临床对照试验对该技术的长期效果(无病生存期或总生存期)进行研究，为肺癌患者提供更安全、更有效和更微创的最佳外科治疗策略。

对于开展该项技术的单位，我们建议胸外科医生和麻醉师在学习曲线的早期应当对患者进行仔细筛选。在不危害患者安全的前提下，根据手术方式、麻醉方式和患者特征作出个体化的决定。非气管插管胸腔手术的建议适应证和禁忌证如表1所列。值得注意的是，非气管插管胸腔镜手术经验可以从简单的小手术开始积累。当外科医生和麻醉师均熟悉了这一技术后，就可以开展治疗肺部肿瘤的大型手术，如肺段切除术或肺叶切除术了。不过，在非气管插管胸腔镜实施大型肺部手术时，我们建议给予有效的镇静，另外对咳嗽反射的控制也非常重要。麻醉深度的监测和充足的通气对保障患者的安全是必要的，这需要麻醉师在手术过程中一直保持关注。即便如此，偶尔的情况下麻醉方式也不得不中转为气管插管全麻。实施气管插管全麻的方案和设备都应随时齐备，需要中转时应该毫不犹豫，以降低紧急气管插管带来的风险[29]。

5 结论

在当今微创伤胸外科时代，一系列的研究已经证实双腔气管插管或支气管阻塞导管不再是单肺通气的必要条件，我们应当因此深受鼓舞。非气管插管胸腔镜手术在各种胸外科术式中都是安全可行的，包括肺切除术、脓胸和胸膜剥脱术和纵隔肿瘤摘除术。尽管这一技术的风险和益处尚不十分清楚，但看起来它可

表1 非气管插管胸腔镜手术的适应证和禁忌证建议
适应证
• 具有气管插管全麻的显著风险的患者
• 简单易做的手术
• 肺部大型手术(需要包括外科医生和麻醉师在内的经验丰富的外科团队)
禁忌证
• 血流动力学不稳定的患者
• 预期呼吸道处理有难度
• 肥胖(体重指数>30)
• 预期有致密和广泛的胸膜粘连(之前曾行单侧胸部手术，肺部感染，等)
• 缺乏经验、配合不佳的外科团队
• 为巨大和中心型的肺部病变(>6 cm)实施肺切除术
• 拟实施胸段硬膜外置管的患者，存在胸椎畸形或凝血功能障碍

以为那些具有气管插管全麻高风险的患者提供同样有效和安全的选择，手术后恢复得更快，并发症发生率也更低。不过，有必要进行进一步的研究，以阐明这一技术的合理适应证和真正优势以及它在防止肺癌患者术后复发方面的潜在益处。

声明

本文作者宣称无任何利益冲突。

参考文献

[1] Brodsky JB, Cohen E. Video-assisted thoracoscopic surgery. Curr Opin Anaesthesiol, 2000, 13: 41-45.

[2] Yan TD. Video-assisted thoracoscopic lobectomy-from an experimental therapy to the standard of care. J Thorac Dis, 2013, 5: S175-S176.

[3] Yan TD, Cao C, D'Amico TA, et al. Video-assisted thoracoscopic surgery lobectomy at 20 years: a consensus statement. Eur J Cardiothorac Surg, 2013. [Epub ahead of print].

[4] Shaw JP, Dembitzer FR, Wisnivesky JP, et al. Video-assisted thoracoscopic lobectomy: state of the art and future directions. Ann Thorac Surg, 2008, 85: S705-S709.

[5] Whitson BA, Groth SS, Duval SJ, et al. Surgery for early-stage non-small cell lung cancer: a systematic review of the video-assisted thoracoscopic surgery versus thoracotomy approaches to lobectomy. Ann Thorac Surg, 2008, 86: 2008-2016.

[6] Yan TD, Black D, Bannon PG, et al. Systematic review and meta-analysis of randomized and nonrandomized trials on safety and efficacy of video-assisted thoracic surgery lobectomy for early-stage non-small-cell lung cancer. J Clin Oncol, 2009, 27: 2553-2562.

[7] Ovassapian A. Conduct of anesthesia. In: Shields TW, LoCicero J, Ponn RB. eds. General thoracic surgery. Philadelphia: Lippincott Williams & Wilkins, 2000: 327-344.

[8] Murphy GS, Szokol JW, Avram MJ, et al. Postoperative residual neuromuscular blockade is associated with impaired clinical recovery. Anesth Analg, 2013, 117: 133-141.

[9] Fitzmaurice BG, Brodsky JB. Airway rupture from double-lumen tubes. J Cardiothorac Vasc Anesth, 1999, 13: 322-329.

[10] Gothard J. Lung injury after thoracic surgery and one-lung ventilation. Curr Opin Anaesthesiol, 2006, 19: 5-10.

[11] Mukaida T, Andou A, Date H, et al. Thoracoscopic operation for secondary pneumothorax under local and epidural anesthesia in high-risk patients. Ann Thorac Surg, 1998, 65: 924-926.

[12] Inoue K, Moriyama K, Takeda J. Remifentanil for awake thoracoscopic bullectomy. J Cardiothorac Vasc Anesth, 2010, 24: 386-387.

[13] Noda M, Okada Y, Maeda S, et al. Successful thoracoscopic surgery for intractable pneumothorax after pneumonectomy under local and epidural anesthesia. J Thorac Cardiovasc Surg, 2011, 141: 1545-1547.

[14] Guarracino F, Gemignani R, Pratesi G, et al. Awake palliative thoracic surgery in a high-risk patient: one-lung, non-invasive ventilation combined with epidural blockade. Anaesthesia 2008, 63: 761-763.

[15] Pompeo E, Mineo D, Rogliani P, et al. Feasibility and results of awake thoracoscopic resection of solitary pulmonary nodules. Ann Thorac Surg, 2004, 78: 1761-1768.

[16] Katlic MR. Video-assisted thoracic surgery utilizing local anesthesia and sedation. Eur J Cardiothorac Surg, 2006, 30: 529-532.

[17] Mineo TC, Pompeo E, Mineo D, et al. Awake nonresectional lung volume reduction surgery. Ann Surg, 2006, 243: 131-136.

[18] Al-Abdullatief M, Wahood A, Al-Shirawi N, et al. Awake anaesthesia for major thoracic surgical procedures: an observational study. Eur J Cardiothorac Surg, 2007, 32: 346-350.

[19] Pompeo E, Mineo TC. Awake pulmonary metastasectomy. J Thorac Cardiovasc Surg, 2007, 133: 960-966.

[20] Pompeo E, Tacconi F, Mineo D, et al. The role of awake video-assisted thoracoscopic surgery in spontaneous pneumothorax. J Thorac Cardiovasc Surg, 2007, 133: 786-790.

[21] Katlic MR, Facktor MA. Video-assisted thoracic surgery utilizing local anesthesia and sedation: 384 consecutive cases. Ann Thorac Surg, 2010, 90: 240-245.

[22] Piccioni F, Langer M, Fumagalli L, et al. Thoracic paravertebral anaesthesia for awake video-assisted thoracoscopic surgery daily. Anaesthesia, 2010, 65: 1221-1224.

[23] Pompeo E, Tacconi F, Mineo TC. Awake video-assisted thoracoscopic biopsy in complex anterior mediastinal masses. Thorac Surg Clin, 2010, 20: 225-233.

[24] Tacconi F, Pompeo E, Fabbi E, et al. Awake video-assisted pleural decortication for empyema thoracis. Eur J Cardiothorac Surg, 2010, 37: 594-601.

[25] Pompeo E, Tacconi F, Frasca L, et al. Awake thoracoscopic bullaplasty. Eur J Cardiothorac Surg, 2011, 39: 1012-1017.

[26] Pompeo E, Tacconi F, Mineo TC. Comparative results of non-resectional lung volume reduction performed by awake or non-awake anesthesia. Eur J Cardiothorac Surg, 2011, 39: e51-e58.

[27] Pompeo E, Rogliani P, Tacconi F, et al. Randomized comparison of awake nonresectional versus nonawake resectional lung volume reduction surgery. J Thorac Cardiovasc Surg, 2012, 143: 47-54.

[28] Pompeo E, Rogliani P, Cristino B, et al. Awake thoracoscopic biopsy of interstitial lung disease. Ann Thorac Surg, 2013, 95:

445-452.

[29] Chen JS, Cheng YJ, Hung MH, et al. Nonintubated thoracoscopic lobectomy for lung cancer. Ann Surg, 2011, 254: 1038-1043.

[30] Chen KC, Cheng YJ, Hung MH, et al. Nonintubated thoracoscopic lung resection: a 3-year experience with 285 cases in a single institution. J Thorac Dis, 2012, 4: 347-351.

[31] Tseng YD, Cheng YJ, Hung MH, et al. Nonintubated needlescopic video-assisted thoracic surgery for management of peripheral lung nodules. Ann Thorac Surg, 2012, 93: 1049-1054.

[32] Wu CY, Chen JS, Lin YS, et al. Feasibility and safety of nonintubated thoracoscopic lobectomy for geriatric lung cancer patients. Ann Thorac Surg, 2013, 95: 405-411.

[33] Hung MH, Hsu HH, Chen KC, et al. Nonintubated thoracoscopic anatomical segmentectomy for lung tumors. Ann Thorac Surg, 2013, 96: 1209-1215.

[34] Dong Q, Liang L, Li Y, et al. Anesthesia with nontracheal intubation in thoracic surgery. J Thorac Dis, 2012, 4: 126-130.

[35] Hsu MC, Hung MH, Chen JS, et al. Acute transverse myelitis after thoracic epidural anesthesia and analgesia: should anesthesia and analgesia be blamed? Acta Anaesthesiol Taiwan, 2013, 51: 37-39.

[36] Mineo TC. Epidural anesthesia in awake thoracic surgery. Eur J Cardiothorac Surg, 2007, 32: 13-19.

[37] Kao MC, Lan CH, Huang CJ. Anesthesia for awake video-assisted thoracic surgery. Acta Anaesthesiol Taiwan, 2012, 50: 126-130.

[38] Murthy S. Video-assisted thoracoscopic surgery for the treatment of lung cancer. Cleve Clin J Med, 2012, 79 Electronic Suppl 1: eS23-eS25.

[39] Rocco G, Romano V, Accardo R, et al. Awake single-access (uniportal) video-assisted thoracoscopic surgery for peripheral pulmonary nodules in a complete ambulatory setting. Ann Thorac Surg, 2010, 89: 1625-1627.

[40] Tsai TM, Chen JS. Nonintubated thoracoscopic surgery for pulmonary lesions in both lungs. J Thorac Cardiovasc Surg, 2012, 144: e95-e97.

[41] Shigematsu H, Andou A, Matsuo K, et al. Thoracoscopic surgery using local and epidural anesthesia for intractable pneumothorax after BMT. Bone Marrow Transplant, 2011, 46: 472-473.

[42] Noda M, Okada Y, Maeda S, et al. Is there a benefit of awake thoracoscopic surgery in patients with secondary spontaneous pneumothorax? J Thorac Cardiovasc Surg, 2012, 143: 613-616.

[43] Onodera K, Noda M, Okada Y, et al. Awake video-thoracoscopic surgery for intractable pneumothorax in pregnancy by using a single portal plus puncture. Interact Cardiovasc Thorac Surg, 2013, 17: 438-440.

[44] Mineo TC, Ambrogi V. Awake thoracic surgery for secondary spontaneous pneumothorax: another advancement. J Thorac Cardiovasc Surg, 2012, 144: 1533-1534.

[45] Rocco G, La Rocca A, Martucci N, et al. Awake single-access (uniportal) video-assisted thoracoscopic surgery for spontaneous pneumothorax. J Thorac Cardiovasc Surg, 2011, 142: 944-945.

[46] Chen YH, Hung MH, Chen JS, et al. Nonintubated video-assisted thoracoscopic surgery (VATS) for recurrent spontaneous pneumothorax in a pregnant woman: 11AP5-10. Eur J Anaesthesiol, 2013, 30: 180.

[47] Sugimoto S, Date H, Sugimoto R, et al. Thoracoscopic operation with local and epidural anesthesia in the treatment of pneumothorax after lung transplantation. J Thorac Cardiovasc Surg, 2005, 130: 1219-1220.

[48] Nezu K, Kushibe K, Tojo T, et al. Thoracoscopic wedge resection of blebs under local anesthesia with sedation for treatment of a spontaneous pneumothorax. Chest, 1997, 111: 230-235.

[49] Pompeo E. Awake thoracic surgery--is it worth the trouble? Semin Thorac Cardiovasc Surg, 2012, 24: 106-114.

[50] Alrawi SJ, Raju R, Acinapura AJ, et al. Primary thoracoscopic evaluation of pleural effusion with local anesthesia: an alternative approach. JSLS, 2002, 6: 143-147.

[51] Migliore M, Giuliano R, Aziz T, et al. Four-step local anesthesia and sedation for thoracoscopic diagnosis and management of pleural diseases. Chest, 2002, 121: 2032-2035.

[52] Sakuraba M, Masuda K, Hebisawa A, et al. Thoracoscopic pleural biopsy for tuberculous pleurisy under local anesthesia. Ann Thorac Cardiovasc Surg, 2006, 12: 245-248.

[53] Sakuraba M, Masuda K, Hebisawa A, et al. Diagnostic value of thoracoscopic pleural biopsy for pleurisy under local anaesthesia. ANZ J Surg, 2006, 76: 722-724.

[54] Hung MH, Chen JS, Cheng YJ. Epidural catheterisation for empyema thoracis: risk of epidural abscess. Eur J Cardiothorac Surg, 2011, 39: 145-146.

[55] Gelb AF, McKenna RJ Jr, Brenner M, et al. Lung function 5 yr after lung volume reduction surgery for emphysema. Am J Respir Crit Care Med, 2001, 163: 1562-1566.

[56] Miller JD, Malthaner RA, Goldsmith CH, et al. A randomized clinical trial of lung volume reduction surgery versus best medical care for patients with advanced emphysema: a two-year study from Canada. Ann Thorac Surg, 2006, 81: 314-320.

[57] Naunheim KS, Wood DE, Krasna MJ, et al. Predictors of operative mortality and cardiopulmonary morbidity in the National Emphysema Treatment Trial. J Thorac Cardiovasc Surg, 2006, 131: 43-53.

[58] DeCamp MM, Blackstone EH, Naunheim KS, et al. Patient and surgical factors influencing air leak after lung volume reduction

surgery: lessons learned from the National Emphysema Treatment Trial. Ann Thorac Surg, 2006, 82: 197-206.

[59] Pompeo E, Mineo TC. Two-year improvement in multidimensional body mass index, airflow obstruction, dyspnea, and exercise capacity index after nonresectional lung volume reduction surgery in awake patients. Ann Thorac Surg, 2007, 84: 1862-1869.

[60] Tacconi F, Pompeo E, Mineo TC. Duration of air leak is reduced after awake nonresectional lung volume reduction surgery. Eur J Cardiothorac Surg, 2009, 35: 822-828.

[61] Nagashima K, Sakurai K, Sengoku K, et al. Anesthetic management for thoracoscopic bullae resection using epidural anesthesia. Masui, 2001, 50: 56-58.

[62] Raghu G, Collard HR, Egan JJ, et al. An official ATS/ERS/ JRS/ALAT statement: idiopathic pulmonary fibrosis: evidence-based guidelines for diagnosis and management. Am J Respir Crit Care Med, 2011, 183: 788-824.

[63] Park JH, Kim DK, Kim DS, et al. Mortality and risk factors for surgical lung biopsy in patients with idiopathic interstitial pneumonia. Eur J Cardiothorac Surg, 2007, 31: 1115-1119.

[64] Matsumoto I, Oda M, Watanabe G. Awake endoscopic thymectomy via an infrasternal approach using sternal lifting. Thorac Cardiovasc Surg, 2008, 56: 311-313.

[65] Elia S, Guggino G, Mineo D, et al. Awake one stage bilateral thoracoscopic sympathectomy for palmar hyperhidrosis: a safe outpatient procedure. Eur J Cardiothorac Surg, 2005, 28: 312-317.

[66] Vanni G, Tacconi F, Sellitri F, et al. Impact of awake videothoracoscopic surgery on postoperative lymphocyte responses. Ann Thorac Surg, 2010, 90: 973-978.

[67] Tacconi F, Pompeo E, Sellitri F, et al. Surgical stress hormones response is reduced after awake videothoracoscopy. Interact Cardiovasc Thorac Surg, 2010, 10: 666-671.

[68] Ash SA, Buggy DJ. Does regional anaesthesia and analgesia or opioid analgesia influence recurrence after primary cancer surgery? An update of available evidence. Best Pract Res Clin Anaesthesiol, 2013, 27: 441-456.

[69] Gottschalk A, Sharma S, Ford J, et al. Review article: the role of the perioperative period in recurrence after cancer surgery. Anesth Analg, 2010, 110: 1636-1643.

[70] Snyder GL, Greenberg S. Effect of anaesthetic technique and other perioperative factors on cancer recurrence. Br J Anaesth, 2010, 105: 106-115.

译者：宋伟安，海军总医院胸外科

Cite this article as: Hung MH, Hsu HH, Cheng YJ, Chen JS. Nonintubated thoracoscopic surgery: state of the art and future directions. J Thorac Dis 2014;6(1):2-9. doi: 10.3978/j.issn.2072-1439.2014.01.16

第四部分 非插管电视胸腔镜手术的复杂性

第二十九章 非气管插管全胸腔镜支气管袖状切除术治疗中央型肺癌一例

Wenlong Shao[1,2,3], Kevin Phan[4], Xiaotong Guo[5], Jun Liu1[,2,3], Qinglong Dong[6], Jianxing He[1,2,3]

[1]Department of Thoracic Surgery, First Affiliated Hospital of Guangzhou Medical University, Guangzhou 510120, China; [2]Department of Surgery, Guangzhou Institute of Respiratory Diseases, Guangzhou 510120, China; [3]National Respiratory Disease Clinical Research Center, Guangzhou 510000, China; [4]The Collaborative Research (CORE) Group, Macquarie University Hospital, New South Wales, Australia; [5]Department of Thoracic Surgery, Second Affiliated Hospital of Harbin Medical University, Harbin 15000, China; [6]Department of Anesthesiology, First Affiliated Hospital of Guangzhou Medical University, Guangzhou 510120, China
Correspondence to: Jianxing He, MD, PhD, FACS. Department of Cardiothoracic Surgery, The First Affiliated Hospital of Guangzhou Medical University, No. 151, Yanjiang Rd, Guangzhou 510120, China. Email: drjianxing.he@gmail.com.

摘要: 支气管袖状肺切除术已经成为一种有效的胸腔镜入路治疗中心型肺癌的手术方式,其手术死亡率已经降低,并且最大限度保留患者肺功能从而改善长期生存。气管插管是这种胸腔镜手术最常用的麻醉方法,但是,这种麻醉方法具有较高的插管相关的并发症和肺部并发症。不插管硬膜外麻醉代表了另外一种可选择的麻醉方式,其能够避免很多问题,特别是在这种复杂的袖状切除术的情况下。在这里,我们报道一例右下肺癌患者在不插管硬膜外麻醉下行全腔镜支气管袖状切除术的病例。

关键词: 肺癌;支气管袖式切除;不插管硬膜外麻醉

View this article at: http://dx.doi.org/10.3978/j.issn.2072-1439.2014.08.10

1 介绍

支气管袖状肺切除术是治疗肺癌的一种有效的手术方式,其能够在廓清肿瘤的同时避免了全肺切除,进而降低了手术死亡率,最大限度保留患者肺功能从而改善长期生存[1]。JinShing Chen等报道了不插管硬膜外麻醉下的VATS肺叶切除术治疗肺癌,证明这种方式安全可行[2]。但采用非气管插管麻醉下进行支气管袖状切除术目前未见报道。在此,我们报道了一例右下肺癌患者在非插管硬膜外麻醉下行全腔镜支气管袖状切除术的情况。

2 病例报告

患者,男,70岁,因"体检发现右下肺肿物1周"为主诉入院。入院后行血常规、肝肾功能、心功能、腹部超声及骨ECT检查,未发现各器官功能的异常及癌症转移证据;肺功能:FVC:73.1%、FEV1:71.5%。CT检查显示右肺下叶背段肿物(图1),约3 cm×4 cm,偏心厚壁空洞,纵隔未见明显肿大淋巴结;纤维支气管镜示右肺下叶背段开口菜花样肿物,以活检钳取病理为"鳞状细胞癌"。向患者交待病情及手术治疗的必要性,患者同意手术。于2013年11月11日在硬膜外阻滞非气管插

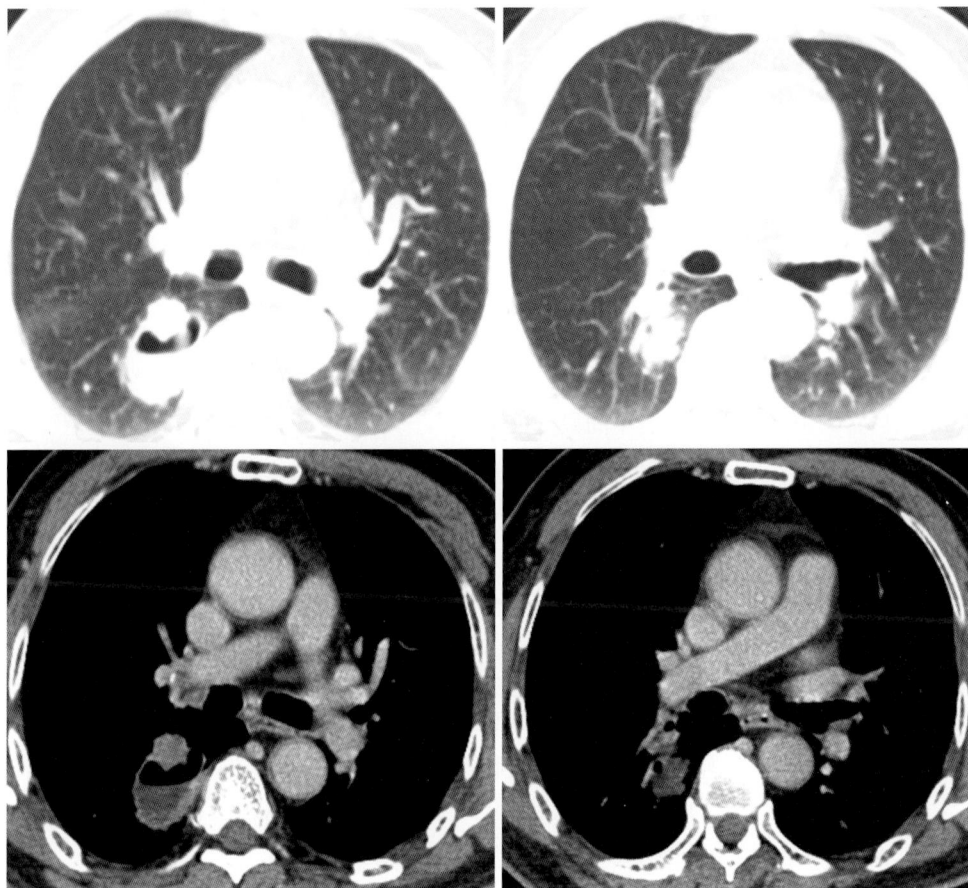

图1 CT示右肺下叶背段肿物

管麻醉下行全胸腔镜手术治疗。麻醉前30 min肌内注射咪达唑仑0.07 mg/kg、阿托品0.01 mg/kg。患者进入手术室后，开放外周静脉补液，连接生命体征监测。右侧卧位，取T7~T8椎间隙为穿刺点行硬膜外穿刺，向头端置入硬膜外导管成功后固定导管。硬膜外管注入0.375%Ropivacain罗哌卡因试验量2 mL，观察5 min后无全脊麻表现，即分2次注入0.375%罗哌卡因8 mL，10 min后测麻醉平面。

用面罩吸氧去氮，静脉给予（Propofol）丙泊酚（target controlled infusion，TCI）靶控输注2 μg/mL并静脉输注(sufentanil)舒芬太尼 0.2 μg/kg，镇静镇痛效果满意后插入喉罩，连接麻醉机SIMV(simultaneous intermittent mandatory ventilation 同步间歇指令通气)通气。分别行右颈内静脉和非术侧桡动脉穿刺置管。硬膜外管隔60 min注入0.375%罗哌卡因4 mL。持续静脉TCI输注丙泊酚1.0~1.5 μg/mL。持续泵入(renifentanil)瑞芬太尼0.03 μg/kg·min以及(dexmedetomidine hydrochloride)右

美托咪啶0.5~1.0μg/(kg·h)维持镇静镇痛。术中以脑电双谱分析仪监测镇静效果，BIS(Bispectial index)保持在40~60，按监测值调整镇静深度。保留患者自主呼吸，呼吸频率12~20次/分。

麻醉连续监测有创动脉血压IBP、Ⅱ导联ECG、脉搏血氧饱和度SpO$_2$、中心静脉压CVP、潮气量VT、分钟通气量MV、气道压峰值Peak、呼气末二氧化碳End-tidal carbon dioxide (ETCO2)、尿量。为抑制胸腔镜操作牵拉肺组织所引起的咳嗽反射，我们采用胸内迷走神经阻滞。在胸腔镜直视下，于奇静脉弓上方气管旁的纵隔胸膜下迷走神经旁局部注射0.375%罗哌卡因3~5 mL。

非插管硬膜外胸腔镜手术的手术入路和普通胸腔镜相同，用3孔(3-port)操作方法。左侧卧位，腔镜观察孔在肋前线第7肋间，主操作孔在腋前线第5肋间，辅助操作孔位于观察孔的同肋间腋后线处，3个孔接近等边三角形。以30°腔镜，观察视野可以覆盖整个胸腔。术侧

胸部切口与外界相通加之轻柔按压病肺可形成医源性气胸使右下肺萎陷。术中阻滞走迷神经后，探查见右肺下叶背段肿物约4 cm×5×5 cm，表面胸膜凹陷征明显。术中先以强生腔镜自动切割缝合器分离不全肺裂；然后游离并切断右下肺动脉、静脉；后用强生腔镜自动切割缝合器将右下叶支气管切断，取出标本送冰冻病理检查报"支气管切缘癌残留"。等待冰冻病理结果时行系统性淋巴结清扫。为保留患者右中肺拟行支气管袖状切除术，并未中转插管继续手术操作。将右中叶及右中间段支气管根部离断，冰冻病理示中间段及中叶支气管近端切缘未见癌残留，后将右中叶支气管与右中间段支气管吻合，用3-0prolene单根线连续缝合。吻合完毕后以气囊辅助喉罩加压通气涨肺，支气管吻合口无漏气，确切止血后结束手术。

3　结果

手术时间为165 min，其中支气管吻合时间为25 min，术中出血量约120 mL，患者术中清扫5组共淋巴结18个，病理回报"右下肺肿物中分化鳞状细胞癌，下叶支气管残端原位癌，右中叶及中间段支气管近端切缘未见癌，各组淋巴结均未见癌转移(0/18)"。患者术后未进行辅助呼吸，4 h恢复进食水，1 d后离床活动，6 d后拔除引流管，无漏气、肺感染、肺不张、支气管胸膜瘘等并发症发生，于术后第8 d出院。术后1个月复查肺CT示吻合口无狭窄(图2)。

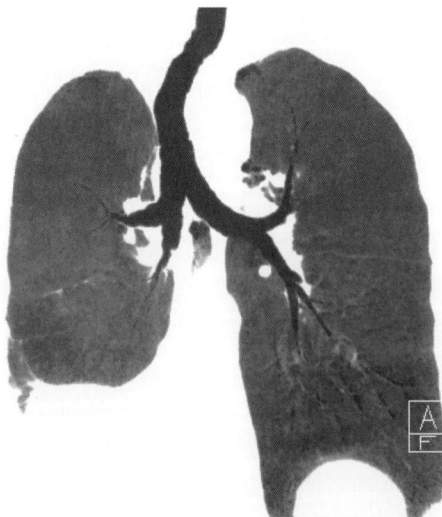

图2　术后一个月复查肺CT示吻合口无狭窄

4　讨论

本病例因肺叶切除后支气管残端肿瘤残留，而临时改为袖状切除术，当时患者情况稳定，考虑支气管吻合时间不长，同时不希望中转插管增加患者创伤。因此本病例在偶然情况下尝试应用非插管麻醉进行支气管袖状切除手术并获得成功，证实了非插管麻醉不仅可以完成常规胸腔镜肺叶切除手术，而且可以进行高难度的支气管吻合手术。

为避免患者术中出现呼吸衰竭，往往只在一些经过挑选的患者中实施非插管硬膜外麻醉，这些患者包括：预计手术操作时间3个小时以内、ASA Ⅰ~Ⅱ级、BMI<25、肺功能储备较好。在这些患者中，大多数非插管手术过程中SpO_2均能维持在90%或以上[2-4]。在这例患者中，由于支气管袖状切除需要开放气道，使得经鼻吸入氧气的通路被阻断，致使吸入氧浓度降低，患者术中氧饱和度SpO_2最低下降至80%。我们通过使用喉罩及气囊辅助呼吸，增大氧流量和通气量，迅速将SpO_2维持在90%~95%的安全范围，同时改善了低氧血症，减轻CO_2在术侧胸腔重吸收。在完成支气管吻合后，患者迅速恢复了通气，低氧血症和高碳酸血症迅速改善。

总之，在不插管硬膜外麻醉下能够实行全胸腔镜下的支气管切除术，其能够在成功切除肿瘤的情况下最大限度地保留有功能的肺组织。患者恢复迅速，在术后很快清醒，在术后能够很快开始进食并且活动，住院时间较短。

比较于全麻插管，辅助呼吸更容易改善这种自主呼吸下的气道漏气、气道压下降所引起的缺氧。同时我们也发现在整个手术过程，患者自主呼吸下的低氧血症和高碳酸血症是可以允许的并均在可控范围，不会影响到患者的血流动力学及手术操作。支气管吻合完毕，患者的通气状态立即恢复，低氧血症和高碳酸血症得到明显改善。在没有气管插管同时保留自主呼吸状态下，术野的渗液、渗血极容易进入气道引起误吸，要求术者既要有纯熟的气管吻合技术，又要随时保护开放的气道，不能让术野血液进入支气管残端，这需要外科医生跟麻醉医生更密切的沟通合作。

在胸腔镜已经发展到可以开展中晚期肺癌手术的今天，我们在长期大量研究基础上，尝试一例患者在非插管硬膜外麻醉下行全胸腔镜下支气管切除术并取得成功。患者通过胸腔镜手术不仅实现了彻底切除癌肿而且保留了足够的肺组织及功能，并通过此种方法得到快速康复，术毕迅速清醒，术后很快进食水及离床活动，住院时间短，使中央型肺癌患者得到了手术微创包括麻醉微创的整体微创手术治疗。尽管其安全性及长期临床效果仍不清楚，但我们相信这例非插管胸腔镜支气管袖状切除术是一次手术及麻醉方法的大胆尝试，为中晚期肺癌的胸腔镜微创治疗提供了有益线索。

声明

本文作者宣称无任何利益冲突。

参考文献

[1]　Schmid T, Augustin F, Kainz G, et al. Hybrid video-assisted thoracic surgery-robotic minimally invasive right upper lobe sleeve lobectomy. Ann Thorac Surg, 2011, 91: 1961-1965.

[2]　Chen JS, Cheng YJ, Hung MH, et al. Nonintubated thoracoscopic lobectomy for lung cancer. Ann Surg, 2011, 254: 1038-1043.

[3]　Dong Q, Liang L, Li Y, et al. Anesthesia with nontracheal intubation in thoracic surgery. J Thorac Dis, 2012, 4: 126-130.

[4]　Chen KC, Cheng YJ, Hung MH, et al. Nonintubated thoracoscopic lung resection: a 3-year experience with 285 cases in a single institution. J Thorac Dis, 2012, 4: 347-351.

译者：邵文龙，广州医科大学附属第一医院胸外科

第三十章　不插管电视胸腔镜手术在年龄超过80岁老年人中的应用

Mark R. Katlic[1], Matthew A. Facktor[2]

[1]Divisions of Thoracic Surgery, Sinai Hospital, Baltimore, MD, USA; [2]Geisinger Health System, Danville, PA, USA
Correspondence to: Mark R. Katlic, MD, Chairman. Department of Surgery, Sinai Hospital of Baltimore, 2401 West Belvedere Avenue, Baltimore, MD 21215, USA. Email: mkatlic@lifebridgehealth.org.

背景: 电视辅助胸腔镜手术(video-assisted thoracic surgery，VATS)通常是在双腔气管全麻下进行的，但是，这种双腔全麻可能会对老年人的肺功能造成影响。我们选择研究不插管VATS手术的安全性和有效性，在老年患者中采用局部麻醉、镇静以及自主呼吸。

方法: 对所有2011年10月1日至2014年12月31日在Geisinger保健系统(宾夕法尼亚州，美国)和2011年10月1日至2014年12月31日在Sinai医院(马里兰州，美国)接受局麻和镇静下VATS手术的年龄超过80岁的所有患者病例记录进行回顾性分析。对于这项技术来说，所有不成功的尝试也纳入研究，但是，没有患者不成功。没有患者因为合并症被排除。

结果: 所有96名年龄在80~104岁的患者接受了102次不插管VATS手术，包括：胸膜活检/胸腔积液引流以及行或不行滑石粉固定73人次，脓胸引流17人次，血胸清除4人次，心包开窗3人次，肺活检2人次，乳糜胸治疗2人次，气胸治疗1人次。没有患者需要气管插管或者中转开胸。没有患者需要进一步的操作或者活检。3人出现了并发症(3.1%的发生率)：脑血管意外，肺栓塞和延长漏气。1名94岁患者由于过度抗凝死亡，2名84岁患者由于进展期肺癌死亡(3.1%的死亡率)。

结论: 老年患者能够很好地耐受局麻和镇静的不插管VATS手术，该技术对于某些适应证是安全的。

关键词: 脓胸；老年外科学；老年麻醉；胸腔积液；胸腔镜；电视辅助胸腔镜手术(video-assisted thoracic surgery，VATS)

View this article at: http://dx.doi.org/10.3978/j.issn.2305-5839.2015.04.01

作者介绍: Mark R. Katlic医生(图1)，美国巴尔的摩Sinai医院外科主席。美国丹维尔Geisinger保健系统的Matthew A. Facktor医生(图2)。

1　引言

老年外科学的一个重要的原则是[1]：老年人能够很好地应对应激，但是由于缺少器官系统储备，因此不能很好地应对严重应激。例如，老年患者在经受一些应激性的手术(例如结肠切除术或肝切除术)后能够恢复到正常的功能，但是在一些应激非常强烈的手术(例如，Whipple胰十二指肠切除术)后，则需要较长时间的恢复[2]。Fortner和Lincer发现肝癌接受肝切除术后死亡的老年患者中，几乎所有增加的死亡患者均在接受了扩

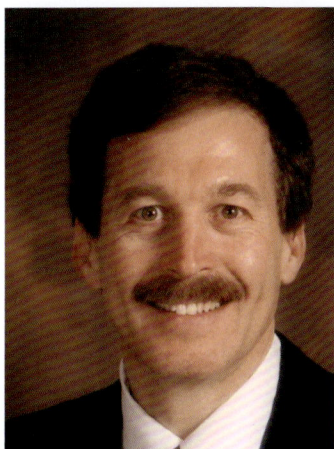
图1 Mark R. Katlic 博士

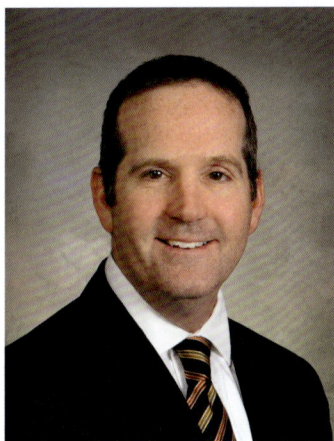
图2 Matthew A. Facktor 博士

大切除的组(例如，扩大的右半肝切除或则三段切除)，其中，60%的死亡是由于肝功能不全。

有一些证据表明，即使应激功能储备较少也能够获益。这主要是通过做一些较小但是不影响生存的手术来获得(例如肺楔形切除或者段切除而不是行肺叶切除)或者采用应激较小的方式来实施确定性的手术(例如VATS肺叶切除术或者腹腔镜结肠切除术)。

Jaklitsch等[4]发现在年龄65~90岁的患者中实施的307例腔镜辅助操作中，同开胸相比，可以减少死亡率、住院时间和术后谵妄的发生。同一半接受开放(开胸手术)肺叶切除术的老年患者相比，在另外一半接受腔镜肺叶切除术的老年患者中，并发症更少($P=0.04$)，住院时间更短($P<0.001$)[5]。Patel[6]报道在年龄超过75岁的老年患者中，同开放手术相比，血管内进行胸主动脉

手术患者住院时间更短而远期结局相似。

即使上面提到的这些"较少应激"的操作也需要全身麻醉和气管插管，但是一些手术却不需要，对于这些麻醉也有一定的风险。

受局麻下采用VATS治疗胸膜疾病的临床结果的鼓励——以及在一例恶性胸腔积液患者患者治疗中非计划地成功实施了心包开窗术——我们拓宽了我们采用该技术的适应证[7]。我们相信该技术将被证明是安全的，特别是对于80多岁老人，90多岁老人和百岁老人具有重要的价值。

2 方法

对所有2011年10月1日至2014年12月31日在Geisinger保健系统(宾夕法尼亚州，美国)和2011年10月1日至2014年12月31日在Sinai医院(马里兰州，美国)接受局麻和镇静下VATS手术的年龄超过80岁的所有患者病例记录进行回顾性分析。作者及所有作者直接指导的住院医生完成了上述分析。对于这项技术来说，所有不成功的尝试也纳入研究，但是，没有患者不成功。没有患者因为合并症被排除。Geisinger保健系统研究审查委员会(草案号2005-0166)和Sinai医院审查委员会(草案号1915)批准了该研究。这些患者中的18名患者是此前发表在2006年的研究的一部分(115名患者，年龄在21~88岁)[7]。63名患者纳入了最近一篇讨论该技术的文章中(在我们研究期限内，共353名患者，年龄在21~100岁)[8]。

3 技术

3.1 选择标准

如果患者存在下列情况之一，则不选择采用该技术：血流动力学不稳定，已经插管并且呼吸机辅助呼吸的患者，需要广泛的胸膜剥脱的患者，实性肺结节或者没有同时存在大量胸腔积液的心包积液。所有其他大量单侧胸腔积液、脓胸或者弥漫性肺疾病的患者给予局麻和镇静(表1)。没有患者因为合并症被排除在外。没有符合上述标准的患者接受全身麻醉或者气管插管。

3.2 总体情况

患者采用个体化的咪达唑仑，芬太尼和丙泊酚复合镇静；连续输注丙泊酚是有效的[起始剂量为

表1　患者选择
全身麻醉
血流动力学不稳定
患者已经插管/辅助通气
脓胸，需要胸膜剥脱
实性肺结节
心包积液
局部麻醉/镇静
血流动力学稳定
单侧大量胸腔积液
脓胸
弥漫性肺疾病，多发结节
心包积液同时伴有胸腔积液
慢性脓胸

120 mg/（kg·min），根据需要增加]。通过面罩给氧，监测血氧饱和度、心电图和血压。通过放置在口呼吸道的导管监测呼气末二氧化碳。如果需要，进行纤维支气管镜检查，而后，将患者放置为完全侧卧位。采用局部浸润麻醉（1%利多卡因，根据切口数量和长度给予10~30 mL），而后切开1~3个2 cm切口。最佳的情况下，肋间肌和胸膜给予直视下或者通过切口触诊引导下浸润麻醉。

意外情况需要转为插管或者中转开胸（从来没有发生）包括：快速自一个切口放置一根胸引管，采用敷料封闭其他切口，而后将患者转为平卧位插管。同时，也可在患者处于侧卧位时放置喉罩进行通气，取决于当时的具体情况。

部分患者可以于当天或者第二天出院，通常在胸引管上留置一个小的引流容器（Atrium Mini-Express®，Atrium医疗用品公司，Hudson，新罕布什尔州，美国），或者，在一些患者中放置一个PleurX®导管（CareFusion公司，圣地亚哥，加利福尼亚州，美国）。根据情况，在换药室拔除胸引管。

3.3　胸膜疾病

做单一切口，采用杯状活检钳和可能需要的滑石粉喷洒导管沿着短戳卡（Endopath®，爱惜康），从胸腔外进入胸腔。当需要的时候，例如，多房性的脓胸，做第二个无需放置戳卡的切口，导入其他器械帮助离断粘连。

3.4　肺活检

做三个切口分别通过戳卡导入镜头，环形抓钳和内镜下切割缝合器。如果需要，采用手指触诊。胸膜内的粘连可以通过钝性或者采用剪刀或电刀锐性分离。一般来说，根据术前CT结果，对于目标肺区域进行两个或三个楔形活检。

3.5　心包开窗

如果同时存在胸腔积液，肺由于"习惯性地"被压缩，那么两个切口可能就足够，将抓钳在镜头旁边导入胸腔，一个前方切口置入15号手术刀，而后是腔镜下剪刀。如果需要，可以在前上方做第三个切口用一个抓钳或者钝性器械将肺牵拉向上方。

4　结果

共有96位年龄在80~104岁（平均年龄84岁，中位年龄84岁）的患者。其中51名男性，45名女性。美国麻醉学会体力评分如下：1（无），2（5人），3（52人），4（45人）。

诊断（表2）包括恶性胸腔积液36例，良性胸腔积液34例，脓胸17例，慢性血胸4例，恶性心包积液3例，胸膜间皮瘤3例，常见间质性肺炎2例，乳糜胸2例，气胸1例。

手术（表3）包括：胸腔积液引流/胸膜活检73例（其中63例给予滑石粉喷洒，10例没有应用滑石粉），脓胸引流17例，血胸廓清4例，心包开窗3例，肺活检2例，乳糜胸治疗（引流以及沿着胸导管走形行胸膜固定术）2例，气胸治疗1例。总体平均手术时间为25 min（9~173 min），根据不同类型如下：引流/胸膜活检24 min（10~68 min），脓胸引流24 min（9~173 min），血胸引流27 min（13~40min），心包开窗25 min（17~34 min），肺活检33 min（31~34 min），乳糜胸治疗37~48 min，气胸治疗17 min。

没有患者需要术中插管或者硬膜外或神经阻滞镇痛。没有患者需要中转开胸。在所有活检的病例中，诊断均得到了明确，没有需要其他操作。对于脓胸，不需要其他进一步的处理。没有患者存在术中知晓或者记

表2　诊断

疾病	数量
恶性胸腔积液	36
肺癌	17
乳腺癌	8
胸膜间皮瘤	5
其他，每种1例(喉，前列腺，结肠，前列腺，未分化癌，胃癌)	6
良性胸腔积液	34
慢性胸膜炎	30
慢性胸膜炎，放疗	3
腹水	1
脓胸	17
慢性血胸	4
心包积液(所有都是转移性肺癌)	3
胸膜间皮瘤	3
肺疾病(全部为间质性肺炎)	2
乳糜胸	2
气胸	1
总数	102

表3　手术

手术	数量
积液引流 / 胸膜活检	73
滑石粉注入	63
没有滑石粉注入	10
脓胸引流	17
血胸廓清	4
心包开窗	3
肺活检	2
治疗乳糜胸	2
治疗气胸	1
总数	102

忆。血氧饱和度维持在术前水平或者更高，通常高于90%。存在3例并发症(3.1%的发生率)：一名84岁老年男性在接受恶性心包积液和双侧胸腔积液引流后发生不致命的脑血管意外；一名89岁老年妇女在慢性血胸廓清后一个星期发生肺栓塞和房颤；一名86岁老年男性在接

受气胸治疗后出现持续8天的漏气。3例发生死亡(3.1%的发生率)：一名94岁老年女性在恶性心包积液引流5天后，当时由于她过度抗凝导致出血死亡(并且当时她希望不再接受任何治疗)。两名84岁男性分别在恶性胸腔积液引流后第1天和第6天由于进展期肺癌死亡。

5　讨论

对于大多数VATS肺叶切除或者胸腺切除来说，需要进行气管插管，全身麻醉。然而，在本研究的这些操作中，既不需要全身麻醉也不需要气管插管，在老年患者中，每一种均存在风险。此外，在这些具有进展期恶性肿瘤的患者中，很多操作是姑息性的，因此，更加应当进一步减少风险。

深度麻醉——其本身需要双腔气管内插管——会带来血流动力学的改变以及减慢恢复。对于九旬老人来说，如果静脉充盈和心脏充盈不足，即使在没有进展期恶性肿瘤或者脓胸的情况下，也不能够维持心输出量。在很多患者中，需要给予肌松剂。这些更有可能导致气道干燥。

在外科文献中很少讨论，但是每年均有报道的是气管插管导致的气管、食管或者下咽的损伤。2005年，Gómez-Caro Andrés[9]分析了来自7个系列的90例医源性气管支气管损伤。Conti[10]在2006年讨论了12年间连续的30例病例。Schneider[11]在2007年报道了单中心10年间的29例病例。Minambres[12]在过去的40年间，报道了182例气管插管术后的气管破裂，其死亡率为22%，并且并发症发生率非常高。老年患者可能能够耐受手术本身的应激，但是，由于他们缺少功能储备，不能够耐受额外增加的医源性损伤的应激。一位不知名的作者写道"老年患者能够耐受手术但是不能够耐受并发症"。

在该研究中，讨论VATS对于脓胸引流是否有效[13]，滑石粉喷洒或者PleurX®实施胸膜固定的有效性，或者胸膜活检的可靠性(相对于胸腔积液细胞学检测[15])，超出了本研究的范围；作者支持所有这些做法。对于简单的胸腔积液患者来说，床旁的胸腔置管以及滑石粉胸膜固定对于我们的技术来说是另外的一种选择。尽管我们的经验显示气管插管和深度镇静下的自主通气可能不需要，但是，其却是另外的一种选择。我们的目的是证明在老年患者中，在自主呼吸下不进行气管插管，在局部麻醉/镇静下能够安全地实施这些操作。

我们"最老的老年人"也能够在局麻、镇静和自主

呼吸状态下耐受VATS操作。即使对于经验丰富的外科医生来说，强制性单侧气胸也是一个有可能使其感到害怕的概念，但是，实际上确是不应该。因为，对于很多患者来说，由于既有的胸腔积液或者脓胸，其已经导致了一侧肺的萎陷。同时，当患者处于侧卧位时，同侧的肺接受了较少的通气和较少的灌注，因此，其生理性的分流可能比预计要少的多。即使对于脓胸和双侧肺炎或者心包积液和胸腔积液的患者(图3)来说，也能够耐受这些操作。其中一项非常繁琐但是很成功的胸膜剥脱术持续了173 min。一位百岁老人，同其他较为年轻的患者一样，在实施手术的当天带着胸引管出院；另外一位老人带着她的胸引管在手术的第二天回到了家中。

有些人可能会质疑说区分深度镇静和全身麻醉的界线其实是不清楚的。但是，无论我们的技术叫什么，它在老年患者中是安全和有效的，患者能够耐受强制性的气胸，自主呼吸和局部镇痛。

事实上，在VATS的早期历史上，胸腔镜是在局麻下实施的[16-17]，但是，在随后的几十年里，由于全身麻醉的诱惑，其逐渐被全麻所取代。我们目前报道的技术在给予镇静药物，仔细局麻以及小心地进行器械操作下得到了成功的实施。这些病例不需要其他特殊的技术，而是在作者的指导下由我们的住院医生常规进行操作。我们的麻醉师逐渐喜欢采用这种方法，而当我们在一些较为复杂的病例中要求进行全身麻醉时他们还表达了不满。

总之，对于老年患者来说，由于他们缺少功能储备，采取姑息性的目的实施应激较少的医疗操作具有特别重要的价值。对于80~90以及百岁老人来说，他们能够安全的耐受局麻，镇静下的不插管VATS操作。

声明

本文作者宣称无任何利益冲突。

参考文献

[1] Katlic M. Principles of Geriatric Surgery. In: Rosenthal R, Zenilman M, Katlic M. eds. Principles and Practice of Geriatric Surgery 2nd Edition. New York: Springer, 2011: 235-251.

[2] Lawrence VA, Hazuda HP, Cornell JE, et al. Functional independence after major abdominal surgery in the elderly. J Am Coll Surg, 2004, 199: 762-772.

[3] Fortner JG, Lincer RM. Hepatic resection in the elderly. Ann Surg, 1990, 211: 141-145.

[4] Jaklitsch MT, DeCamp MM Jr, Liptay MJ, et al. Video-assisted thoracic surgery in the elderly. A review of 307 cases. Chest, 1996, 110: 751-758.

[5] Cattaneo SM, Park BJ, Wilton AS, et al. Use of video-assisted thoracic surgery for lobectomy in the elderly results in fewer complications. Ann Thorac Surg, 2008, 85: 231-235; discussion 235-236.

[6] Patel HJ, Williams DM, Upchurch GR Jr, et al. A comparison of open and endovascular descending thoracic aortic repair in patients older than 75 years of age. Ann Thorac Surg, 2008, 85: 1597-1603; discussion 1603-1604.

[7] Katlic MR. Video-assisted thoracic surgery utilizing local anesthesia and sedation. Eur J Cardiothorac Surg, 2006, 30: 529-532.

[8] Katlic MR, Facktor MA. Video-assisted thoracic surgery utilizing local anesthesia and sedation: 384 consecutive cases. Ann Thorac Surg, 2010, 90: 240-245.

[9] Gómez-Caro Andrés A, Moradiellos Díez FJ, Ausín Herrero P, et al. Successful conservative management in iatrogenic

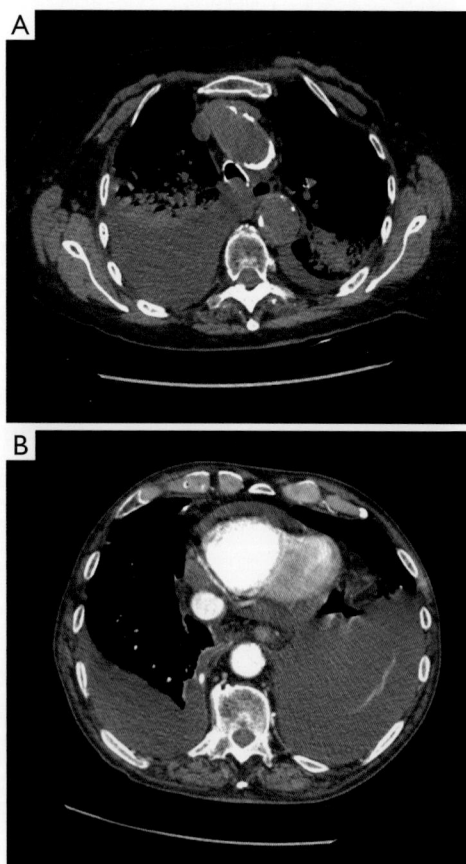

图3　(A) 右侧脓胸和双侧肺炎；(B) 心包积液和双侧胸腔积液

tracheobronchial injury. Ann Thorac Surg, 2005, 79: 1872-1878.

[10] Conti M, Pougeoise M, Wurtz A, et al. Management of postintubation tracheobronchial ruptures. Chest, 2006, 130: 412-418.

[11] Schneider T, Storz K, Dienemann H, et al. Management of iatrogenic tracheobronchial injuries: a retrospective analysis of 29 cases. Ann Thorac Surg, 2007, 83: 1960-1964.

[12] Miñambres E, Burón J, Ballesteros MA, et al. Tracheal rupture after endotracheal intubation: a literature systematic review. Eur J Cardiothorac Surg, 2009, 35: 1056-1062.

[13] Wurnig PN, Wittmer V, Pridun NS, et al. Video-assisted thoracic surgery for pleural empyema. Ann Thorac Surg, 2006, 81: 309-313.

[14] Tan C, Treasure T, Browne J, et al. Appropriateness of VATS and bedside thoracostomy talc pleurodesis as judged by a panel using the RAND/UCLA appropriateness method (RAM). Interact Cardiovasc Thorac Surg, 2006, 5: 311-316.

[15] Light RW. Clinical practice. Pleural effusion. N Engl J Med, 2002, 346: 1971-1977.

[16] Jacobaeus HC. The practical importance of thoracoscopy in surgery of the chest. Surg Gynecol Obstet, 1922, 34: 289-296.

[17] Bethune N. Pleural poudrage. A new technique for the deliberate production of pleural adhesion as a preliminary to lobectomy. J Thorac Surg, 1935, 4: 251-261.

译者：赵晋波，第四军医大学唐都医院胸外科

Cite this article as: Katlic MR, Facktor MA. Non-intubated video-assisted thoracic surgery in patients aged 80 years and older. Ann Transl Med 2015;3(8):101. doi: 10.3978/j.issn.2305-5839.2015.04.01

第三十一章　清醒状态下单孔胸腔镜肺切除术在已行对侧肺叶切除患者中的优势

Carlos Galvez[1], Jose Navarro-Martinez[2], Sergio Bolufer[1], Francisco Lirio[1], Juan Jose Mafe[1], Maria Jesus Rivera[2], Joaquin Roca[2], Benno Baschwitz[1]

[1]Thoracic Surgery Service, [2]Anesthesia Service, University General Hospital of Alicante, Spain
Correspondence to: Carlos Galvez, MD. University General Hospital of Alicante, C/Pintor Baeza 12, 03010 Alicante, Spain.
Email: carlos.galvez.cto@gmail.com.

摘要： 我们对一例对侧非小细胞肺癌(NSCLC)复发且没有转移证据和手术禁忌的患者实施了手术切除。这例患者首次肺叶切除采用全身麻醉和双腔气管插管机械通气，此次全麻会增加呼吸机相关肺损伤和患病率的风险。患者处于清醒状态有助于减少手术和麻醉时间，保持膈肌运动，减轻对侧剩余肺叶的呼吸机相关性损伤，以及减少并发症。这是一位43岁的女性患者，15个月前发现左肺下叶3.1 cm大小的黏液腺癌且无淋巴结转移，我们已对其实施了肺叶切除术。现在发现右肺下叶一个8 mm大小的空洞结节，影像学提示呈进行性增大，且细针穿刺病理诊断结果提示与黏液腺癌一致。因此我们建议患者实施清醒状态下局部硬膜外麻醉手术治疗。

关键词： 胸腔镜/VATS；肺癌手术；麻醉

View this article at: http://dx.doi.org/10.3978/j.issn.2305-5839.2014.05.07

一位43岁女性患者，既往因罹患左下肺黏液腺癌而行肺叶切除术，术后病理分期为IB期，无淋巴结转移，随访时CT扫描提示右肺下叶背段一个6 mm大小结节，复查后提示结节增大至8 mm。细针穿刺活检病理诊断结果提示黏液腺癌复发。肺功能检查FEV1占预计值85%，DLCO占预计值73%，可耐受手术治疗。我们开展了两项临床研究，比较了全麻下双腔插管和清醒非插管加局部硬膜外麻醉在间质性肺疾病以及肺转移疾病患者中的应用。在这个特殊病例中，我们建议采用清醒状态非插管手术，从而避免双腔气管插管和术中机械通气对残余左上肺带来相关损伤，我们认为这些损伤会对患者术后肺部相关并发症带来不利影响。经过对两种治疗方案利弊进行充分解释后，患者选择非插管手术方式，并且签署了知情同意书。

选择在T_4~T_5水平置入硬膜外导管，一次注入15 mL 0.5%布比卡因，导管在术中固定并保留至术后24 h。术中监测氧分压(PaO_2)及二氧化碳分压($PaCO_2$)。静脉注射咪达唑仑和芬太尼给予镇静但保持患者术中清醒状态，这样患者可以和麻醉及外科医生进行交流。患者左侧卧位并持续自主呼吸。在局麻下经鼻腔插入一个多孔导管到达声带上方，从而提高吸入气体的氧浓度。这个装置容易操作，患者耐受性好，而且不会增加吸气流量。手术开始前，患者动脉氧分压为400 mmHg，二氧化碳分压为44 mmHg。

在第5肋间做一长度为4 cm的切口(单孔胸腔镜手术用)，由于患者没有肺部基础病变，使得术中肺脏塌陷比较好。右肺上叶和中叶与胸壁有粘连。其中一些粘连带使用单极电凝钩将其烙断，而在最靠近胸顶的部分粘连给予保留，避免肺尖完全塌陷(图1A)。手术造成人工气胸后，测得动脉氧分压维持在446 mmHg，二氧化碳分压升高造成轻度高碳酸血症(56 mmHg)，但未造成临床影响。患者心率、血压和呼吸频率均无变化(表1)。

经过对右下肺叶病灶的观察及触诊后，决定给予行扩大楔形病灶切除(EndoGIA black load, Autosuture, Norwalk，CT)，并且使用标本袋将切除标本移除(图1B，图1C)。术中病理分析提示为腺癌，病灶周围至少1 cm外切缘呈阴性。没有发现其他病变以及肿大淋巴结。术毕沿手术切口放置一根24 Fr胸腔引流管并连接10 cm水柱负压吸引，同时嘱患者深呼吸并咳嗽使肺脏完全复张。手术操作时间为30 min，麻醉时间为40 min，全程手术时间共70 min。鼻腔内导管耐受良好(图1D)，使其保持了较高的氧合作用，虽轻度高碳酸血症但完全没有临床表现。

患者术后在过渡监护病房观察24 h，并未发现胸腔漏气，术后2 h胸部X线提示患者肺脏已完全复张。在6个小时的心电监护下，心率、血压和呼吸频率均在正常范围内。鼻导管吸氧3 lpm可保持动脉血氧分压在87 mmHg，二氧化碳分压术后迅速降至了正常水平(38 mmHg)。硬膜外置管疼痛控制良好(视觉模拟评分法)，患者傍晚即开始经口进食。经过术后24 h的观察，患者转入普通病房，胸管未发现漏气并给予拔除，硬膜外导管镇痛改为口服药物镇痛，在复查胸部X线提示肺脏完全复张的情况下，患者于术后1天出院。最近一次检查提示，在未吸氧状态下患者动脉血氧分压为94 mmHg，二氧化碳分压没有变化(38 mmHg)。我们系统地量化了患者的满意度，根据主观判断分为很好、好、一般、差四个等级，最终这名患者没有任何不满并作出了很好的评分。

最终病理结果确诊其为复发病灶，这个8 mm大小的黏液腺癌与患者对侧的肺部病变病理一致，病灶周围1.3 cm外未发现癌残留。

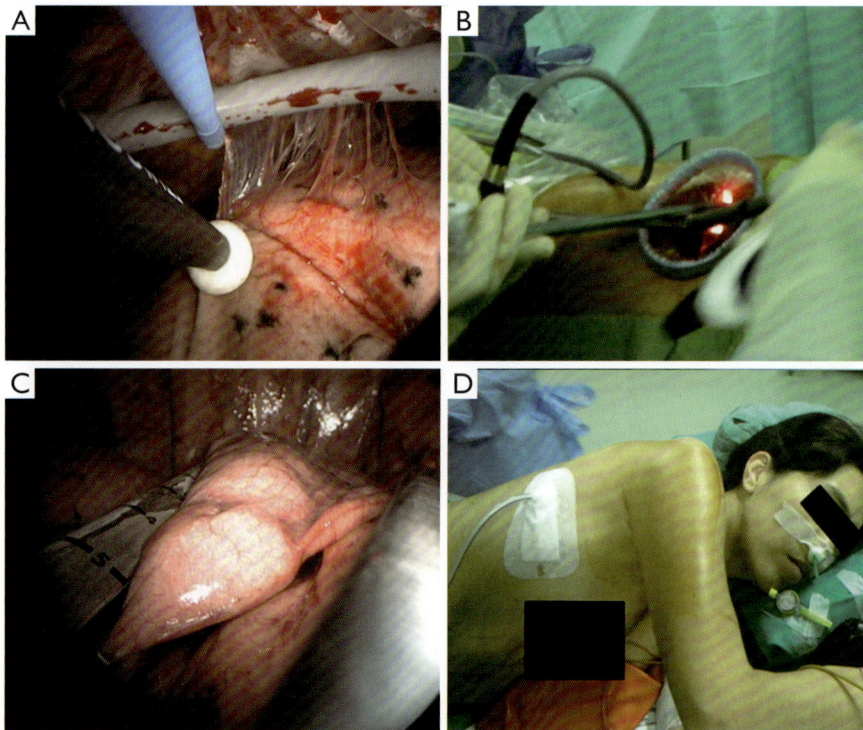

图1 (A)经切口使用电钩将胸膜粘连烙断；(B)通过4 cm长的单孔切口放置胸腔镜镜头、肺钳和EndoGIA黑色钉仓(Autosuture, Norwalk, CT)来进行操作；(C)触诊确认病变后将右肺下叶结节连带其边缘进行切除；(D)患者在适当镇静下采用经鼻腔多侧孔导管进行自主呼吸

表1 术中及术后相关参数

参数	平卧位	侧卧位	开胸时	关胸时	24小时	出院时
心率(bpm)	86	68	83	70	73	80
血压(mmHg)	96/72	112/74	120/80	110/82	116/75	120/70
呼吸频率(/min)	12	12	12	13	15	16
% O_2	60	60	80	80	21	21
PaO_2 (mmHg)	227	253	87	345	82	78
$PaCO_2$ (mmHg)	53	53	60	60	42	44
pH	7.32	7.32	7.28	7.26	7.39	7.40
PAS	–	–	–	–	3	2
疼痛部位	–	–	–	–	引流处	引流处

bpm，每分钟跳动次数；% O_2，吸入氧气浓度；PaO_2，血氧分压；$PaCO_2$，血二氧化碳分压；PAS，疼痛模拟评分[0-10]。

术后第3周该名患者在门诊随诊时无疼痛主诉，各项影像学检查及临床指标均无异常，并且对整个治疗过程表示非常满意。

讨论

清醒状态下胸腔手术作为标准的全麻下双腔气管插管方式的另一种选择，在过去几年已经得到了认可[1]。正如许多团队一样，E.Pompeo和同事组成的创新性手术团队也表明清醒状态下实施肺活检术，肺减容术，手汗症的交感神经切断术及肺组织切除术的可行性和安全性。甚至有些团队证实在清醒状态下可有效实施肺叶切除和胸腺切除术[2]。

随着经验不断积累，针对清醒状态下手术的适应证也开始逐步制订，但是外科和麻醉医生团队也必须清楚清醒状态下自主呼吸给患者带来的生理学改变，对手术操作的影响，以及整个过程可能存在的潜在并发症风险有哪些，而且需要在术中与技术娴熟的护理团队进行配合[3]。在尝试此项技术之前必须全面的设计一套应急预案(表2)。

其中需要认真考虑的问题之一就是严格的患者筛选，因为并不是所有患者在心理上都能接受，一旦出现紧张和焦虑的情绪，那么手术过程将会变得非常困难[4]。

此项技术的优势包括减少了机械通气相关性肺损伤(气压伤、肺不张、容积损伤)，因此可以减少术后肺部感染的风险，尤其对那些存在基础肺部疾病的患者更是如此。避免全麻带来的细胞和体液免疫应答，不仅可潜在减少术后感染的发生率，甚至有降低肿瘤进展机会的可能[5]。有经验的医生采用单孔VATS手术并不会增加手术时间，而且术后患者疼痛也有所减轻，只是现在仍缺乏与传统VATS手术对比的临床实验结果。

由于本例患者既往已行对侧肺叶切除术，因此我们建议她本次采用清醒状态下手术治疗。我们假设避免机械通气是可以防止呼吸机造成剩余肺组织潜在性肺损伤，因此术中给予高浓度氧气让余肺自主呼吸，同时保持膈肌的运动。过程中只不过出现了"允许性高碳酸血症"，患者并未感觉到呼吸困难。患者在手术当天即恢复正常活动如行走和经口进食，并且余肺完全复张，没有任何漏气，故该名肺叶切除的患者在无痛的情况下术后24 h就办理了出院，这也保证了她快速恢复正常生活。整个治疗过程中心血管指标均保持正常，并且二氧化碳分压也在术后随即下降至正常范围($PaCO_2$为42 mmHg)。

经鼻腔多侧孔导管被证实是非常有用的装置，在适当镇静下就可以较好耐受，它可以在不提高氧流量和吸气压力的情况下从呼吸道上方增加氧浓度，将动脉血氧分压维持在满意的水平。

这种方式能降低全麻和机械通气的需求，缩短手术时间、麻醉时间以及住院时间，而且也可以减少患者治疗过程的经济开销[6]。

我们假设清醒状态下的手术过程会减少对免疫应答的干扰，这对肿瘤的复发可能具有潜在的益处，从而降低其复发的机会，但也有假说强调手术引起的气胸对清醒状态的患者会造成影响，这就需要更多的证据来证明清醒不插管手术的优势是否可以消除气胸对清醒患者潜

表2 紧急情况下的对策

中转开胸或更改全麻的标准

呼吸性酸中毒 pH<7.1，伴有呼吸急促(频率超过30次/min)

非机械通气情况下提高氧流量也无法纠正的低氧血症(PaO₂<60 mmHg)

未进行迷走神经阻滞前提下患者出现持续性呛咳，且利多卡因雾化无效的

镇静药物无法控制的焦虑发作

单操作孔或清醒状态下无法控制的中度至大量出血，需要进行更高难度操作的(如肺动脉阻断，缝合修补，重建等)

肺脏阻断不完全导致肺组织随呼吸运动并且较难行切除操作

胸腔粘连并超过肺表面50%，需延长手术操作时间或增加难度的

通过单孔或清醒状态下无法进行结节触诊的(小结节，中央型，迷走神经阻滞无法控制的过度呛咳反射)

通过单操作孔或清醒状态下需要行肺部病变大部分肺组织切除的(如肺叶切除，全肺切除术)(相对标准)

患者主动要求中转开胸

全麻或开胸手术的中转

通过手术切口放置引流管，连接水封瓶并缝合伤口，使用无菌透明敷料沿引流管周围覆盖，使肺重新复张提高氧饱和度或减轻呼吸困难症状

开始全麻并在侧卧位下行经口气管插管

实施开胸或增加胸腔镜操作孔来继续手术

在的影响。

我们的结论：对于复发性非小细胞肺癌(NSCLC)患者，没有其他伴随疾病且各项功能检查指标较满意的，实施清醒状态下单孔胸腔镜局限性肺切除术是安全可行的，而且可以避免发生呼吸机和全麻相关性并发症，从而使患者更早恢复至正常生活。经鼻腔多侧孔导管装置在此项技术中作用很大。本文相关假设还需要前瞻性随机临床试验来进一步证实。

声明

作者宣称无任何利益冲突。

参考文献

1. Galvez C, Bolufer S, Navarro-Martinez J, et al. Awake uniportal video-assisted thoracoscopic metastasectomy after a nasopharyngeal carcinoma. J Thorac Cardiovasc Surg, 2014, 147: e24-e26.

2. Pompeo E. eds. Awake thoracic surgery. Bentham Science Publishers, 2012: 9-18.

3. Hung MH, Hsu HH, Cheng YJ, et al. Nonintubated thoracoscopic surgery: state of the art and future directions. J Thorac Dis, 2014, 6: 2-9.

4. Yang JT, Hung MH, Chen JS, et al. Anesthetic consideration for nonintubated VATS. J Thorac Dis, 2014, 6: 10-13.

5. Walker WS, Leaver HA. Immunologic and stress responses following video-assisted thoracic surgery and open pulmonary lobectomy in early stage lung cancer. Thorac Surg Clin, 2007, 17: 241-249, ix.

6. Rocco G, Romano V, Accardo R, et al. Awake single access (uniportal) video-assisted thoracoscopic surgery for peripheral pulmonary nodules in a complete ambulatory setting. Ann Thorac Surg, 2010, 89: 1625-1627.

译者：冷雪峰，成都大学附属医院心胸外科
审校：刘鸿程，同济大学附属上海市肺科医院胸外科
　　　杨学宁，广东省人民医院肿瘤外科

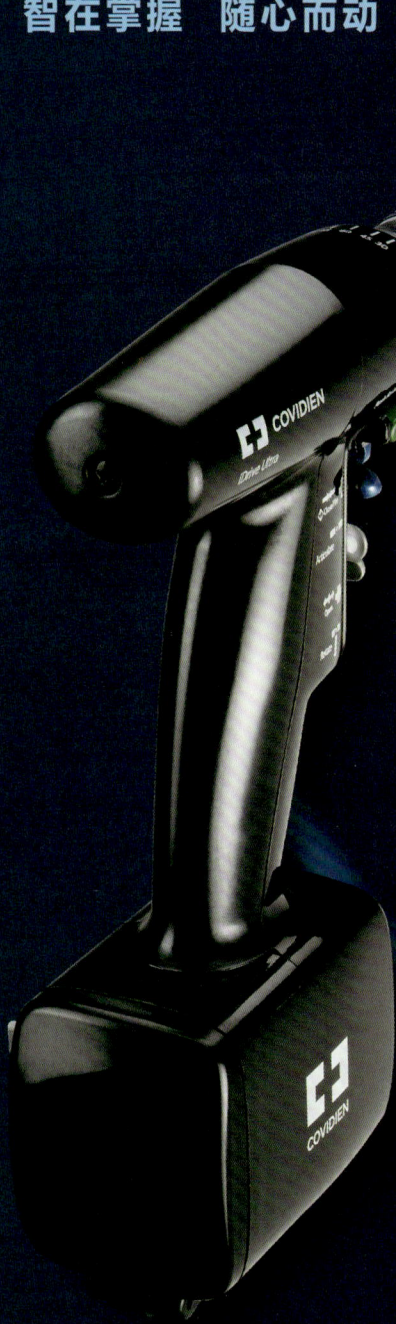

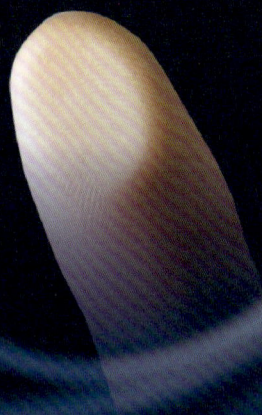

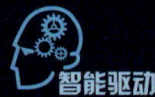

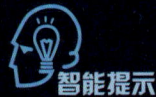

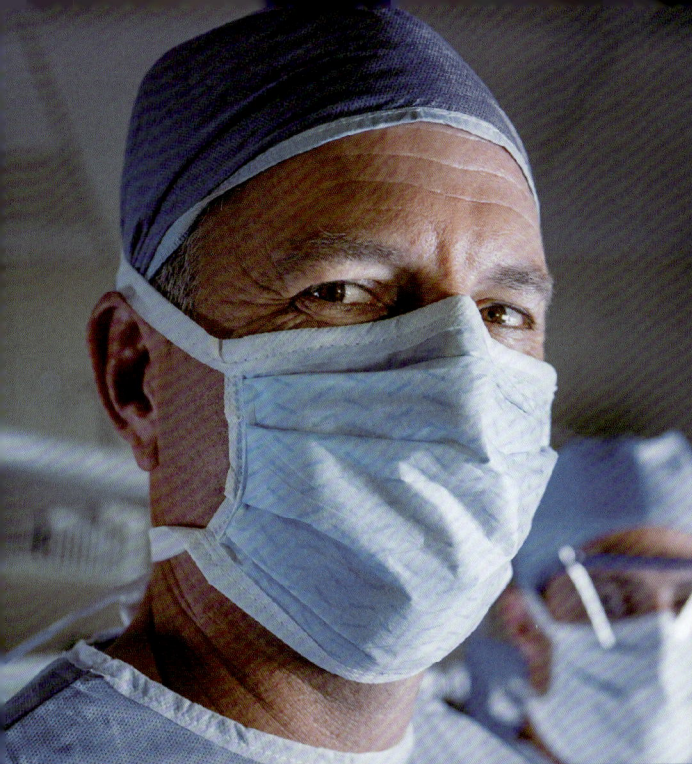

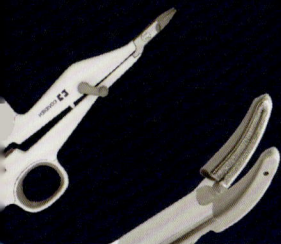
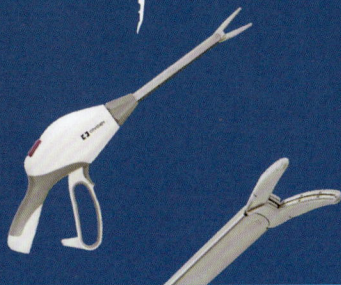
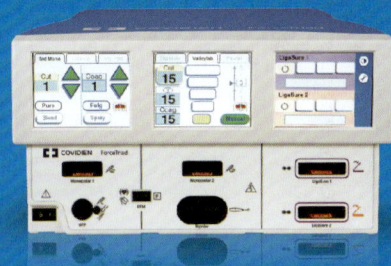
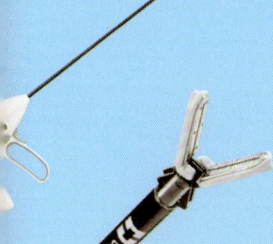
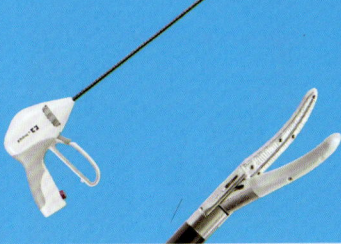
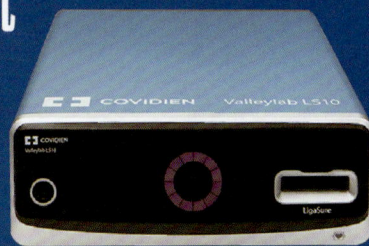
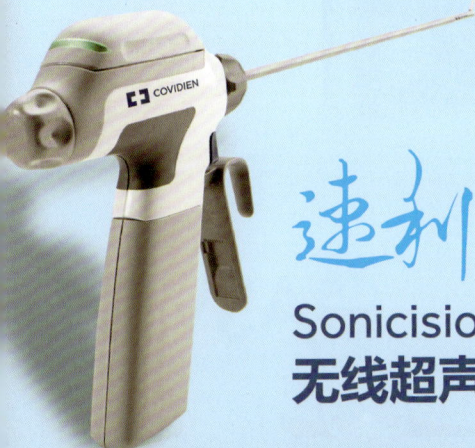

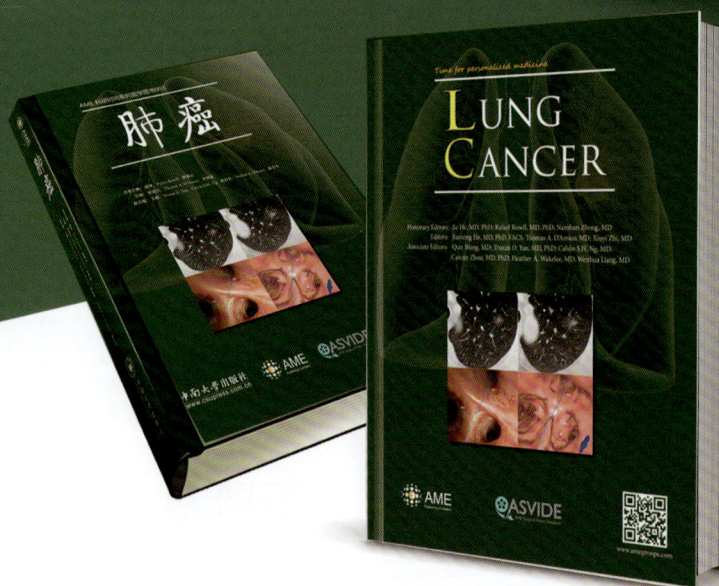

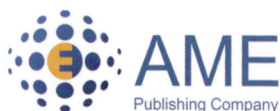

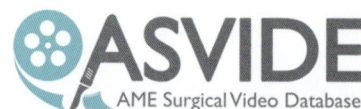

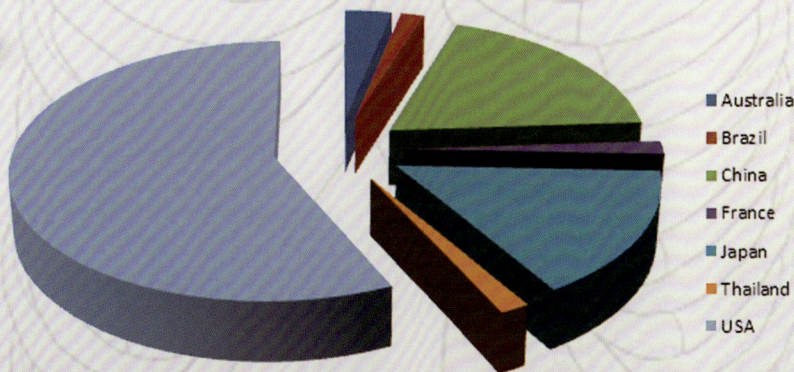

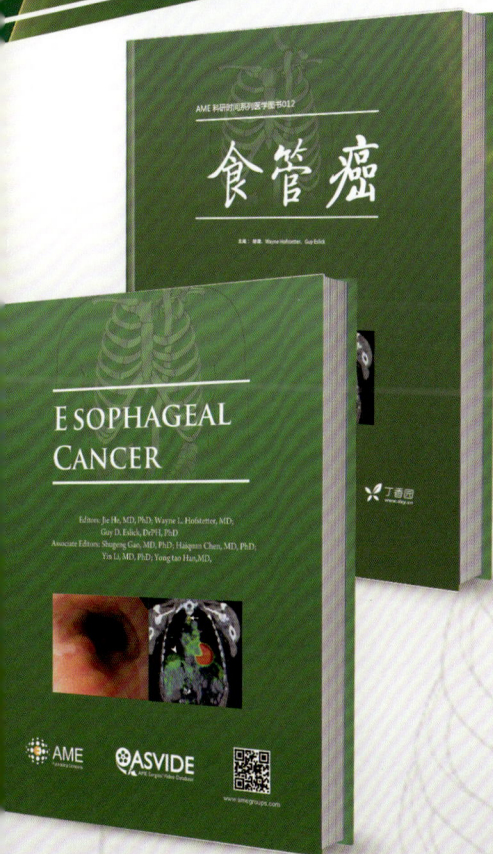

胃肠外科加速康复
实战笔记

主编：李勇、王晟、熊代兰、常后婵

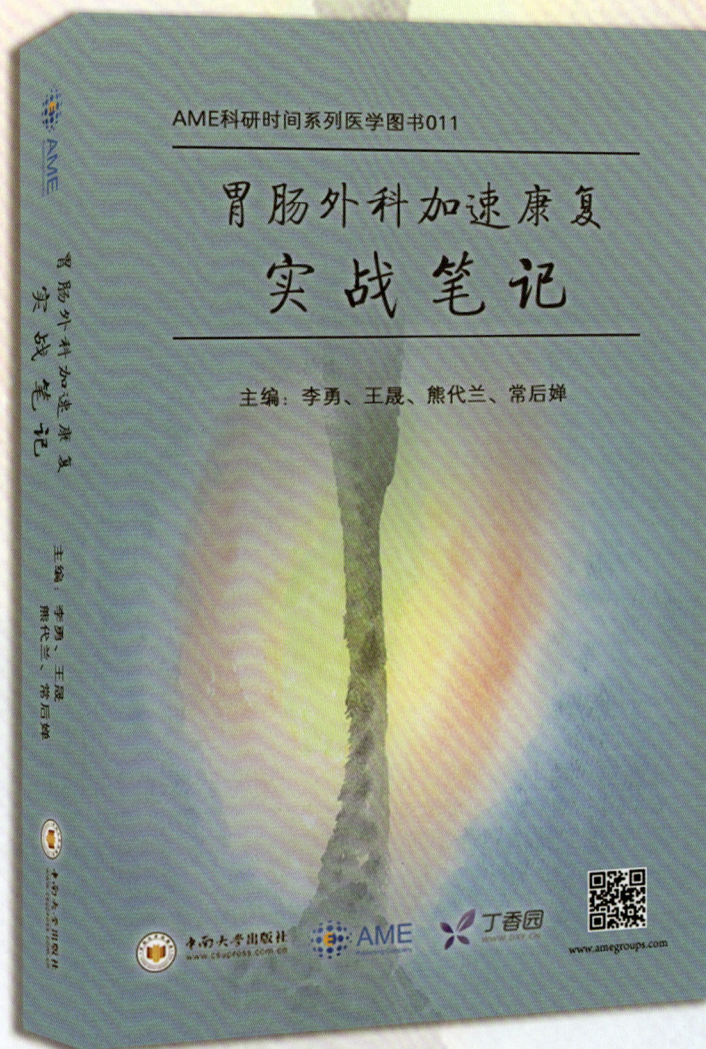

AME科研时间系列医学图书011

胃肠外科加速康复
实战笔记

主编：李勇、王晟、熊代兰、常后婵

中南大学出版社

AME

丁香园

www.amegroups.com

AME医学专家访谈丛书 001

胸外科专家访谈

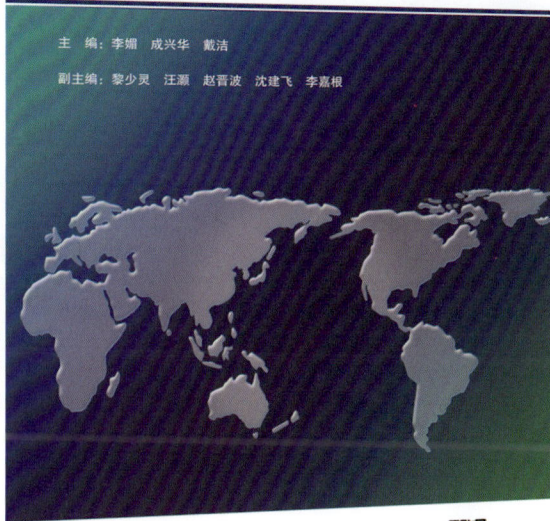

主　编：李　媚 成兴华 戴　洁

副主编：黎少灵 汪　灏 赵晋波
沈建飞 李嘉根

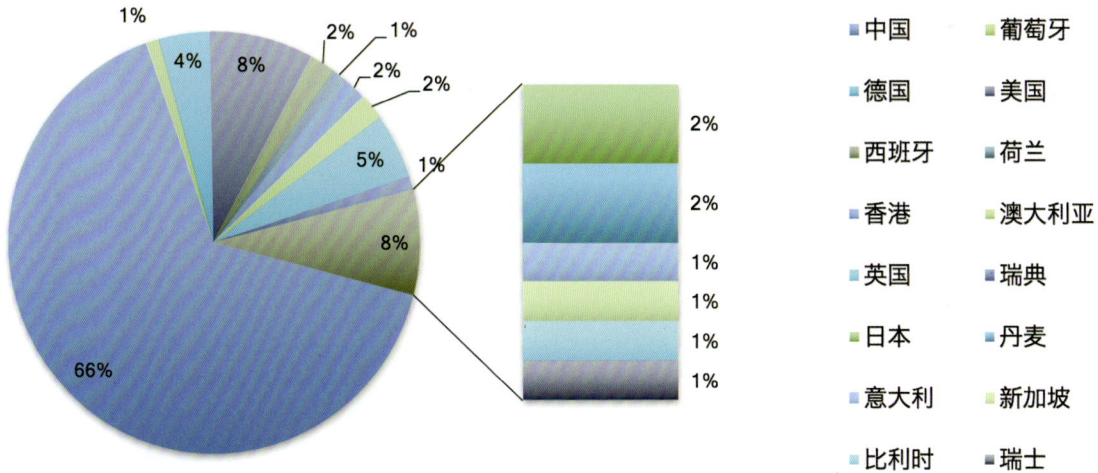

受访专家国籍分布

图例：
- 中国
- 葡萄牙
- 德国
- 美国
- 西班牙
- 荷兰
- 香港
- 澳大利亚
- 英国
- 瑞典
- 日本
- 丹麦
- 意大利
- 新加坡
- 比利时
- 瑞士

66% 8% 4% 1% 8% 2% 1% 2% 2% 5% 1%
2% 2% 1% 1% 1% 1%

AME Publishing Company

内附手术光盘

AME 外科系列图书001

瑞金胸外机器人手术学

主 编：李鹤成 项 捷

上海交大医学院附属瑞金医院

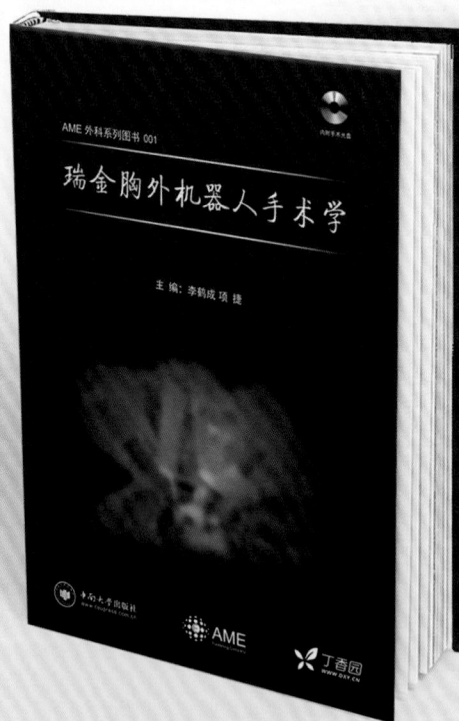

AME科研时间微店预售

本书分享了上海交大医学院附属瑞金医院胸外科机器人手术录像，结合了肺、食管及纵隔解剖的基础知识，重点讲述了应用达芬奇机器人进行普胸外科常见手术的要点和技巧，分别从肺叶，肺段，食管癌，食管良性肿瘤和纵膈肿瘤等几方面进行阐述，具有很强的实用性和指导性。图文并茂，全书用大量的图片介绍和展示解剖要点，详述各个手术的步骤及难点，描述简洁明了，通俗易懂，极其便于读者了解和学习。

AME
Publishing Company

李氏吻合

"免管免禁"

食管癌微创快速康复外科核心技术

主 编：李印 郑燕 刘先本

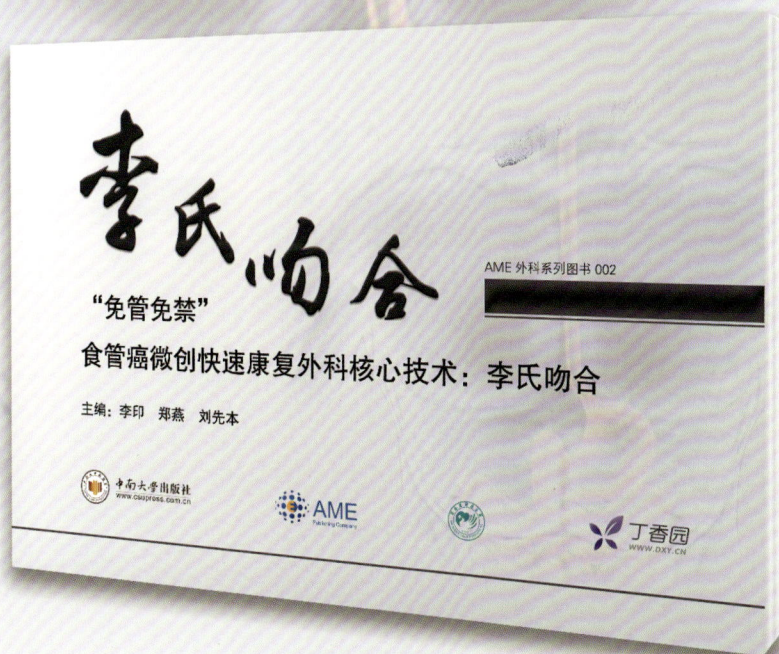

李氏吻合

"免管免禁"

食管癌微创快速康复外科核心技术：李氏吻合

主编：李印 郑燕 刘先本

中南大学出版社
www.csupress.com.cn

AME
Publishing Company

丁香园
WWW.DXY.CN

李印首创"免管免禁"加速康复模式，实现国际食管外科发展史上里程碑式技术创新

AME
Publishing Company

单孔胸腔镜
肺切除术视频集

主　编：范军强　沈　钢　柴　莹

副主编：姚　杰　常志博　王　琪

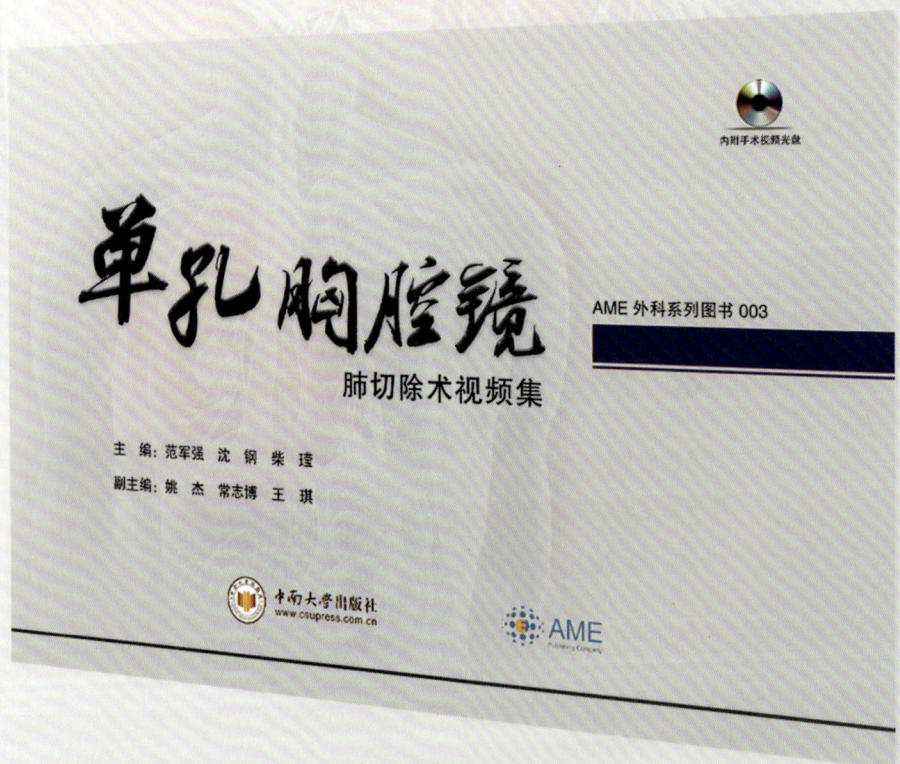

AME
Publishing Company

加速康复外科
——华西胸外科实践

主　编：车国卫　杨梅　刘伦旭
副主编：苏建华　蒲强　周洪霞

撰写思路：

一是微创外科及其体系完善是加速康复外科发展的动力；

二是医护一体和多学科协作是加速康复外科顺利实施的保障；

三是加速康复外科临床方案的规范应用必将造福患者。

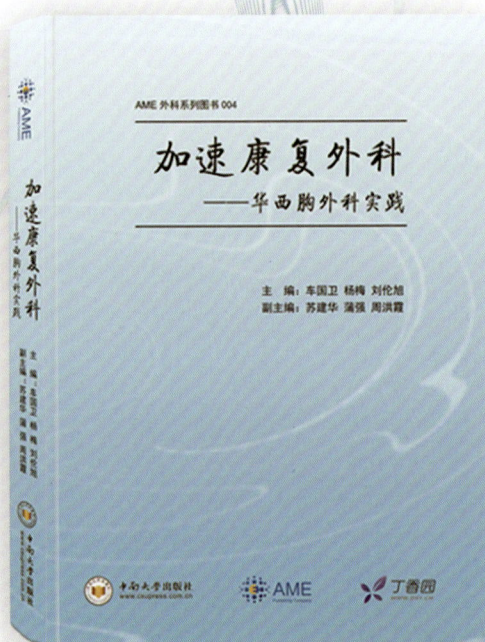

愿景：让患者不再害怕手术，让手术不再痛苦

本书特色

- 问题为导向
- 项目建团队
- 结果立方案
- 多中心求证据

ERAS
临床应用方案

可操作
可评估
可重复

从住院医师到退休：
打造成功的胸外科职业生涯

AME 学术盛宴系列图书 002

特邀主编：Sean C. Grondin;

F. Griffith Pearson

顾　　问：Mark Ferguson

主　　审：姜格宁

主　　译：戴洁、励逑元

副 主 译：杨洋、姜超

AME Wechat

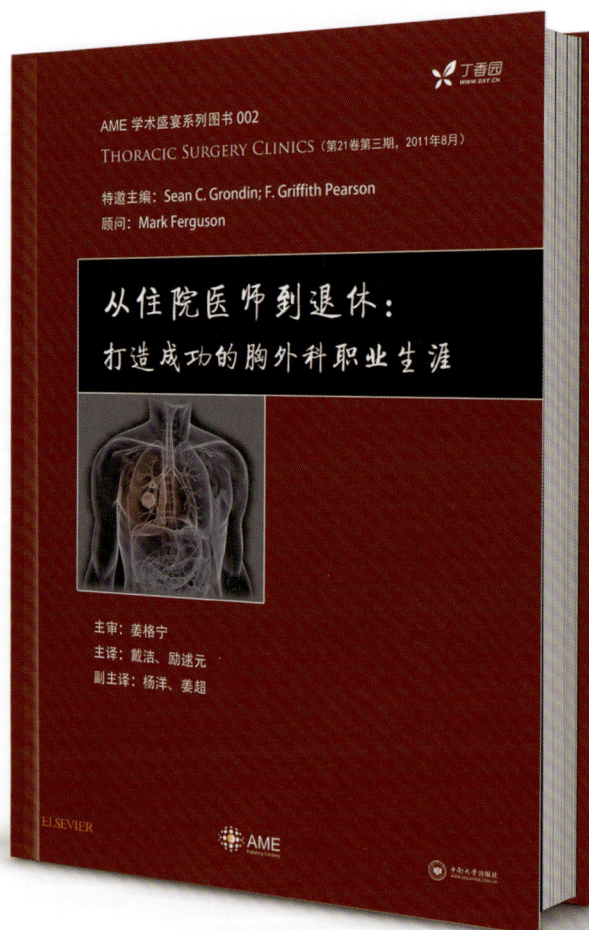

AME
Publishing Company

AME 科研时间系列医学图书 026

2015 WHO
2011 IASLC/ATS/ERS
肺腺癌病理新分类及临床实践

主审： 吴一龙

主编： 乔贵宾 钟文昭

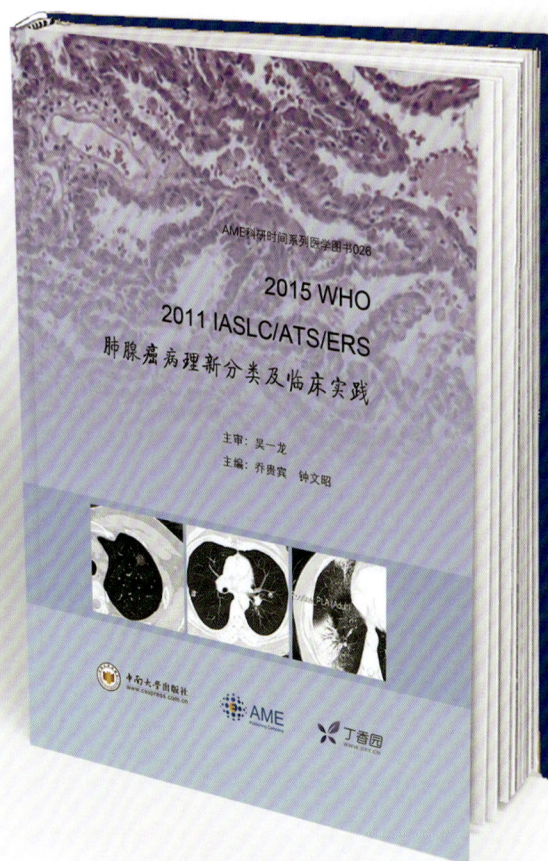

Tri-Staple™ 智能吻合技术

系列钉仓及新一代腔镜下切割吻合器

内紧外松、三排不同高度缝钉设计

- 血液容易滋养到吻合口唇边，帮助愈合；
- 提供宽泛的组织适应范围。

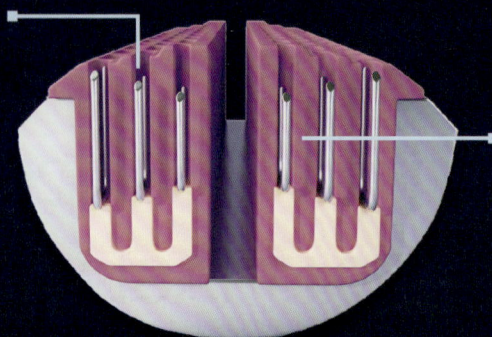

阶梯型钉匣设计，渐进型组织夹闭

- 在闭合和击发的过程中方便组织液向两侧宣泄，组织易被压缩到适合缝合的厚度；
- 侧向力的分散，防止远端组织被推挤出，确保有效工作长度。

Tri-Staple™ Technology

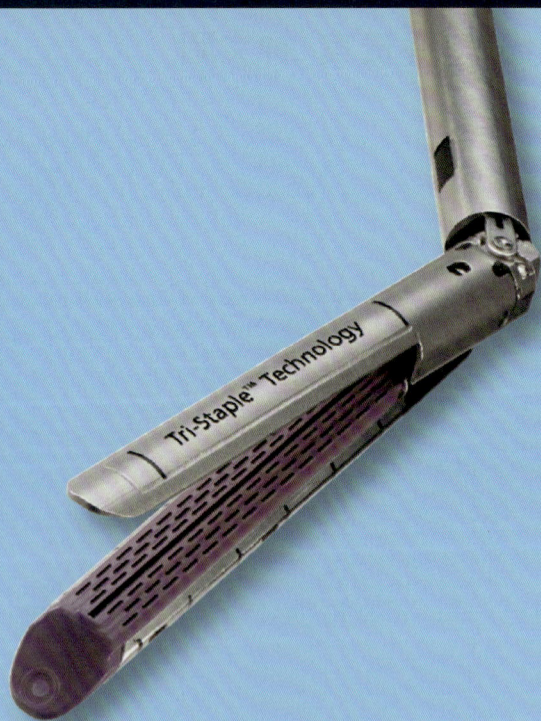

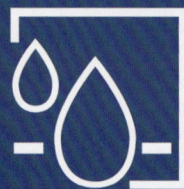

更好的血供、帮助愈合

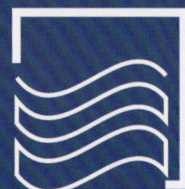

更好的组织厚度适应性

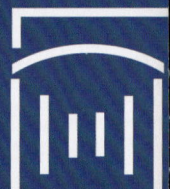

更少的组织压榨损伤

智能吻合技术 整体解决方案

沪医械广审（文）字第2017040478号

国械注进20153660082

腔镜下切割吻合器及一次性钉匣

禁忌内容或注意事项请见说明书

Covidien llc

Medtronic
Further, Together